老年健康
与慢病护理

LAONIAN
JIANKANG
YU
MANBING
HULI

张京慧　唐四元　主编

U0243626

化学工业出版社

·北京·

内容简介

本书主要由中南大学湘雅医院及湘雅护理学院的专科护士长及护理骨干携手编写。重点介绍了老年人常见慢性疾病的护理及健康管理，内容涉及呼吸系统、心血管系统、消化系统、内分泌系统、泌尿生殖系统、神经系统、风湿免疫系统、血液系统、五官和运动系统的老年慢性疾病，包含了慢性阻塞性肺疾病、肺癌、睡眠呼吸暂停综合征、高血压、冠心病、心力衰竭、上消化道出血、消化性溃疡、糖尿病、甲状腺功能亢进症、慢性肾衰竭腹膜透析、前列腺增生、脑梗死、阿尔茨海默病、类风湿关节炎、痛风、淋巴瘤、慢性病贫血、白内障、鼻咽癌、脆性骨折和膝关节骨性关节炎共 22 种疾病。本书以教学案例导入形式，按照评估、诊断、计划、实施、评价的护理程序，详尽分析每个临床典型案例的护理流程、健康管理等知识。本书内容详实、先进、实用，适用于护理研究生和本科生教学，可用于老年专科护士、临床护士、进修护士、规培护士、实习护士的培训，可为护理教育工作者提供教学素材。

图书在版编目（CIP）数据

老年健康与慢病护理/张京慧，唐四元主编 . —北京：化学工业出版社，2022.9（2023.7 重印）
ISBN 978-7-122-41760-2

Ⅰ.①老…　Ⅱ.①张…②唐…　Ⅲ.①老年人-保健②老年病-慢性病-护理　Ⅳ.①R161.7②R473.59

中国版本图书馆 CIP 数据核字（2022）第 109240 号

责任编辑：戴小玲　　　　　　　　文字编辑：翟　珂　陈小滔
责任校对：李雨晴　　　　　　　　装帧设计：张　辉

出版发行：化学工业出版社（北京市东城区青年湖南街 13 号　邮政编码 100011）
印　　装：涿州市般润文化传播有限公司
710mm×1000mm　1/16　印张 24¼　字数 435 千字　2023 年 7 月北京第 1 版第 2 次印刷

购书咨询：010-64518888　　　　　　售后服务：010-64518899
网　　址：http://www.cip.com.cn
凡购买本书，如有缺损质量问题，本社销售中心负责调换。

定　　价：98.00 元　　　　　　　　　　　　　版权所有　违者必究

编写人员名单

主　编　张京慧　唐四元

副主编　赖　娟　郑悦平　邹艳波　刘艳辉　刘　鑫

编　者（排名不分先后）

蔡　敏　樊玉花　侯剑媚　胡美玲　姜佳慧
赖　娟　罗玲霞　李　育　李　幸　李小燕
李玉娇　李春燕　廖竹君　刘民辉　刘艳辉
刘　琼　马贵媛　聂晚年　彭　莎　师正坤
唐四元　吴辽芳　徐　然　张京慧　张　波
郑悦平　邹艳波　周晓熙　曾育峰　曾巧苗
翟丹丹　刘　鑫

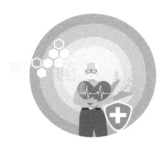

序

人口老龄化席卷全球，这是社会发展的必然结果。中国从 1999 年开始迈入老龄化社会，从 2001 年到 2020 年为快速老龄化阶段，此期老年人口已达到 2.48 亿；从 2021 年到 2050 年为加速老龄化阶段，此期老年人口将超过 4 亿；从 2051 年到 2100 年是稳定的重度老龄化阶段，老年人口将稳定在 3 亿～4 亿。重度人口老龄化和高龄化的日益突出，给社会、家庭带来了巨大的压力，对我国老年护理事业的发展提出了严峻的挑战。

近年来，各部门应对人口老龄化工作虽然取得了显著成效，但是老年护理人才的培养仍然不能满足老龄化的需求，与国际上发达国家和地区的水平相比还存在较大差距。主要原因是我国老年护理教育相对滞后，老年专科护士培养刚刚起步，专业人才培养短缺，相关教材不能完全满足老年护理学科发展的需要。

由中南大学湘雅医院和中南大学湘雅护理学院护理专业人员联合编写的《老年健康与慢病护理》，是以老年人的健康为中心，以护理程序为主线，以满足老年人群健康需求为重点，根据国内外最新循证医学资料与老年人常见疾病的诊疗护理指南，结合临床实践经验编写而成，具有系统性、科学性、先进性和实用性。本书以教学案例导入形式，按照评估、诊断、计划、实施、评价的护理程序，详尽分析每个临床典型案例的护理流程、健康管理等知识，形式新颖、内容丰富，可作为护理院校本科生、研究生的选修教材，也可作为临床、社区、养老机构护理人员的培训教材。

本书是湘雅护理人多年工作经验的总结，我衷心地祝贺本书出版发行！同时，我也希望培训教师和学员在使用本书的过程中，提出宝贵的意见和建议，以推进我国老年护理事业的健康发展。

国家老年疾病临床医学研究中心（湘雅医院）常务副主任
陈琼

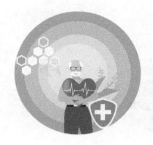

前　言

　　随着社会的进步和经济的发展，人口老龄化成为了当今世界人们普遍关心的重要公共卫生问题和重大社会问题。我国早已在 20 世纪末就进入了老龄化社会，且平均每年增加 1000 万老年人口。2022年《政府工作报告》提出："积极应对人口老龄化，优化城乡养老服务供给，推动老龄事业和产业高质量发展"。关注老年人的健康问题，满足老年人的健康需求，提高老年人的生活质量，维护和促进老年人的身心健康，实现健康老龄化的战略目标，无疑是护理领域的重要课题。

　　中南大学湘雅医院和中南大学湘雅护理学院召集多个专科的护理专家及骨干，紧密结合研究生课程《老年健康与慢病护理》的教学大纲，针对老年人的感官生理及病理改变，就老年人多个系统常见慢性疾病基础知识、各亚专科疾病常规护理、康复护理、常见健康问题和护理管理等进行了全面的阐述和分析。本书编写时参阅了大量临床资料，结合最新的指南，采用最新的教学案例形式，按照标准化的护理评估程序，从评估、诊断、计划、实施、评价五个步骤，对疾病进行系统的案例分析。同时在案例使用说明中详尽阐述了教学目标、启发思考题、理论依据及分析等内容。本书内容精练，实用性强，适用于护理研究生和本科生教学，可用于老年专科护士、临床护士、进修护士、规培护士、实习护士的培训，同时为护理教育工作者提供教学素材。

　　本著作得到中南大学研究生案例库建设项目（2020ALK100）、国家老年疾病临床医学研究中心（湘雅医院）临床研究基金一般资助项目（2021LNJJ09）、湖南省科卫联合项目（2022JJ70168）、湖南省中医药管理局（D2022002）及湘雅护理学院的经费支持，在此表示感谢。

　　尽管我们在本教材的编写中付出许多辛苦和努力，但由于能力和水平有限，教材中难免存在不足与疏漏，恳请专家、读者及使用本教材的师生不吝指正，以更好地总结经验。

编者

2022 年 7 月

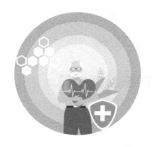

目 录

附录 II 常见护理评估量表及使用说明   360

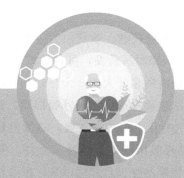

第一章　老年呼吸系统疾病护理

　　随着年龄的增长，老年人呼吸系统的结构与功能均会发生退行性改变，老年人呼吸系统疾病发病率也呈逐渐上升的趋势，做好老年呼吸系统疾病的护理及健康管理对促进老年人健康，提高其生活质量非常重要。本章将以老年慢性阻塞性肺疾病和老年肺癌案例为导入，详细阐述老年呼吸系统疾病的护理与管理。

第一节　老年慢性阻塞性肺疾病患者的护理

【案例正文】

一、基本信息

姓名：曹××　　　　性别：男　　　　年龄：62岁
婚姻：已婚　　　　籍贯：广东　　　　职业：银行职员
入院日期：2021年06月29日

二、护理评估

（一）健康史

1. 主诉

反复咳嗽、咳痰10余年，气促3年，加重5天。

2. 现病史

患者 10 年前无明显诱因出现咳嗽、咳痰，为阵发性咳嗽，晨起和夜间明显，咳黄色黏痰，量约 30mL/d，天凉时易诱发，可自愈或当地抗炎治疗后好转，但病情反复发作。近 5 年每年发病时间累计大约 3 个月，3 年前逐渐出现活动后气促并有逐渐加重趋势，快走或爬 2 层楼梯即可出现呼吸困难。1 年前间断出现双下肢轻度凹陷性水肿。5 天前因天气变化出现咳嗽加重，咳黄色黏痰，气促、胸闷明显加重，平地走路不到 60m 即感呼吸困难，伴心悸、乏力、多汗，于当地医院治疗后未见明显缓解，为求诊治到我院治疗。自起病以来，患者精神较差，睡眠欠佳，食欲下降，大小便正常，体重减轻 3kg。发病时情绪不稳定、焦虑、恐惧。

3. 既往史

2011 年有肺气肿，2020 年左肾结石行左肾切除术，否认高血压、糖尿病、冠心病等慢性病史，否认肝炎、结核等传染病史，否认外伤及输血史，无药物及食物过敏史，预防接种史不详。

4. 个人史

出生、居住于原籍，否认血吸虫疫水接触史，无毒物、粉尘及放射性物质接触史，无地方及传染病史，无新冠流行病学史。生活规律，吸烟 40 余年，20 支/d，已戒烟 10 年，有间断饮酒史，已戒酒。无冶游、性病史。

5. 婚育史

34 岁结婚，育有 1 子，家庭和睦，配偶、儿子体健。

6. 家族史

否认家族性遗传性疾病史，家族成员中无类似患者。

7. 日常生活形态

（1）饮食：平时饮食规律，一日三餐，食欲欠佳。

（2）睡眠/休息：偶有失眠，一般 23：00～00：00 入睡，夜间多梦，晨起精神偶尔欠佳。午睡 30min 左右，睡眠质量尚可。发病以来，睡眠较之前无明显改变。

（3）排泄：大小便正常。

（4）自理及活动能力：生活不能完全自理，Barthel 指数评定量表评分 55 分，中度依赖，较入院时的 50 分稍有提高。

8. 心理/情绪状态

情绪低落，患者觉得生活没有希望。

9. 对疾病相关知识的了解情况

基本了解疾病相关知识。

10. 风险与症状评估

（1）跌倒风险：Morse 跌倒危险因素评估量表评分 35 分，中度危险。

（2）压力性损伤风险：Braden 评估量表评分 16 分（轻度危险），较入院时 13 分（中度危险）风险有降低。

（3）血栓风险：Caprini 风险评估量表评分 7 分（入院时 8 分），仍为高度危险。

（4）导管滑脱风险：留置胸腔引流管引流胸水，患者导管滑脱风险评估量表评分 9 分，低度危险。

（5）疼痛评估：面部表情分级评分法评分 0 分。

（6）营养风险筛查：NRS 2002 营养风险筛查评分 5 分，存在营养风险，需要营养支持。

（7）呼吸困难评估量表：改良呼吸困难指数（mMRC）为 3 分，较入院时 4 分稍有改善，但依旧症状严重；COPD 评估测试（CAT）呼吸问卷为 27 分，较入院时 39 分，稍有改善。

（二）体格检查

T 37.5℃，P 120 次/min，R 32 次/min，BP 140/85mmHg，身高 175cm，体重 58kg，BMI 18.94kg/m^2，消瘦，神志清楚，半坐位，喘憋貌，口唇发绀，颈静脉怒张，桶状胸，呼吸浅、规则，双肺呼吸音低，布满哮鸣音，双肺底可闻及湿啰音。剑突下心尖搏动明显，心率 120 次/min，节律规整，腹软，肝肋下 2cm，质软，双下肢有轻度凹陷性水肿。左后背肋弓下可见长约 12cm 的手术瘢痕。

（三）辅助检查

1. 实验室检查

血常规（2021-06-29）：白细胞 11.8×10^9/L，血红蛋白 125g/L，淋巴细胞百分比 11.1%，中性粒细胞百分比 79.6%。

尿常规（机器法）＋尿沉渣镜检（2021-06-29）：蛋白质（＋）0.3g/L。

血糖＋心肌酶＋肝功能＋血清离子＋血脂＋肾功能＋超敏 C 反应蛋白（2021-06-29）：葡萄糖 6.68mmol/L，白蛋白 24.2g/L，球蛋白 41.9g/L，白球比值 0.6；尿素 3.46mmol/L，钠 137mmol/L，钾 3.4mmol/L，钙 2.06mmol/L。余结果正常。

血气分析：6 月 29 日，pH 7.29，PaO$_2$ 62mmHg，PaCO$_2$ 90mmHg，HCO$_3^-$ 40mmol/L；7 月 2 日复查，pH 7.40，PaO$_2$ 80mmHg，PaCO$_2$ 60mmHg，HCO$_3^-$

28mmol/L。

新冠肺炎核酸检测（2021-06-28）：新型冠状病毒核酸检测阴性（未检出），ORF1ab 基因阴性（未检出），N 基因阴性（未检出）。

凝血常规及相关项目、糖化血红蛋白检测、脑钠肽测定、降钙素原、肌钙蛋白测定大致正常。

2. 影像学检查

胸片：右侧胸腔积液，支气管炎并肺气肿。

胸腔 B 超：右侧胸腔内探及深约 46mm 液暗区，距皮肤约 18mm。

CT 胸部（肺及纵隔）＋肋骨平扫三维成像：支气管炎，肺气肿。

肺功能：第一秒用力呼气容积（FEV$_1$）/用力肺活量（FVC）45％。

肝胆脾胰＋门静脉系＋泌尿系＋腹腔、腹膜后淋巴结＋阑尾彩超：前列腺多发钙化灶，其余部位未见明显异常。

彩超双下肢深静脉：双下肢深静脉未见明显异常。

心脏彩色超声心动图：右心房、右心室稍大，主动脉瓣钙化并中度反流，二、三尖瓣轻度反流。

心电图：窦性心动过速，肺性 P 波。

（四）医疗诊断

慢性阻塞性肺疾病急性加重期，慢性肺源性心脏病；Ⅱ型呼吸衰竭；呼吸性酸中毒（失代偿期）；右侧胸腔积液原因待查；左肾切除术后。

（五）治疗措施

1. 控制感染

结合痰培养药敏结果，选择美罗培南抗感染。

2. 祛痰平喘

氨溴索祛痰、多索茶碱平喘。

3. 氧疗

无创呼吸机辅助呼吸、吸氧。

4. 雾化吸入

普米克令舒＋异丙托溴铵。

5. 对症支持治疗

留置胸腔引流管引流胸腔积液、强心、利尿、营养支持治疗等。

三、护理计划

护理计划见表 1-1-1。

表 1-1-1　护理计划

时间	护理诊断	诊断依据	护理目标	护理措施
2021-6-29 11:30	气体交换受损：与肺气肿引起的有效通气面积减少和胸腔积液压迫肺组织有关	患者气促明显，血气分析示：pH 7.29，PaO_2 62mmHg，$PaCO_2$ 90mmHg，HCO_3^- 40mmol/L	患者出院前呼吸困难减轻，血氧饱和度恢复正常	①舒适环境：定时通风，保持合适温、湿度（室温 18～20℃，湿度 50%～70%），避开花草等过敏原，减少探视。②取舒适体位：抬高床头、半坐卧位。③无创呼吸机辅助呼吸：患者为Ⅱ型呼吸衰竭，二氧化碳潴留，应给予呼吸机给氧，排出二氧化碳；后期根据患者病情和血气分析结果改用持续鼻导管低流量给氧。④肺康复指导：指导患者腹式呼吸和缩唇呼吸训练，加强下肢运动锻炼。⑤观察患者呼吸困难程度、呼吸节律；有无三凹征、鼻翼扇动；呼吸机辅助通气时患者胸廓起伏情况。使用改良 MRC 呼吸困难量表或 CAT 问卷评估呼吸困难改善程度
2021-6-29 11:30	清理呼吸道无效：与呼吸道分泌物增多，黏稠及阻塞有关	患者咳嗽咳痰，痰为黄色黏痰	患者 1 周内掌握有效的咳嗽咳痰方法，保持呼吸道通畅	①健康宣教，使患者了解清理呼吸道分泌物的重要性，取得患者及家属配合，并使患者掌握正确的咳嗽咳痰方法。②协助患者定时更换体位并给予拍背排痰。③嘱患者多饮水，以达到稀释痰液的目的。④遵医嘱予雾化吸入。⑤必要时负压或支气管镜下吸痰。⑥观察咳嗽的时间、节律、音色、性质、伴随症状及与体位改变的关系等
2021-6-29 11:30	活动无耐力：与患者重度呼吸困难和体力下降有关	患者稍活动即感气促明显，步行 60m 即感呼吸困难，ADL 评分 60 分	患者 1 周内掌握日常活动中节省体力的方法；出院前逐渐增加活动	①保证患者充分的休息，休息时尽量减少不必要的护理操作并保持病室环境的安静和舒适。②体位以患者自觉舒适为原则，可采取半卧位或坐位，身体前倾，并使用枕头、靠背架或床边桌等支撑物增加患者的舒适度。③指导患者穿着宽松的病服并避免盖被过厚

续表

时间	护理诊断	诊断依据	护理目标	护理措施
2021-6-29 11:30	活动无耐力：与患者重度呼吸困难和体力下降有关	患者稍活动即感气促明显，步行60m即感呼吸困难，ADL评分60分	患者1周内掌握日常活动中节省体力的方法；出院前逐渐增加活动	而造成胸部压迫等加重不适。④在保证充足睡眠的基础上，与患者协商并制订日间休息与活动计划，以不感觉疲乏为宜；如病情允许，可有计划地逐渐增加每天活动量并鼓励患者尝试一些适宜的有氧运动，如室内走动、室外散步、快走、慢跑、太极拳、体操等，以逐步提高肺活量和活动耐力。⑤监测患者6min步行试验，评估活动耐力程度
2021-6-29 11:30	营养失调（低于机体需要量）：与呼吸道感染致消耗增加、摄入减少有关	患者自起病以来，食欲较差，体重减轻5kg，体重指数较低	患者出院前能够改善食欲并按疾病所需饮食进食	①监测并记录患者的进食量。②与营养师共同确定患者的热量需要，制订其饮食计划。③鼓励患者适当活动以增加营养物质的代谢和作用，增加食欲。④防止餐前发生不愉快或痛苦的事件，提供良好的就餐环境
2021-6-29 11:30	焦虑/恐惧	患者起病以来，情绪不稳定，焦虑、恐惧	患者能尽快稳定情绪，配合医护人员治疗	①做好疾病宣教，增强患者战胜疾病的信心，配合医护治疗。②予以正念干预治疗，听轻音乐，平复患者焦躁、恐惧的情绪
2021-6-29 11:30	潜在并发症：水电解质酸碱平衡紊乱、肺性脑病、消化道出血、深静脉血栓、压力性损伤	患者血气分析有严重二氧化碳潴留，活动耐力下降，长期卧床	患者住院期间不出现水电解质酸碱平衡紊乱、肺性脑病、消化道出血、深静脉血栓和压力性损伤	①详细观察并记录尿量和尿比重，监测电解质和血气分析，及时纠正水、电解质、酸碱平衡紊乱。②多和患者交流，密切观察患者神志改变，如果患者神志淡漠，白天嗜睡或烦躁不安，应警惕肺性脑病，及时处理。③密切观察患者呕吐物颜色及大便的量、颜色、形状改变，及时发现消化道出血症状和体征，及时处理。④嘱咐患者加强肢体踝泵运动，床上和床旁运动，促进血液回流；密切观察患者有无肢体肿胀、疼痛，班班进行规范的肢体检查，并做好记录，及早发现深静脉血栓形成的体征和症状。⑤保持床单位清洁、干燥，协助患者翻身，预防压力性损伤的发生

四、护理记录

护理记录见表 1-1-2。

表 1-1-2 护理记录

日期	时间	护理记录
2021-06-29	11:30	患者,男,62 岁,T 37.5℃,P 120 次/min,R 32 次/min,BP 140/85mmHg,因反复咳嗽、咳痰 10 余年,气促 3 年,加重 5 天,于今日 11:30 轮椅入院,诊断为慢性阻塞性肺疾病(急性加重期)。带入胸腔引流管,查穿刺处敷料无渗血、无渗液,固定妥当,引流出黄色胸水。患者 Barthel 指数评定量表评分 50 分,中度依赖;Morse 跌倒危险因素评估量表评分 35 分,中度危险;Caprini 风险评估量表评分 8 分,高度危险;NRS 2002 营养风险筛查表评分 5 分,有营养风险。mMRC 4 分,CAT 39 分,双下肢轻度凹陷性水肿。行入院宣教,介绍科室环境及相关制度、主管医师及责任护士,告知患者床头呼叫铃使用方法,嘱卧床休息,保持情绪稳定,提供生活照护,进行防跌倒、防血栓相关宣教,进行营养指导和支持。遵守医院防疫、陪护等相关制度,加强病情观察
2021-06-29	12:00	患者血气分析回报提示Ⅱ型呼吸衰竭、呼吸性酸中毒(失代偿期),遵医嘱使用无创呼吸机辅助呼吸,上机时使用较小压力,观察患者有无呼吸对抗、躁动等不适,逐渐调整呼吸机参数到治疗参数。使用无创呼吸机期间密切观察患者的病情变化,如面色、神志、呼吸、脉搏等
2021-06-29	12:30	患者消耗量大,发热,白球比值低,与营养师共同制订营养计划,给予高热量、高蛋白、高维生素、易消化的流质或半流质食物,鼓励患者多饮水,以每日 3000mL 为宜,多进食,多吃水果,保持大便通畅。监测并记录患者的 24h 出入水量
2021-06-29	14:30	患者咳嗽咳痰,为黄色脓痰,告知患者清理呼吸道分泌物的重要性,指导患者掌握正确的咳嗽咳痰方法,协助患者定时更换体位并给予拍背排痰,遵医嘱予雾化吸入,告知雾化吸入时呼吸的配合方法,雾化吸入后用清水漱口,防止真菌性口腔溃疡发生
2021-06-29	16:00	与患者协商并制订日间休息与活动计划,以不感觉疲乏为宜,循序渐进增加每天活动量,鼓励患者尝试一些适宜的有氧运动,如床旁走动、床上踩单车等。同时指导患者进行腹式呼吸和缩唇呼气训练,指导患者吸入剂使用方法
……	……	……
2021-7-5	17:00	患者 T 36.8℃,P 85 次/min,R 23 次/min,BP 127/78mmHg,血氧饱和度 95%,pH 7.40,PaO_2 80mmHg,$PaCO_2$ 60mmHg,HCO_3^- 28mmol/L,mMRC 3 分,CAT 26 分。精神食欲尚可,嘴唇指甲无发绀,诉活动气促减轻,在护士指导下能站立床旁做肺康复操;咳嗽咳痰症状较前减轻,痰为白色黏痰。改为鼻导管低流量给氧,使用吸入剂抗炎等处理,指导患者每日进行肺康复训练

五、小结

本案例以护理程序为理论框架，按照评估、诊断、计划、实施、评价五个步骤，对一例老年慢性阻塞性肺疾病患者进行了系统的案例分析。通过本案例学习，能掌握慢性阻塞性肺疾病（chronic obstructive pulmonary disease，COPD）患者的主要评估内容及方法、护理问题及护理措施、病情观察要点及潜在并发症防治原则，为今后的临床护理工作提供实践参考。

──────────── 【案例使用说明】 ────────────

一、教学目标

通过本案例的学习，希望学生了解慢性阻塞性肺疾病的病情特点以及完整的护理评估、诊断、计划、实施、评价的护理程序。引导学生分析老年慢性阻塞性肺疾病的诊断依据及鉴别要点，运用帕累托法则明确该患者护理问题，制订相应的护理措施。建议教师采用讨论或情景模拟的方式呈现。结合本案例学习，希望学生达到：

（1）掌握对老年慢性阻塞性肺疾病患者进行问诊、体格检查等评估方法，资料收集具有逻辑性，详尽且全面。

（2）识别老年慢性阻塞性肺疾病典型症状和体征以及辅助检查结果，分析病例特点，找出诊断依据。

（3）基于护理程序理论框架，运用帕累托法则对患者作出合适的护理诊断，并制订相应的护理计划。

（4）掌握老年慢性阻塞性肺疾病患者的病情观察要点。

二、涉及知识点

（1）本案例涉及老年慢性阻塞性肺疾病的诊断依据及鉴别诊断要点。

（2）本案例涉及老年慢性阻塞性肺疾病患者的护理评估、护理诊断、护理目标。

（3）本案例涉及老年慢性阻塞性肺疾病患者的护理措施实施及效果评价。

三、启发思考题

本案例的启发思考题主要对应案例教学的知识传递目标，启发思考题与案例

同时布置，另外要求学生在课前阅读熟悉相关知识点。在案例讨论前需要布置学生阅读关于慢性阻塞性肺疾病的疾病进展知识，包括但不限于慢性阻塞性肺疾病的流行病学、发病原因、临床表现、治疗方法、护理慢性阻塞性肺疾病患者的个案方法和程序等内容。

（1）该患者诊断为慢性阻塞性肺疾病的依据是什么？需要与哪些疾病鉴别诊断？

（2）根据帕累托法则及互动达标理论，你认为责任护士对患者制订的护理计划是否准确、全面？

（3）本案例的介入过程，哪些方面分别体现了奥瑞姆自护理论的"替、帮、教"？

（4）针对该患者的护理问题，你认为责任护士应该从哪些方面加强病情观察？

（5）你认为慢性阻塞性肺疾病患者的肺康复涉及哪些内容？

四、分析思路

案例分析的基本思路是将案例相关情景材料通过事先设计好的提问引导和控制案例的讨论过程。本案例聚焦患者，在评估患者需求的基础上，选择恰当的介入目标，并确立优先次序和护理过程中的角色。案例分析步骤见图 1-1-1。

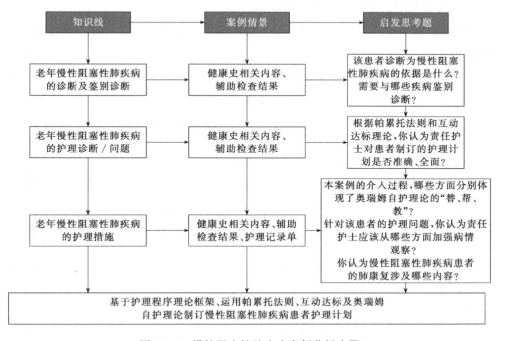

图 1-1-1　慢性阻塞性肺疾病案例分析步骤

五、理论依据及分析

(一) 诊断与鉴别诊断

1. 该患者诊断为慢性阻塞性肺疾病的依据是什么?

(1) 症状与体征:反复咳嗽、咳痰 10 余年,气促 3 年,加重 5d,入院时改良呼吸困难指数(mMRC)4 分,COPD 评估测试(CAT)呼吸问卷 39 分。患者半坐位,喘憋貌,口唇发绀,颈静脉怒张,桶状胸,双下肢有轻度凹陷性水肿。

(2) 既往史:2011 年有肺气肿。

(3) 辅助检查:①胸部 X 线片示右侧胸腔积液、支气管炎并肺气肿;②CT 胸部(肺及纵隔)+肋骨平扫三维成像示支气管炎、肺气肿;③肺功能示 $FEV_1/FVC\ 45\%$;④血气分析示 pH 7.29,$PaO_2\ 62mmHg$,$PaCO_2\ 90mmHg$,$HCO_3^-\ 40mmol/L$。

(4) 起病特点:5d 前因天气变化出现咳嗽加重,咳黄色黏痰,气促、胸闷明显加重,平地走路不到 60m 即感呼吸困难,并心悸、乏力、多汗。

(5) 危险因素:有复发性下呼吸道感染史,有吸烟史 40 年。

2. 需要与哪些疾病做鉴别诊断?

慢性阻塞性肺疾病应与哮喘、支气管扩张症、充血性心力衰竭、肺结核和弥漫性泛细支气管炎等疾病进行鉴别(见表 1-1-3)。当哮喘发生气道重塑时,可导致气流受限的可逆性减少,需全面分析患者的临床资料才能作出正确的判断。此外还要明确,慢性阻塞性肺疾病和哮喘这两种疾病亦可同时存在于同一患者。

表 1-1-3 慢性阻塞性肺疾病与其他疾病的鉴别要点

疾病	鉴别要点
慢性阻塞性肺疾病	中年发病,症状缓慢进展,有长期吸烟史或烟雾暴露史
支气管哮喘	通常儿童期发病,每日症状变异大,清晨和夜间症状明显,患者常有过敏、鼻炎、湿疹和支气管哮喘家族史,可伴有肥胖
充血性心力衰竭	胸 X 线片示心脏扩大,肺水肿,肺功能检查有限制性通气障碍,而不是气流受限
支气管扩张	反复咳嗽,咳大量脓痰,常伴有细菌感染、杵状指、粗湿啰音,胸部 CT 或 X 线示支气管扩张、管壁增厚
肺结核	所有年龄均可发病,胸部 X 线片示肺部浸润性病灶或结节状,空洞样改变,微生物检查确诊,流行地区高发
弥漫性泛细支气管炎	以亚洲人群发病多见,几乎均有慢性鼻窦炎,胸 X 线片及肺部高分辨率 CT 示弥漫性小叶中间结节影和过度充气征
闭塞性细支气管炎	无吸烟史,发病年龄轻,可有类风湿关节炎病史或急性烟雾暴露史,呼气相 CT 可见低密度区

注:以上疾病多具有典型的临床特征,但并非所有患者都有以上临床表现。

(二) 运用帕累托法则及互动达标理论制订护理计划

帕累托法则理论依据详见附录Ⅰ-2。本案例护理干预过程中责任护士在患者入院 4h 内全面评估了患者的个人信息、症状、体征、心理/情绪（焦虑烦躁）、Barthel 指数评定量表评分 50 分、Morse 跌倒危险因素评估量表评分 35 分、Braden 评估量表评分 13 分、Caprini 风险评估量表评分 8 分、导管滑脱风险评估量表评分 9 分、NRS 2002 营养风险筛查表评分 5 分、mMRC 评分 4 分、CAT 评分 39 分等，然后做出了护理诊断。并运用帕累托法则，将其按首优、次优原则对该患者护理诊断进行了排序。目前曹某存在的主要护理诊断/问题是气体交换受损、清理呼吸道无效、营养失调（低于机体需要量）、心理问题（焦虑、恐惧）、潜在并发症（肺性脑病、深静脉血栓）等。

互动达标理论依据详见附录Ⅰ-6。运用互动达标理论，针对患者的护理问题，护士与患者/家属一起讨论，逐一制订了护理目标，并共同努力、相互影响，不断评价效果，促进护理目标的实现。三天后，再次评估患者病情，虽然还未实现目标值，但患者各项指标较入院时有了明显改善，mMRC 由 4 分降到 3 分，CAT 由 39 分降到 26 分，咳嗽咳痰症状有了缓解，痰液由黄脓痰变为白色黏痰，睡眠稍有改善，双下肢水肿较前有所减轻，未发生跌倒/坠床、深静脉血栓及胸穿引流管脱出等并发症，对疾病治疗和未来生活充满信心。

(三) 奥瑞姆自护理论在护理介入过程的应用

奥瑞姆自护理论依据详见附录Ⅰ-1。本案例护理干预过程中，基于全面的入院评估结果，Barthel 指数评定量表评分 50 分，呼吸困难评估：mMRC 评分 4 分，CAT 评分 39 分，症状非常严重。运用奥瑞姆自护理论，以患者的病情严重程度和生活自理能力为依据，入院时选择护理系统中部分补偿系统（帮），后期病情逐渐稳定后，可选择辅助教育系统（教），制订护理计划如下：①协助患者做好生活护理，勤擦浴、勤更换、勤翻身，定期拍背按摩，保持床单位整洁、身体舒适状态，预防压力性损伤发生；②指导患者进行力所能及的踝泵运动、呼吸康复、床上下肢锻炼等，预防深静脉血栓等并发症，促进病情缓解；③与患者共同制订饮食计划，指导患者进食高营养、高维生素、高蛋白食物，补充机体营养。

通过对曹某的健康教育以及心理状况进行干预，提升其疾病认识水平与自我护理知识水平，激发其护理参与积极性，减少依赖，同时提供人性化关怀，给予充分的耐心与信心，纠正并帮助患者渡过的心理危机，调动并发挥其主观能动性，主动参与到护理工作中，从而有效促使患者尽快承担自我照护责任，进而提升其自我照护能力。

（四）病情观察

1. 呼吸、体温、脉搏、血压

（1）呼吸：观察患者是否有呼吸困难、三凹征、鼻翼扇动等，同时观察是否有呼吸节律的改变。COPD 多表现为呼气性呼吸困难，即以呼气时间延长、呼气费力、伴有广泛哮鸣音为特点。

（2）体温：观察患者体温的变化和患者的临床表现，对于发热患者予以降温处理。体温在 39℃ 以上者给予物理降温，如冰袋或冷毛巾置于额、枕后、腋下或腹股沟处，冰水灌肠，温水擦浴等。

（3）脉搏、血压：呼吸衰竭早期，由于缺氧，导致心率代偿性增快，血压增高。严重者心音微弱低钝，心率或快或慢、不规律，血压降低。

2. 皮肤、黏膜颜色和水肿程度

（1）由于缺氧患者常面色发青或灰白，皮肤湿冷，嘴唇和甲床明显发绀。

（2）Ⅱ型呼吸衰竭时由于二氧化碳蓄积，导致体表毛细血管扩张，可有皮肤潮红、嘴唇暗红、眼结膜充血。

（3）观察患者水肿的部位、程度、水肿处皮肤颜色和温度。凹陷性水肿常发生在腿部、骶尾部及阴囊等处，呈对称性。用手指指腹按压水肿部位 5s，然后放开，以凹陷深度来衡量水肿的程度。Ⅰ度：轻微压陷，几乎测量不到。Ⅱ度：凹陷深度＜5mm。Ⅲ度：凹陷深度介于 5～10mm。Ⅳ度：凹陷深度＞10mm。

3. 咳嗽、咳痰情况

观察咳嗽的时间、节律、音色、性质、伴随症状、与体位改变的关系等。若患者痰液咳出不多、呼吸困难症状加重，说明痰液阻塞呼吸道；若患者突然烦躁、大汗、面色苍白、极度呼吸困难，可能是痰液阻塞引起的窒息，要及时吸出痰液，开放气道。痰色白、量少而稀，说明病情好转；出现血痰可能是本身疾病所致或吸痰操作粗暴所致。该患者痰色黄、多而稠，说明病情加重或呼吸道湿化不够，分泌物过于干燥，因此应多喝水，雾化吸入，促使痰液咳出。

4. 潜在并发症的评估和护理

（1）水、电解质、酸碱平衡紊乱的评估：患者血气分析结果提示Ⅱ型呼吸衰竭、呼吸性酸中毒；电解质提示低钾。护理过程中应做到：①详细观察并记录尿量和尿比重；②观察患者有无水、电解质、酸碱平衡紊乱的临床症状；③监测电解质和血气分析结果，监测有无水、电解质平衡紊乱和混合性酸碱平衡紊乱。

（2）肺性脑病的观察：慢性呼吸衰竭患者随着 CO_2 潴留的加重，容易引起呼吸中枢受抑制，发生肺性脑病。因此应重点观察患者神志的改变，如患者神志淡漠、白天嗜睡或睡眠颠倒、烦躁、肌肉震颤，应警惕患者出现肺性脑病，及时采取措施。

（3）消化道出血的观察：由于慢性呼吸衰竭长期、严重的低氧血症，易导致胃肠黏膜屏障功能受损，引起应激性溃疡，而发生消化道出血，因此应仔细观察患者的呕吐物、大便的量、颜色、形状，及早发现消化道出血的症状。

（4）深静脉血栓的观察：患者呼吸困难，活动无耐力导致长期卧床，Caprini风险评估量表评分7分，应警惕深静脉血栓的形成。因此，应密切观察患者有无肢体肿胀、疼痛，班班进行规范的肢体检查，并做好记录，及早发现深静脉血栓形成的体征和症状。

（五）慢性阻塞性肺疾病患者的肺康复

肺康复指基于全面评估患者、为患者量身定制的综合干预措施，包括但不限于运动训练、患者教育和行为改变，旨在改善慢性呼吸系统疾病患者身心状况，并促进患者形成长期有效的健康行为习惯。肺康复是治疗慢性呼吸系统疾病患者的基石，有证据表明肺康复对COPD患者的益处包括提高运动能力、减少呼吸困难、提高与健康相关的生活质量以及减少住院等。

肺康复需要医师、护士、营养师、物理治疗师、心理治疗师、家属等共同参与来实施。美国胸科协会（ATS）确定了肺康复的13个基本要素，包括由卫生保健专业人员在医疗中心进行初步评估、评估时运动测试、一个现场练习测试、生活质量评定、呼吸困难评估、营养状况评价、职业状况评价、耐力训练、阻力训练、一份个人定制的锻炼计划、一份单独推进的锻炼计划、团队包括一名有运动处方和肺康复经验的卫生保健专业人员，卫生保健专业人员需接受培训，以掌握肺康复的13个关键要素。

肺康复实施包括气道廓清、呼吸控制、手法治疗、神经生理促进刺激法、运动疗法、吞咽训练、营养支持、心理治疗、音乐治疗等。气道廓清以微波治疗＋叩击、体外震动排痰＋体位引流＋主动循环呼吸为主，促使痰液有效排出。呼吸控制以训练患者的腹式呼吸＋缩唇呼吸（卧位或坐位或立位下）为主，锻炼患者呼吸肌功能。运动疗法包括有氧运动、抗阻运动、柔韧性运动，比如训练患者拉伸起坐＋拱桥运动＋空中踩车等，加强全身肌肉锻炼。同时加强患者日常生活训练，比如训练患者循序渐进开展半卧位-坐位-床边坐-站立-行走的日常练习等。

六、案例背景

慢性阻塞性肺疾病（慢阻肺）全球创议（Global Initiative for Chronic Obstructive Lung Disease，GOLD）2021 年修订版于 2020 年 11 月 17 日发布，对慢阻肺定义、诊断、评估、初始治疗和随访期管理与 GOLD 2020 相同，增加了世界卫生组织（World Health Organization，WHO）关于中低收入国家慢阻肺筛查干预的基本保健措施及新型冠状病毒疫情防控期间慢阻肺患者的管理。

（一）定义和概述

慢阻肺全称为慢性阻塞性肺疾病，是一种常见的可预防、治疗的呼吸内科疾病。该病病程较长、可愈性较差。其主要特征为气流受限，存在气流阻塞特征的慢性支气管炎和（或）肺气肿，通常情况下慢阻肺患者的气流受限为进展性，这可能是与有毒颗粒或是气体慢性炎症反应的增强有关；但少数呈可逆性伴有气道高反应性。

慢阻肺好发于中老年人群，近几年随着环境污染加重以及老龄化加剧，慢阻肺发病率呈现上升趋势，且随着年龄的增长而增加；男性群体患病率高于女性群体；五年内死亡率高达 20%～30%，严重威胁患者健康。2018 年流行病学调查显示，我国年龄大于 40 岁以上人群中，慢阻肺的发病率中占 13.7% 左右；根据世界银行和 WHO 发表的研究显示，2020 年慢阻肺在全球经济负担中位居第 5 位。

慢阻肺作为一种破坏性肺部疾病，引起疾病发生的因素可分为 2 种类型。①外因：包含吸烟、吸入粉尘与化学物质、空气污染、呼吸道感染等。②内因：包含遗传、气道反应性增高等。慢阻肺患者的临床表现为咳嗽、咳痰、喘息、气促、呼吸功能逐渐减弱，若未及时采取有效的治疗措施，患者疾病可进一步加重，恶化为呼吸衰竭、肺源性心脏病（肺心病）等情况，不仅导致患者的生活质量严重下降，还会对患者的身体健康、生命安全构成威胁。由此可见，早期诊断、早期治疗慢阻肺，不仅能降低疾病死亡率，提高患者的生存率，还能减轻患者家庭与社会的经济负担。

（二）诊断和初始评估

存在呼吸困难、慢性咳嗽或咳痰，有复发性下呼吸道感染史和/或有接触该疾病危险因素史的患者均应考虑慢阻肺。肺功能检查是确诊慢阻肺的必备条件，如支气管扩张剂后第 1 秒用力呼气容积（forced expir-atory volume in one second，FEV_1）/用力肺活量（forced vital capacity，FVC）<0.70，可确定存在持续气流受限。慢阻肺的初始评估要评价患者的症状、气流受限程度、急性加重发生风险、合并症，依据症状、急性加重风险将患者分为 A～D 组。

GOLD 2021 参考 WHO 在基层医疗中诊断慢阻肺的最低限度干预措施。疲劳、体重减轻、肌肉萎缩和厌食是重度和极重度慢阻肺患者的常见问题。在获取病史时，抑郁和/或焦虑症状值得具体询问，因为它们在慢阻肺中很常见，并与较差的健康状况、急性加重风险增加和紧急入院相关。

（三）预防和维持治疗的支持证据

药物治疗可减轻慢阻肺症状，降低急性加重的发生频率和严重程度，改善患者的健康状况和运动耐力。每种药物治疗方案均应根据症状的严重程度、急性加重的风险、不良反应、合并症、药物的可用性、成本、患者的反应及偏好和使用各种药物递送装置的能力进行个体化指导。肺康复可以改善症状、生活质量、日常活动中的身体和精神状况。

长期氧疗可提高慢性低氧血症患者的生存率。对于稳定期慢阻肺患者和静息或运动引起的中度氧合下降慢阻肺患者，不应常规进行长期氧疗。对于有严重慢性高碳酸血症和急性呼吸衰竭住院史的患者，长期无创通气可降低死亡率并防止再次住院。对于某些内科治疗无效的晚期肺气肿患者，外科手术或支气管镜介入治疗可能获益。姑息治疗是控制晚期慢阻肺症状的有效方法。

（四）稳定期慢阻肺的管理

稳定期慢阻肺的管理策略应主要基于症状的评估和未来急性加重的风险，具体管理循环图见图 1-1-2。应大力鼓励和支持所有吸烟者戒烟。主要治疗目标是减轻症状和降低未来急性加重的风险。管理策略包括药物和非药物干预。

GOLD 2021 增加了新型冠状病毒肺炎（Coronavirus Disease 2019，COVID-19）疫情暴发流行需要修改肺康复的操作流程，项目的开展应保持社交距离。居家结合远程监督的肺康复训练方案可能促进患者出院后早期肺康复训练的开展，同时也更加经济。

（五）慢阻肺急性加重的管理

慢阻肺急性加重定义为导致额外治疗的呼吸道症状严重恶化，最常见的原因是呼吸道感染，其治疗目标是尽量减少本次急性加重造成的不良影响，并预防未来急性加重的发生。单用短效 β2 受体激动剂推荐为慢阻肺急性加重的初始治疗，长效支气管扩张剂的维持治疗应在出院前尽快开始。全身性糖皮质激素可改善肺功能和氧合作用，抗生素治疗可以缩短恢复时间，治疗时间均不应超过 5～7 天。无创呼吸机是慢阻肺急性呼吸衰竭无绝对禁忌证患者的首选通气方式。

（六）慢阻肺合并症的管理

慢阻肺常合并其他疾病，对预后有显著影响，但合并症的存在不应改变慢阻

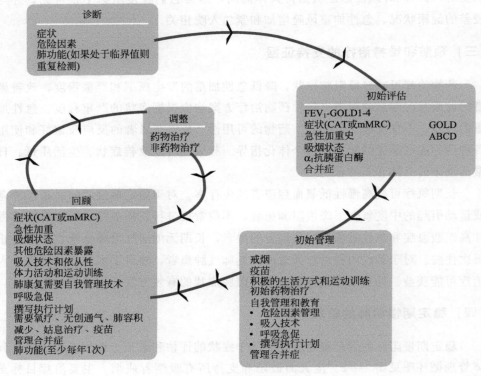

图 1-1-2　慢阻肺管理循环

肺的治疗方案。肺癌常见于慢阻肺患者中，是导致患者死亡的主要原因。心血管疾病、骨质疏松和抑郁/焦虑是慢阻肺常见的重要合并症。胃食管反流与慢阻肺急性加重风险增加和健康状况差有关。

（七）新型冠状病毒疫情防控期间慢阻肺患者的管理

慢阻肺患者如果出现新的或加重的呼吸系统症状，如发热和/或任何其他可能与 COVID-19 相关的症状，应该通过咽拭子检查排查是否感染 COVID-19。在 COVID-19 高流行期间，应按照医嘱继续使用口服和吸入性药物治疗慢阻肺，肺功能检查应限制使用，应采取适当的隔离和防护措施，不应导致社会孤立不活动。患者可通过远程沟通方式与朋友和家人保持联系。

七、关键要点

（1）学会在患者的主诉及辅助检查中分析患者目前面临的主要问题，评估其需求，并根据紧急程度将患者需求与问题排序。

（2）在评估需求和分析问题的基础上，学会理清个案介入的思路，按照由易到难、由最主要到次要的介入思路，拟定个案护理方案，并有效实施。

（3）训练护士自身的临床判断思维，在护理患者的过程中，重视临床判断思维的提升，根据患者的病情，不断拓展自己的相关专业知识，不断提升自我的专业修养和业务水平。

八、课堂计划

案例教学效果与学生的知识储备有很大的关联，因此案例教学前，要求学生预习相关知识是十分必要的。根据本案例所涉及的知识点，要求学生在课前能够预习老年慢阻肺的流行病学、临床表现、发病原因、治疗方法，老年慢阻肺患者的需求与评估，护理程序理论框架、奥瑞姆（Orem）自护理论、互动达标理论、帕累托法则等相关知识。

本案例按照 2 课时（90min）进行设计：案例回顾 10min、小组讨论 20min、集体讨论 30min、知识梳理 20min、问答与机动 10min。

课堂讨论案例之前，要求学生至少要读一遍案例全文，对案例启发思考题进行回答。具备条件者可以小组为单位围绕着所给的案例启发思考题进行讨论。

九、课后思考题

（1）你对老年慢阻肺护理管理的发展有什么想法？
（2）你认为还有哪些理论可以运用于本案例中？

第二节　老年肺癌患者的护理

───────── 【案例正文】 ─────────

一、基本信息

姓名：王××	性别：男	年龄：65 岁
婚姻：已婚	籍贯：湖南邵阳	职业：工人
入院日期：2021 年 07 月 23 日		

二、护理评估

(一) 健康史

1. 主诉

咳嗽、咳痰 2 个月余，伴胸背部疼痛 1 个月余，确诊肺癌 7 天。

2. 现病史

患者，男，65 岁，因咳嗽、咳痰 2 个月余，伴胸背部疼痛 1 个月余，确诊肺癌 7 天，要求化疗，于 2021 年 7 月 23 日步行入院。患者 2021 年 5 月初无明显诱因出现咳嗽、咳痰，自行口服止咳化痰药物，具体药名不详，症状未见明显好转。2021 年 6 月 12 日，因咳嗽、咳痰，偶有痰中带血丝，伴胸背痛就诊于当地医院，完善肺部 CT 发现右上肺肿块，具体不详。2021 年 7 月 2 日，患者前来本院门诊就诊，2021 年 7 月 6 日本院 PET/CT 示：右上肺后段糖代谢异常增高灶；右上肺中央型肺癌并右肺门、纵隔及右锁骨上窝区多发淋巴结转移可能性大。2021 年 7 月 16 日于本院完善支气管镜，病理回报（右上叶尖后段）鳞状细胞癌。患者为求进一步诊治入住本科。7 月 26 日超声引导下经左侧上肢贵要静脉置入经外周中心静脉导管（Peripherally Inserted Central Catheters，PICC）。7 月 27 日予以紫杉醇脂质体＋卡铂化疗。发病以来，患者无头痛、头晕、胸闷等不适，精神状态欠佳，化疗前食欲可，化疗后食欲下降；诉化疗后出现手部轻微发麻；大小便无异常，体重下降 2kg。

3. 既往史

既往身体健康。否认高血压、冠心病、糖尿病病史，否认乙型肝炎、艾滋病、结核、伤寒等传染病史及接触史，2014 年行肾结石手术，否认外伤、输血史，否认药物及食物过敏史，预防接种史不详。

4. 个人史

出生居住于原籍，否认血吸虫疫水接触史，否认重大精神创伤史，无地方或传染病史，无毒物、粉尘及放射性物质接触史。平时生活起居规律，吸烟 30 余年，40 支/d，偶饮酒。无冶游、性病史。

5. 婚育史

适龄结婚，育有 1 子 2 女，配偶、子女均体健。

6. 家族史

否认家族性、遗传性疾病史，家族成员中无类似病史。

7. 日常生活形态

（1）饮食：平时饮食规律，一日三餐，食欲可。

（2）睡眠/休息：一般22:00～23:00入睡，夜间睡眠可。发病以来，睡眠较之前无明显改变。

（3）排泄：大小便正常。

（4）自理及活动能力：生活中度依赖，部分需要他人照顾，Barthel指数评定量表评分60分，较入院时95分下降。

8. 心理/情绪状态

焦虑、恐惧。

9. 对疾病相关知识的了解情况

基本了解疾病相关知识。

10. 风险与症状评估

（1）跌倒风险：Morse跌倒危险因素评估量表评分20分，轻度危险，较入院时0分有升高。

（2）压力性损伤风险：Braden评估量表评分16分，轻度危险，较入院时23分风险稍有增加。

（3）血栓风险：Caprini风险评估量表评分7分，高度危险，较入院时5分有提高。

（4）导管滑脱风险：留置经外周中心静脉导管（PICC），患者导管滑脱风险评估量表评分9分，低度危险。

（5）疼痛评估：疼痛数字评分法评分5分，中度疼痛。

（6）营养风险筛查：NRS 2002营养风险筛查表评分2分，每周筛查1次。

（二）体格检查

T 36.6℃，P 81次/min，R 20次/min，BP 124/73mmHg，身高166cm，体重65kg，BMI 23.59kg/m²。患者发育正常，营养良好，神志清楚，自主体位，慢性病容，表情自如，步态正常，体查合作。全身皮肤黏膜色泽正常，右侧锁骨上可触及淋巴结，质韧，直径约1cm，轻压痛，活动度可，无红肿溃烂。胸廓无畸形，胸壁静脉无曲张，胸骨无压痛，右胸部胀痛。

（三）辅助检查

1. 实验室检查

心肌酶＋肝功能＋血清离子＋血脂＋肾功能＋血清IgE检测＋电解质

（E4A）：白蛋白 24.2g/L，白球比值 1.1，甘油三酯 1.93mmol/L，低密度脂蛋白（LDL）3.49mmol/L，尿酸 493.1μmol/L，余结果正常。

凝血常规：凝血酶原时间 14.8s，凝血酶原百分率 57.3%，国际标准化比值 1.31。

红细胞沉降率（ESR）：23.0mm/h。

血栓弹力图试验：纤维蛋白原功能（K）3.3min，纤维蛋白原功能（ANGLE）46.1deg，凝血综合指数（CI）3.8。

降钙素原检测（定量）：降钙素原 0.103ng/mL。

肺癌五项：鳞状细胞癌抗原（SCC）1.48ng/mL；非小细胞肺癌相关抗原（Nsclc-21-1）为 6.96ng/mL。

输血前四项化学发光法：TP（化学发光法）阳性。

新冠肺炎核酸检测（2021-07-22）：新型冠状病毒核酸检测阴性（未检出），ORF1ab 基因阴性（未检出），N 基因阴性（未检出）。

尿常规（机器法）＋尿沉渣镜检：潜血 3＋（200）。

血常规、C 反应蛋白、甲状腺功能三项、炎症因子四项、T 细胞亚群、糖化血红蛋白、B 型钠尿肽前体（NT-proBNP）、肌钙蛋白 I 定量、粪常规＋大便隐血等结果正常。

支气管镜检查病理回报：（右上叶尖后段）鳞状细胞癌，免疫组化结果：ALK 对照 x3/EML4-ALK（ventana）（－），CK5/6（＋），P40（＋），TTF-1（－）。

2. 影像学检查

CT 示：右肺上叶尖段软组织密度肿块，性质待定；中央型肺癌伴阻塞性肺炎可能，纵隔及右肺门淋巴结肿大。

PET/CT 示：①右上肺后段糖代谢异常增高灶；右肺门、纵隔（2R、4R 组）及右锁骨上窝区多发糖代谢异常增高肿大淋巴结，多为右上肺中央型肺癌并右肺门、纵隔及右锁骨上窝区多发淋巴结转移。右肺后段少许炎症。②肛管区糖代谢增高：炎性病变，痔疮？③部分椎体骨质增生。

磁共振颅脑平扫增强：未见明显异常。

3. 心电图

窦性心律，T 波改变。

（四）医疗诊断

原发性支气管肺癌（右上肺鳞癌 T2N3M0 ⅢB 期）。

（五）治疗措施

（1）呼吸科护理常规。

（2）优质蛋白饮食。

（3）间歇式压力系统预防血栓。

（4）留置 PICC 导管。

（5）紫杉醇脂质体联合卡铂方案进行化疗。

（6）泮托拉唑、帕洛司琼、地塞米松、阿瑞匹坦联合止呕护胃。

（7）桉柠蒎肠溶胶囊口服、乙酰半胱氨酸雾化止咳化痰。

（8）云南白药散止血治疗。

（9）曲马多缓释片镇痛治疗。

三、护理计划

护理计划见表 1-2-1。

表 1-2-1　护理计划

时间	护理诊断	诊断依据	护理目标	护理措施
2021-07-23 17:09	潜在并发症:大咯血	痰中带血丝,病理类型为鳞癌	患者不发生大咯血	（1）密切观察患者痰液的颜色、性质及量,如出现血丝增多或者有咯血倾向及时通知医师进行预防处理（2）建立大咯血应急预案 ①保持呼吸道通畅:评估咯血量及大量咯血窒息的危险;咯血时一般取侧卧位,病情不允许侧卧者可取平卧位,头偏向一侧;鼓励患者轻微咳嗽,将血液及时咯出,避免不慎将咯出的血块吸入气管或肺部而引起窒息;必要时立即给予负压吸引吸出积血,备气管切开包于床旁,保持呼吸道通畅。②心理护理:评估患者咯血危险因素;有无紧张、焦虑、恐惧心理,有无高血压、失眠、紧张、烦躁不安、心悸等;咯血时给予精神安慰,避免紧张;必要时给予镇静药,并适当给予止血等对症治疗。③咯血期间要密切观察咯血的颜色、性状、量及生命体征的变化,随时报告医生。④咯血量小的患者应静卧休息,大咯血者应绝对卧床休息。⑤密切观察有无窒息先兆,如果出现极度烦躁不安、表情恐惧或精神呆滞,

时间	护理诊断	诊断依据	护理目标	护理措施
2021-07-23 17:09	潜在并发症:大咯血	痰中带血丝,病理类型为鳞癌	患者不发生大咯血	喉头作响、呼吸浅速或骤停,应立即让患者取头低足高位,撬开患者口腔,用手掌拍击背部,尽量排出口腔、咽喉部积存的血块,或用吸引器将喉或气管内的积血吸出,恢复呼吸道通畅。⑥大咯血患者应暂禁饮食;咯血停止后或少量咯血时,应给予温凉流质或半流质食物;忌服浓茶、咖啡等刺激性饮料;保持大便通畅
2021-07-23 17:09	疼痛:与癌细胞浸润、肿瘤压迫或转移有关	右胸部胀痛,数字疼痛评分法评分5分	患者疼痛得到控制	(1)准确评估,注重影响疼痛的消极因素。对疼痛产生消极影响的因素包括:①疼痛的性质及类型(如神经性疼痛还是躯体性疼痛;疼痛迅速加剧还是持续存在)。②是否存在其他症状,如恶心或呼吸困难。③是否对疼痛恐惧。④是否存在其他的恐惧或焦虑,尤其是对死亡的恐惧。⑤是否以往有过成功应对疼痛的经历。⑥是抑郁,还是心理状态良好。⑦是否精神痛苦。⑧家庭或其他内部成员关系紧张还是相互支持。⑨失望还是充满希望。⑩疼痛对患者、家庭、医护人员意味着什么 (2)心理护理:帮助患者树立信心,稳定情绪,解除紧张和焦虑,注意分散患者注意力。通过听音乐、看电视或尽可能注意感兴趣的事来分散痛感。家属可通过肌肤的抚慰、解释或聊些轻松话题缓解患者的烦躁、忧虑情绪。殷切的关心体贴也可缓解疼痛。建立"舒适家庭病房",因为舒适可使心理、生理异常减轻到最低限度 (3)减少可诱发和加重疼痛的因素:①提供安静的环境,调整舒适的体位,保证患者充分的休息。②小心搬动患者,滚动式平缓地给患者变换体位,避免拖、拉动作。必要时,寻求协助,支撑患者各肢体,防止用力不当引起病变部位疼痛。告知患者不要突然扭曲或转动身体。③指导、协助胸痛患者用手或枕护住胸部,以减轻深呼吸、咳嗽或变换体位引起的胸痛 (4)严格按"三阶梯方案"原则(口服给药;按时给药;按阶梯给药;药物量个体化)准确及时给药,观察效果及副作用。向患者说明治疗的基本原则及效果,积极防治不良反应等,及时评估治疗效果等

续表

时间	护理诊断	诊断依据	护理目标	护理措施
2021-07-26 11:00	知识缺乏：PICC相关知识缺乏	患者因化疗需要留置PICC导管	患者对PICC导管相关知识增加，不发生PICC导管相关不良事件	①由责任护士为其进行PICC置管相关知识的详细讲解，提升患者对PICC置管认知水平。②静脉输液前，应通过回抽血液来确定导管在静脉内，如果无回血，应进一步确认导管的通畅性，不应强行冲管。③PICC冲管和封管应使用10mL及以上注射器或一次性专用冲管装置，应用导管容积加延长管容积2倍的生理盐水脉冲冲管，导管容积加延长管容积1.2倍的肝素盐水正压封管。④PICC附加的输液接头至少7d更换一次，当有血液残留、完整性受损或取下后，应立即更换。⑤加强交接班，确保导管的位置和通畅性。⑥指导患者及家属每天自我观察导管情况；告知患者及家属PICC导管在间歇期应至少每周维护一次，留置时间不宜超过1年；通过电话随访的方式加强沟通，督促患者进行换药和冲管，以及每日进行功能锻炼
2021-07-26 11:00	恐惧、焦虑	患者痰中带血、确诊肺癌并进行化疗，对大咯血、肺癌预后以及化疗不良反应的恐惧和焦虑	患者恐惧及焦虑心理得到缓解	患者对自身疾病的恐惧、受化疗不良反应的影响以及对治疗效果的质疑等，极易出现焦虑、恐惧的不良情绪，此时护理人员要：①给予患者有效的心理疏导，应热情积极与患者沟通，向其告知疾病相关治疗、化疗的方式、效果以及治疗效果良好的病例，可以开展病友交流工作坊，提高患者的信任度及信心，保持乐观的心态接受治疗。②耐心聆听患者的倾诉，鼓励患者家属多给予患者关心，减轻患者的负性情绪
2021-07-27 12:10	潜在并发症：化疗后骨髓抑制	使用紫杉醇脂质体＋卡铂方案化疗	患者血常规正常，按期治疗	①病情监测：严密监测患者的一般情况，注意患者的牙龈、鼻腔及黏膜有无出血；注意有无血尿、黑粪情况；保持呼吸道通畅。监测生化及血常规，及时告知医师患者的病情及指标变化，积极处理并发症。②用药护理：化疗药物具有很大的副作用，严格遵守化疗药使用规范及医嘱，注意用药时间，分配输液先后顺序，控制滴速。③基础护理：化疗后白细胞降低，患者抵抗力低下，容易合并感染。告知患者注意个人卫生，诊疗工作时需严格无菌操作，避免损伤患者皮肤黏膜。保持口腔清洁，早晚软毛牙刷轻刷牙，饭后温水漱口。此外，大量的化疗药物代谢产物对患者泌尿系统有一定的影响，应

续表

时间	护理诊断	诊断依据	护理目标	护理措施
2021-07-27 12:10	潜在并发症:化疗后骨髓抑制	使用紫杉醇脂质体+卡铂方案化疗	患者血常规正常,按期治疗	该叮嘱患者多饮水,保持会阴部清洁,减少泌尿系感染。④安全护理:保持病房清洁舒适,保持室内空气清新的同时,随手关好窗户,避免患者受凉。告知患者防止碰伤、跌伤和创伤,不用手挖鼻腔,防止鼻黏膜破损出血。
2021-07-30 16:00	营养失调(低于机体需要量):与化疗后恶心呕吐、食欲下降有关	患者化疗后呃逆,食欲欠佳	患者呃逆症状缓解,不发生呕吐,食欲增加,体重增加	①在化疗期间,如患者出现恶心、呕吐时,化疗可安排在饭前进行,亦可以在化疗前1h和化疗后4~6h遵医嘱给予镇吐药,减慢药物滴注速度,避免不良气味等刺激。②恶心不适时,嘱患者做深而缓慢的呼吸,或饮少量碳酸饮料,吸吮硬而略带酸味的糖果,有助于抑制恶心反射。翻身时,勿突然大动作转动身体,以防恶心中枢受到刺激,引起呕吐。③饮食宜少量多餐,避免过热、粗糙、酸、辣刺激性食物,以防损伤胃肠黏膜。如有呕吐,可嘱患者进食较干的食物,餐中少饮水,餐后休息片刻。化疗前及化疗后2h内避免进餐。如化疗明显影响进食,出现口干、皮肤干燥等脱水表现,须静脉输液,补充水、电解质和机体所需要的营养。④每周监测患者体重,了解其营养状况
2021-08-01 08:00	有皮肤完整性受损的危险:与化疗药物导致的周围神经病变有关	患者诉双手轻度麻木	患者未出现双手皮肤破损情况	对于手足麻木患者需教育其做到五防:防跌倒、防磕碰、防烫伤、防冻伤、防锐器伤。预防意外发生的教育主要有以下几项。①鞋和衣裤选择:外出和居室内均选择包住足趾和足跟的平底鞋,禁止穿高跟鞋、松糕鞋或拖鞋外出;裤长短、肥瘦适中,腰带松紧适度,防止过长、脱落绊倒。②预防烫伤:避免接触热源(开水、热锅、明火等),使用热水可以让家属协助,无人协助时先倒入凉水,再兑入热水,夏季中午炎热时避免长时间在户外,防止晒伤。③预防冻伤:冬季保暖,洗漱尽量使用温水,外出可以戴手套、穿厚袜子,禁止长时间触摸冷冻的物品,寒冷地方减少直接接触铁质物品。④防锐器伤:避免使用剪刀、水果刀等锐器,必须使用时可以让家属帮助。⑤饮食选择:选择易于消化并富有营养的软食,补充B族维生素且含量高的食物,如胚粉、大麦、青稞、小米、大豆、白菜和坚果等

四、护理记录

护理记录见表 1-2-2。

表 1-2-2 护理记录

日期	时间	护理记录
2021-07-23	17:09	患者,男,65 岁,T 36.6℃,P 81 次/min,R 20 次/min,BP 124/73mmHg。因咳嗽咳痰 2 个月余,伴胸背部疼痛 1 个月余,确诊肺癌 7 天,于今日 17:09 步行入院,诊断为原发性支气管肺癌(右上肺鳞癌 T2N3M0 ⅢB 期)。患者疼痛评估 5 分,为右胸部胀痛,遵医嘱予以曲马多缓释片 100mg 口服,Barthel 指数评定量表评分 95 分,Morse 跌倒危险因素评估量表评分 20 分为轻度危险,Braden 评估量表评分 23 分,Caprini 风险评估量表评分 5 分,行入院宣教,介绍科室环境及相关制度、主管医师及责任护士,告知患者及家属床头呼叫铃使用方法,保持情绪稳定,防跌倒、防坠床、防血栓,勿自行外出。遵守医院防疫、陪护等相关制度,加强病情观察
2021-07-23	18:09	患者诉疼痛症状较前缓解,疼痛评分为 2 分,继续观察
2021-07-26	11:00	T 36.6℃,P 85 次/min,R 20 次/min,BP 122/65mmHg,血氧饱和度 98%。无菌操作下经彩色多普勒超声引导肘上左侧贵要静脉置入 PICC 导管,置管顺利,体内长度 40cm,体外长度 5cm,臂围 31cm,胸片定位:导管位于第 7 胸椎,上腔静脉行程内。告知患者 PICC 置管后注意事项,填写 PICC 维护手册,并交患者保管。导管风险评分为 9 分
2021-07-27	12:10	T 36.2℃,P 96 次/min,R 20 次/min,BP 128/78mmHg,血氧饱和度 99%。遵医嘱予以化疗前预处理、预防呕吐等治疗后接紫杉醇脂质体＋卡铂方案化疗,以微电脑输液泵持续泵入,并予心电监测及吸氧,密切观察患者有无药物不良反应
2021-07-27	20:10	T 36.5℃,P 74 次/min,R 20 次/min,BP 122/70mmHg,血氧饱和度 95%。患者化疗组液体输注完毕,暂无特殊不适,停心电监测及吸氧,停微电脑输液泵泵入,予以健康宣教
2021-07-30	16:00	患者诉呃逆,遵医嘱予以氟哌啶醇 5mg 肌内注射,继续观察
2021-07-30	17:30	患者呃逆症状较前稍缓解,继续观察
2021-08-01	08:30	患者拟今日出院,体查:T 36.5℃,P 74 次/min,R 20 次/min,BP 122/70mmHg,血氧饱和度 95%。恶心呕吐症状较前缓解,嘱其注意休息,加强营养,按时服药,定期复查血常规和肝肾功能,患者左上臂留有 PICC 管,穿刺点无红肿热痛,导管无脱出,予以出院指导

五、小结

本案例以护理程序为理论框架,按照评估、诊断、计划、实施、评价五个步骤，对一例老年肺癌化疗患者进行了系统的案例分析。通过本案例学习，能掌握肺癌患者的主要评估内容及方法、护理问题及护理措施、病情观察要点及潜在并发症防治原则，为今后的临床护理工作提供实践参考。

【案例使用说明】

一、教学目标

通过本案例的学习，希望学生了解肺癌的病情特点、肺癌的诊断以及完整的护理评估、诊断、计划、实施、评价的护理程序。引导学生分析老年肺癌的诊断依据及鉴别要点，运用帕累托法则明确该患者护理问题，制订相应的护理措施。建议教师采用讨论或情景模拟的方式呈现。结合本案例学习，希望学生达到：

（1）掌握对老年肺癌患者进行问诊、体格检查等评估方法，资料收集具有逻辑性，详尽且全面。

（2）识别老年肺癌典型症状和体征以及辅助检查结果，分析病例特点，找出诊断依据。

（3）基于护理程序理论框架，运用帕累托法则对患者作出合适的护理诊断，并制订相应的护理计划。

（4）掌握老年肺癌患者的病情观察要点。

二、涉及知识点

（1）本案例涉及老年肺癌的诊断依据及鉴别诊断要点。

（2）本案例涉及老年肺癌化疗患者的护理评估、护理诊断、护理目标。

（3）本案例涉及老年肺癌化疗患者的护理措施实施及效果评价。

三、启发思考题

本案例的启发思考题主要对应案例教学的知识传递目标，启发思考题与案例同时布置，另外要求学生在课前阅读、熟悉相关知识点。在案例讨论前需要布置学生阅读关于肺癌的最新研究进展，包括但不限于肺癌的流行病学、病因、临床表现、鉴别诊断、治疗方案、老年肺癌患者的个案护理等内容。

（1）该患者诊断为肺癌的依据是什么？如何进行鉴别诊断？

（2）紫杉醇脂质体常见的并发症为周围神经病变，如何预防？

（3）本案例的介入过程，哪些方面分别体现了奥瑞姆自护理论的"替、帮、教"？

（4）针对该患者的护理问题，你认为责任护士应该从哪些方面加强病情观察？

四、分析思路

案例分析的基本思路是将案例相关情景材料通过事先设计好的提问引导和控制案例的讨论过程。本案例聚焦患者，在评估者需求的基础上，选择恰当的介入目标，并确立优先次序和护理过程中的角色。案例分析步骤见图1-2-1。

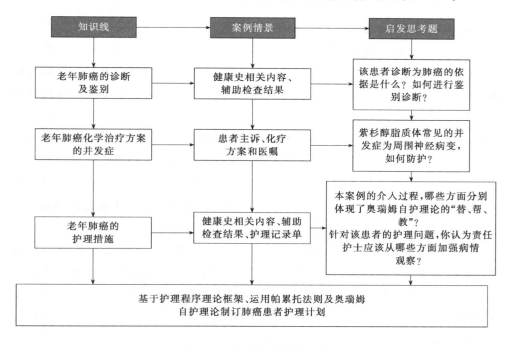

图 1-2-1　肺癌案例分析步骤

五、理论依据及分析

（一）诊断与鉴别诊断

1. 该患者诊断为肺癌的依据是什么？

（1）症状与体征：咳嗽、咳痰，痰中带血，伴有胸背部胀痛。右侧锁骨上可触及淋巴结，质韧，直径约1cm，轻压痛。

（2）辅助检查、检验：①CT示右肺上叶尖段软组织密度肿块，性质待定；中央型肺癌伴阻塞性肺炎可能，纵隔及右肺门淋巴结肿大。②PET/CT示：a. 右上肺后段糖代谢异常增高灶；右肺门、纵隔（2R、4R组）及右锁骨上窝区多发糖代谢异常增高肿大淋巴结，多为右上肺中央型肺癌并右肺门、纵隔及右锁骨上窝区多发淋巴结转移。右肺后段少许炎症。b. 肛管区糖代谢增高：炎性病变，痔疮？c. 部分椎体骨质增生。③支气管镜检查病理回报：（右上叶尖后段）鳞状细胞癌，免疫组化结果：ALK对照x3/EML4-ALK（ventana）（一），CK5/6（＋），P40（＋），TTF-1（一）。④肺癌五项：SCC 1.48ng/mL；Nsclc-21-1为6.96ng/mL。

（3）危险因素：吸烟30余年，40支/d。

2. 如何进行鉴别诊断？

本案例中典型的肺癌容易识别，但在有些病例，肺癌易与以下疾病混淆。

（1）肺结核：肺结核尤其是肺结核瘤（球）应与周围型肺癌相鉴别。肺结核瘤（球）较多见于青年患者，病程较长，少见痰中带血，痰中发现结核分枝杆菌。影像学上多呈圆形，见于上叶尖或后段，体积较小，直径不超过5cm，边界光滑，密度不匀，可见钙化。肺结核瘤（球）的周围常有散在的结核病灶称为卫星灶。周围型肺癌多见于40岁以上患者，痰带血较多见，痰中癌细胞阳性者达40%～50%。胸部X线片肿瘤常呈分叶状，边缘不整齐，有小毛刺影及胸膜皱缩，生长较快。在一些慢性肺结核病例，可在肺结核基础上发生肺癌，必须进一步做痰液细胞学和支气管镜检查，必要时施行剖胸探查术。

（2）肺部感染：肺部感染有时难与肺癌阻塞支气管引起的阻塞性肺炎相鉴别。但如肺炎多次发作在同一部位，则应提高警惕，应高度怀疑有肿瘤堵塞所致，应取患者痰液做细胞学检查和进行纤维支气管镜检查。在有些病例，肺部炎症部分吸收，剩余炎症被纤维组织包裹形成结节或炎性假瘤时，很难与周围型肺癌鉴别，对可疑病例应施行剖胸探查术。

（3）肺部良性肿瘤：如结构瘤、软骨瘤、纤维瘤等都较少见，但都须与周围型肺癌相鉴别，良性肿瘤病程较长，临床上大多无症状，X线摄片上常呈圆形块影，边缘整齐，没有毛刺，也不呈分叶状。支气管腺瘤是一种低度恶性的肿瘤，常发生在年轻女性，因此临床上常有肺部感染和咯血等症状，经纤维支气管镜检查常能作出诊断。

（4）纵隔恶性淋巴瘤（淋巴肉瘤及霍奇金病）：临床上常有咳嗽、发热等症状，影像学显示纵隔影增宽，且呈分叶状，有时难以与中央型肺癌相鉴别。如果有锁骨上或腋窝下淋巴结肿大，应做活检明确诊断。淋巴肉瘤对放射治疗特别敏感，对可疑病例可试用小剂量放射治疗，可使肿块明显缩小。这种试验性治疗有助于淋巴肉瘤诊断。

（二）周围神经病变的预防

本案例中患者进行紫杉醇脂质体联合卡铂治疗后，诉双手麻木，这是紫杉醇导致的周围神经病变的早期表现。紫杉类药物相关周围神经病变主要表现为感觉、运动和自主神经功能缺陷。感觉症状较为常见，首先出现于足部和手部，表现为部分感觉异常，如麻木、刺痛、振动觉受损和触觉改变等。运动症状包括肢体远端无力（通常会影响四肢）、精细运动受损和行走不稳，运动障碍可发展为瘫痪并导致显著的生活能力下降。自主神经症状通常表现为体位性低血压、便秘、性功能障碍和排尿困难。预防措施如下。

1. 冷疗和加压疗法

已有研究证实加压手套/冰手套可显著减少周围神经病变的发生，且患者耐受性良好，可用于紫杉类药物相关周围神经病变的预防。在注射紫杉醇类药物前30min，双手穿戴双层小一码的外科手套（SG）/冰手套，双脚穿戴弹力袜/冰脚套，在注射结束后30min取下。

2. 药物预防

早期关于紫杉类药物致周围神经病变预防相关的药物研究主要包括甲钴胺、维生素 B_{12}、谷胱甘肽等。中医在周围神经病变的预防中也有一定作用，补阳还五汤膏剂可减轻紫杉醇导致的周围神经毒性。

（三）奥瑞姆自护理论在护理介入过程的应用

奥瑞姆自护理论依据详见附录Ⅰ-1。本案例护理干预过程中，基于全面的入院评估结果，入院时 Barthel 指数评定量表评分 95 分，患者化疗期间，食欲下降，手脚麻木，诉疲乏无力，精神状态欠佳，需要卧床休息，Barthel 指数评定量表评分 60 分，自理能力明显下降。运用奥瑞姆自护理论，选择辅助教育系统（教）及部分补偿系统（帮），制订护理计划如下。

（1）部分补偿护理系统：适用于肺癌患者化疗期间。由于患者 Caprini 风险评估量表评分 7 分，高危血栓风险，卧床期间，应指导患者在床上由肢体远端到近端依次进行主动的踝泵运动、膝关节屈伸运动及下肢抬高运动等，重复次数应逐日递增；可下床活动后，鼓励患者适当活动。化疗期间协助患者洗脸、床上擦浴、洗头、换衣等，协助患者进食、进水、如厕等。

（2）辅助教育护理系统：适用于肺癌化疗前或化疗后出院患者，患者日常生活基本可自理，属轻度依赖型。护理干预措施包括以下几项。①心理护理：化疗过程中及化疗后，患者可能出现焦虑、恐惧等不良心理反应，护理人员应及时给予安慰，进行心理疏导，帮助其摆脱不良情绪；定期播放关于肺癌患者自强不息先进事迹报告的影视作品。结合患者在体育活动、娱乐和学习方面的兴趣，鼓励其进行适当娱乐，通过下棋、散步、打牌等，减少其孤独感，解除其精神压力。②饮食护理：化疗一段时间后，患者自身营养状况降低，护理人员应依据不同患者的生理及既往饮食特点，与营养师共同制订个体化饮食方案，指导其摄入低盐、低脂、高蛋白、维生素及碳水化合物类食物，多食用新鲜水果蔬菜，多饮水，保持排便通畅。③疼痛护理：肺癌患者常伴有不同程度的疼痛，护理人员可通过转移患者注意力、加强沟通等方式，帮助其坚持完成治疗。④并发症护理：建立护患交流微信群或 QQ 群，讲解化疗后可能发生的并发症及预防措施，促进患者及其亲属了解并掌握健康知识，演示预防并发症的护理措施。对于脱发患者，护理人员通过普及相关知识，告知其该症状为暂时性，可通过戴假发或帽子等改善个人形象；对于胃肠道反应患者，呕吐时，护理人员应协助其将头部偏向一侧，防止误吸、窒息，可通过口服薄荷糖等减轻呕吐反应；对于骨髓抑制患者，护理人员应密切关注，预防感染发生，如发生感染，及时向管床医师汇报。

通过对王某的健康教育以及心理状况进行干预，帮助其发掘自身的潜在自理能力，正视自身缺陷，使患者主动参与到自身的护理计划中，提升其疾病认识水平与自我护理知识水平，增强其康复信心。

（四）病情观察

1. 生命体征

观察患者呼吸，是否有气促及呼吸节律的改变；观察患者体温变化，是否有发热；观察患者脉搏和血压的变化，及早识别化疗的心脏毒性。评估并记录疼痛的强度、性质及部位，观察疼痛是否影响患者的活动以及睡眠。是否存在其他伴随症状，如恶心或呼吸困难。如应用镇痛药，观察用药的效果及用药后的不良反应。

2. 咳嗽、咳痰情况

观察咳嗽的时间、节律、音色、性质、伴随症状、与体位改变的关系等。若患者痰液咳出不多、呼吸困难症状加重，说明痰液阻塞呼吸道；若患者突然烦躁、大汗、面色苍白、极度呼吸困难，可能是痰液阻塞引起的窒息，要及时吸出痰液，开放气道。该患者偶有痰中带血，密切观察患者痰液的颜色，如有咯血，记录咯血的颜色、量。

3. 心理状况

晚期肺癌患者对疾病的预后以及化疗的不良反应顾虑重重，因此常伴有一定的心理问题，如焦虑、恐惧、悲观、抑郁等。密切观察患者的情绪以及异常行为，是否有焦虑、抑郁及恐惧情绪，并予以心理疏导。

4. 化疗不良反应的观察

（1）过敏反应：紫杉醇过敏反应发生率高，观察患者是否出现支气管痉挛性呼吸困难、荨麻疹和低血压。用药前仔细询问过敏史，对接受紫杉醇治疗的患者予以心电监测并在床旁备氧气表、抢救药等。过敏反应一般发生在用药后 15min 内，用药最初 15min 专人床旁监护，密切观察，发现异常及时处理。

（2）骨髓抑制反应：紫杉醇和卡铂的骨髓抑制主要表现在白细胞、中性粒细胞、血小板的下降。化疗期间可隔日复查血常规，当白细胞低于 4×10^9/L 时应遵医嘱用药，同时对患者进行保护性隔离。仔细观察患者有无发热等感染征象，是否有牙龈出血，静脉穿刺点有无瘀斑，及时发现骨髓抑制的发生。

（3）胃肠道反应：观察患者是否出现食欲减退、恶心、呕吐、腹泻、便秘等胃肠毒性反应。其中恶心、呕吐是化疗过程中最常见、最令患者痛苦的不良反应，大多数患者在用药后 3～4h 出现。建议化疗前 2h 内避免进食。保持室内空气流通，无异味，指导患者进食高蛋白、高热量、高维生素、清淡易消化食物，禁辛辣、油腻性食物。对于恶心、呕吐患者要注意营养状况。腹泻患者要注意补液，观察患者肛周皮肤状况。

（4）神经毒性反应：观察患者是否出现全身或下肢肌肉、关节酸痛或钝痛。神经毒性反应一般出现在用药后 2～3d，且数天内可以恢复。感觉神经病变是紫杉醇常见不良反应，主要表现为四肢麻木及感觉异常。指导患者用温水洗手洗脚，促进血液循环。对有症状肢体予局部按摩，减轻肢体麻木症状，避免出现意外损伤。

六、案例背景

肺癌在全球死亡率位居首位，发病率仅次于乳腺癌，随着年龄增长其发病率和死亡率呈显著升高趋势。肺癌可分为非小细胞肺癌（non-small cell lung cancer，NSCLC）和小细胞肺癌（small cell lung cancer，SCLC），非小细胞肺癌约占所有肺癌组织类型的 80%～85%，其中腺癌（约占 40%～50%）和鳞状细胞癌（约占 20%～30%）是 NSCLC 的主要组织学亚型。但临床上往往只有一小部分 NSCLC 患者能够在早期被诊断，超过 60% 的患者在发现时已出现局部或远处器官的转移，因此难以行根治性手术治疗，常规化疗和放疗是过去几十年中肺癌治疗的主要手段。随着医疗技术的进步，靶向治疗和免疫治疗在提高肺癌总体生存率方面效果逐渐显现。肺癌的发生与长期吸烟史、职业危害、电离辐射、肺部慢性感染疾病史、免疫功能降低以及遗传因素、空气污染密切相关。

肺癌的临床表现与肿瘤的发生部位、大小、类型、发展阶段，以及有无并发症或转移密切相关。周围型肺癌常无症状，仅在体检时偶然发现。肿瘤位于大支气管内阻塞管腔时，症状出现较早。

1. 局部症状

（1）咳嗽：咳嗽是肺癌常见的首发症状，多为较长时期经治不愈的阵发性刺激性干咳，不易用药物控制，病情发展可有少量黏液痰。其中，老年患者易患慢性阻塞性肺疾病，咳嗽易被忽视，以致病情延误，故老年人出现咳嗽应引起高度重视。

（2）咯血：多见于中央型肺癌，间断性或持续性痰中带血，色泽较鲜，偶见大咯血。

（3）胸痛：肿瘤直接侵犯胸膜、肋骨和胸壁，常表现为间歇性隐痛或闷痛；侵及胸膜，疼痛加剧，已属晚期。

（4）胸闷、气急：癌肿阻塞或压迫较大支气管，导致支气管狭窄或上腔静脉阻塞，可出现胸闷气急甚至窒息。

（5）声音嘶哑：肿瘤直接压迫或转移至纵膈淋巴结压迫喉返神经可引起声音嘶哑。

（6）Homer 综合征：肺尖部肺癌压迫颈部交感神经，可引起患侧眼睑下垂、瞳孔缩小、眼球内陷，同侧额部和胸壁无汗或少汗。

2. 全身症状

（1）发热：肿瘤组织坏死引起发热，早期即可出现持续不退的低热，后期"癌性热"对抗炎治疗无效。

（2）消瘦：肺癌发展到晚期，长期消耗、感染以及疼痛导致食欲减退，患者消瘦明显，表现为恶病质。

3. 肺外症状

肺外症状包括内分泌、神经肌肉、结缔组织、血液系统和血管的异常改变，又称伴癌综合征，以肺源性骨关节增生症、肿瘤相关性异位激素分泌综合征为主要表现，最常见如杵状指、肢端肥大、多发性神经炎、关节痛、神经精神改变、库欣综合征和男性乳腺发育等。

4. 转移以及晚期症状

外侵以及转移症状以淋巴结转移、胸膜受侵、肾脏转移等为主要表现。随着病程发展，会出现系列症状和体征，如上腔静脉阻塞综合征、胸腔积液、声带麻痹、心包积液、肝大、黄疸、情绪改变、呕吐甚至昏迷。到了晚期呈恶病质，极度消瘦、衰弱和精神不振等。

5. 辅助检查

肺 CT 检查可作为肺癌诊断的首选方法，无创、无痛，并可为手术提供病变部位及范围。纤维支气管镜检查、胸腔镜检查及经皮肺穿刺活检阳性率较高，为有创检查。痰脱落细胞学检查无创伤，患者易于接受。呼出气分析技术是一种通过直接测定呼出气体中的特定成分对机体生理及病理状态进行评估的方法，可以满足无创、无痛的检查要求，在肺癌的诊断、耐药基因型判断、疗效评价、预后评估等方面具有应用前景。

七、关键要点

（1）学会在患者的主诉及辅助检查中分析患者目前面临的主要问题，评估其需求，并根据紧急程度将患者需求与问题排序。

（2）在评估需求和分析问题的基础上，学会理清个案介入的思路，按照由易到难、由最主要到次要的介入思路，拟定个案护理方案，并有效实施。

（3）训练护士自身的临床判断思维，在护理患者的过程中，重视临床判断思维的提升，根据患者的病情，不断拓展自己的相关专业知识，不断提升自我的专业修养和业务水平。

八、课堂计划

案例教学效果与学生的知识储备有很大的关联，因此案例教学前，要求学生预习相关知识是十分必要的。根据本案例所涉及的知识点，要求学生在课前能够预习肺癌的流行病学、临床表现、病因、鉴别诊断、治疗方案，老年肺癌患者的需求与评估，护理程序理论框架、Orem 自护理论、帕累托法则等相关知识。

本案例按照 2 课时（90min）进行设计：案例回顾 10min、小组讨论 20min、集体讨论 30min、知识梳理 20min、问答与机动 10min。

课堂讨论案例之前，要求学生至少要读一遍案例全文，对案例启发思考题进行回答。具备条件者可以小组为单位围绕着所给的案例启发思考题进行讨论。

九、课后思考题

（1）如何对肺癌化疗患者开展延续护理？

（2）如何预防留置 PICC 患者出现导管相关性血栓？

第三节　老年睡眠呼吸暂停综合征患者的护理

—————————— 【案例正文】 ——————————

一、基本信息

姓名：张××　　　　　性别：男　　　　　年龄：61 岁

婚姻：已婚　　　　　籍贯：湖南娄底　　　职业：退休人员

入院日期：2021 年 05 月 10 日

二、护理评估

（一）健康史

1. 主诉

睡眠时打鼾伴张口呼吸 10 余年，加重 2 个月。

2. 现病史

患者诉 10 余年前无明显诱因出现打鼾，夜间睡觉时更甚，伴间断张口呼吸，未作特殊处理。两年前，前往外院就诊，门诊行睡眠监测结果示：重度阻塞性睡眠呼吸暂停，重度缺氧。经呼吸机治疗，症状缓解不明显。近 2 个月来症状加重，夜间有憋醒现象，伴头晕、视物旋转，每次发作持续数分钟，休息后可自行缓解。2021 年 5 月 10 日门诊以阻塞性睡眠呼吸暂停综合征收入住院。发病以来精神可，饮食可，大小便正常，体重无明显变化。

3. 既往史

既往有高血压病史 10 年，规律口服苯磺酸左氨氯地平降血压，自诉血压控制可。否认糖尿病、冠心病等病史；否认病毒性肝炎、结核病、伤寒、猩红热等传染病史；海鲜过敏，否认药物过敏史；无手术、外伤、输血及代血制品史；预防接种史不详。

4. 个人史

出生居住于原籍，无长期外地居留史，否认血吸虫疫水接触史，无毒物、粉尘及放射性物质接触史，无新冠流行病学接触史及旅居史。生活规律。无吸烟、饮酒等不良嗜好。无冶游、性病史。

5. 婚育史

24 岁结婚，育有 1 子，配偶及儿子均体健，家庭和睦。

6. 家族史

父亲因胰腺癌去世，母亲因胃癌去世，无家族性遗传病史可查，家族中无类似患者。

7. 日常生活形态

（1）饮食：平时饮食规律。

（2）睡眠/休息：夜间有憋醒现象，伴头晕、视物旋转，每次发作持续数分钟，夜间多梦，晨起精神欠佳。发病以来，睡眠较之前无明显改变。

（3）排泄：大小便正常。

（4）自理及活动能力：入院 Barthel 指数评定量表评分 95 分，为轻度依赖；术毕返回病房即刻评分 30 分，为重度依赖；术后 6h 评分 45 分，为中度依赖；出院时评分 95 分，为轻度依赖。

8. 心理/情绪状态

患者焦虑，担心疾病预后。

9. 对疾病相关知识的了解情况

基本了解疾病相关知识，缺乏睡眠呼吸暂停综合征术后康复相关知识。

10. 风险与症状评估

（1）跌倒风险：Morse 跌倒危险因素评估量表评分 15 分（入院时），轻度危险；35 分（术毕当日），中度危险；15 分（出院时），轻度危险。

（2）压力性损伤风险：Braden 评估量表评分 23 分（入院时），无危险；15 分（术毕当日），轻度危险；23 分（出院时），无危险。

（3）血栓风险：Caprini 风险评估量表评分 3 分（入院时），中危；6 分（术毕当日），高危；5 分（出院时），高危。

（4）疼痛评估：面部表情分级评分法评分 0 分（入院时），无痛；6 分（术毕当日），疼痛明显；2 分（出院时），有点痛。

（5）营养评估：术毕当日 NRS 2002 营养风险筛查表评分 2 分，每周复查。

（6）导管滑脱风险评估：术毕当日导管滑脱风险评估量表评分 11 分，中度危险。

（二）体格检查

T 36.5℃，P 100 次/min，R 18 次/min，BP 114/84mmHg，身高 170cm，

体重75kg，BMI 25.95kg/m²。患者发育正常，营养良好，神志清楚，表情自如，步态自如，自主体位，查体合作。皮肤黏膜色泽红润，皮肤湿度正常，皮肤弹性良好，无溃疡、肝掌、蜘蛛痣、瘀斑、皮疹。无皮下结节或肿块，毛发分布正常，全身淋巴结未触及肿大。头颅无畸形，无脱眉及倒睫，眼睑无下垂及水肿，眼球运动自如无突出及凹陷，结膜无充血，巩膜无黄染，角膜无溃疡白斑。双侧瞳孔等大等圆，直径约4mm，双侧直接及间接对光反应灵敏。耳鼻喉科检查见专科情况。胸廓无畸形，胸壁无静脉曲张及皮下气肿，胸骨无压痛。白天呼吸可，夜间有呼吸暂停，语颤双侧一致无增强或减弱，无胸膜摩擦感及皮下捻发感，肺部叩诊呈清音，双肺呼吸音清，未闻及干湿啰音及胸膜摩擦音。心前区无隆起，心尖搏动正常，位于左侧第5肋间左锁骨中线内0.5cm。触诊心尖搏动无增强及减弱，位置同上，未触及震颤及心包摩擦感。心脏叩诊双侧浊音界正常。心脏听诊无心音分裂、杂音及心包摩擦音，心率100次/min，律齐。腹部平坦，无皮疹及静脉曲张，无肠型、蠕动波，局部无隆起，腹壁柔软，无压痛、反跳痛。墨菲（Murphy）征阴性，腹部未触及包块，肝脾肋下未触及，肝浊音界正常，双侧肾区无叩击痛。肠鸣音约4次/min，未闻及血管杂音。四肢无畸形，运动自如，棘突无压痛，无叩击痛，肌力正常，无肌肉萎缩，双侧下肢无可凹性水肿。生理反射灵敏，肌张力正常，肌力5级。双侧病理征均阴性。颈软，克尼格（Kernig）征阴性，布鲁津斯基（Brudziski）征阴性。

专科情况如下。

耳：外耳无畸形，耳部无牵拉痛，双外耳道清洁通畅，鼓膜完整，色泽正常，标志清楚，双乳突区无压痛，听力检查正常。

鼻：外鼻无畸形，鼻前庭无疖肿，黏膜稍充血水肿，双下鼻甲充血肥大，各鼻道清洁未见分泌物及新生物，各鼻窦体表投影区无压痛。

咽喉口腔：咽腔狭窄，咽峡前后径、左右径狭窄；软腭松弛水肿；舌体及舌根肥大；双侧扁桃体Ⅱ度肿大；间接鼻咽镜、间接喉镜配合欠佳。

颈颌面部：下颌肥厚，颈软，无抵抗感，颈静脉无怒张；气管居中，双侧甲状腺无肿大，颈部淋巴结未触及肿大；面部表情自然，额纹及鼻唇沟变浅，嘴角无偏斜。

（三）辅助检查

1. 实验室检查

血常规（2021-05-11）：血小板计数119×10⁹/L。

肝肾功能（2021-05-11）：总胆汁酸36.8μmol/L，谷丙转氨酶56.1U/L，葡

萄糖 8.22mmol/L，糖化血清蛋白 3.02mmol/L。

血液流变学检测（2021-05-11）：红细胞沉降率 29.0mm/h，血沉方程 K 值 100.87。

糖化血红蛋白检测（2021-05-11）：糖化血红蛋白（HbA1c）6.9%。

血气分析（2021-05-11）：PaO_2 75mmHg，$PaCO_2$ 42mmHg，Glu 8.7mmol/L，Lac 2.6mmol/L。

新冠肺炎核酸检测（2021-05-09）：新型冠状病毒核酸检测阴性（未检出），ORF1ab 基因阴性（未检出），N 基因阴性（未检出）。

2. 病理结果

双侧扁桃体炎慢性炎症，淋巴组织增生。

3. 多导睡眠图监测

睡眠呼吸暂停低通气指数（AHI）：55.7 次/h，最长呼吸暂停时间 91.1s，最低血氧饱和度 67%，平均血氧饱和度 93%；提示重度阻塞性睡眠呼吸暂停低通气综合征（OSAHS）伴重度缺氧。

4. 影像学检查

（1）头颅＋颈椎 CT：脑动脉硬化；脑萎缩，建议必要时 MRI 检查；颈椎退行性变，C2/3、C3/4、C4/5、C5/6 椎间盘突出。

（2）咽喉部 CT 平扫：软腭增厚松弛下垂，缪勒试验阳性，提示梗阻平面在腭后区。

（3）口咽口腔磁共振平扫：软腭增厚松弛下垂，腭后区间隙变窄，双侧颈部多发肿大淋巴结。

（4）颅脑磁共振平扫：脑萎缩；左侧上颌黏膜下囊肿；双侧乳突炎。

（四）医疗诊断

鼾症；阻塞性睡眠呼吸暂停低通气综合征（OSAHS）；咽狭窄；扁桃体肥大；舌肥大；高血压。

（五）治疗措施

（1）持续低流量吸氧，2～3L/min，3 次/d，每次 1h。

（2）夜间睡眠时使用无创呼吸机辅助呼吸，每晚 1 次。

（3）全麻下行悬雍垂腭咽成形术＋双侧扁桃体切除术＋腭咽肌瓣成行术＋舌根舌体射频消融术＋咽侧壁、咽鼓管咽肌、腭咽肌等离子射频消融术。

（4）予以注射用阿莫西林克拉维酸钾 2.4g/次，2 次/d 抗感染治疗。

(5) 予以吸入用布地奈德混悬液 2mg/次，2 次/d 雾化治疗。

(6) 氯己定含漱液漱口，4 次/d。

(7) 予以其他对症治疗。

三、护理计划

护理计划见表 1-3-1。

表 1-3-1　护理计划

时间	护理诊断	诊断依据	护理目标	护理措施
2021-5-10 15:00	气体交换受损：与肺换气功能障碍有关	患者睡眠监测结果示：重度阻塞性睡眠呼吸暂停，重度缺氧	患者血氧饱和度恢复正常	①保持病房内空气新鲜，定时通风，每天两次，每次 15～30min，并注意保暖。②保持室内温度 20～22℃，湿度 50%～70%。③患者取有利于呼吸的体位，如半坐卧位或高枕卧位，因合适的体位有利于呼吸和咳痰，从而减轻呼吸困难。④遵医嘱给予持续低流量吸氧，一般 2～3L/min，同时保持输氧装置通畅，定时检查管道是否通畅。⑤鼓励患者训练缩唇呼吸及腹式呼吸；⑥定期监测动脉血气分析，密切观察患者的呼吸频率、节律及血氧饱和度变化。⑦如果患者不能保持适当的气体交换，预测是否需要气管插管或使用呼吸机；⑧鼓励患者积极排痰，保持呼吸道通畅
2021-5-13 15:00	疼痛：与手术伤口未愈合有关	面部表情分级评分法评分 6 分（术后）	患者无痛	①患者疼痛时，采取分散患者的注意力，如：听音乐、看电视、读报、与患者进行亲切的交谈等方法来缓解患者的疼痛。②颈部冷敷有助于缓解疼痛。③必要时遵医嘱给予镇痛药
2021-5-13 15:00	吞咽困难：与手术后疼痛有关	患者腭咽部手术后术区疼痛，吞咽困难	患者术区疼痛缓解，可正常吞咽，食欲增加，体重增加	①与患者共同制订饮食计划，指导患者进食冷、清淡、流质食物，可选用冰牛奶、冰淇淋、冰绿豆沙、冰豆浆等。②少吃多餐，小口缓慢下咽，后逐渐过渡到软食、普食。③与患者聊天，给患者听音乐，分散患者注意力。④不食辛辣食物，不吸烟，不喝酒，以免刺激咽部切口引起不适；每周监测患者体重，以了解其营养状况
2021-5-10 15:00	睡眠形态紊乱：与手术后疼痛有关	患者夜间有憋醒现象，伴头晕、视物旋转	患者睡眠改善	①询问患者及其家属，了解患者在睡眠中发生因呼吸暂停导致憋醒的频率、鼾声的程度等；是否有白天困倦、经常打瞌睡甚至嗜睡。必要时直接观察患者睡眠时（15min 左右）发生呼吸暂停的情况

续表

时间	护理诊断	诊断依据	护理目标	护理措施
2021-5-10 15:00	睡眠形态紊乱:与手术后疼痛有关	患者夜间有憋醒现象,伴头晕、视物旋转	患者睡眠改善	对重症患者应加强夜间,特别是凌晨时段的巡查,以及早发现因为呼吸暂停诱发的严重心、脑血管疾病。②训练患者取右侧卧位睡眠,枕头不宜过高,初时为避免仰卧位,可在患者睡衣的背部缝上装有硬度、大小适宜的装有球的口袋,以强迫患者保持侧卧位,减轻舌后坠引起的上呼吸道狭窄。③戒烟酒、避免使用镇静剂及有镇静作用的药物,以避免加重咽部的肌肉松弛;晚餐不宜过饱,以免影响呼吸时膈肌的运动;适当的体育和呼吸锻炼,以提高呼吸肌的顺应性。④夜间使用无创呼吸机辅助呼吸对改善睡眠紊乱和低血氧状态有帮助。⑤调节患者病房光线,保持病房安静。⑥夜间患者入睡后,尽量避免操作。⑦必要时遵医嘱用药
2021-5-13 15:00	焦虑	患者担心疾病预后	患者焦虑缓解,对疾病的治疗信心增加	①采用动机访谈的形式,了解患者在住院期间的心理体验及需求,主动向患者介绍环境,消除患者的陌生和紧张感,分享治疗成功的案例。②耐心向患者解释病情,嘱其积极配合治疗和充分休息。③经常巡视病房,及时对患者的进步给予正面反馈,包括鼓励、表扬等。④通过连续性护理与患者建立良好的护患关系。⑤指导患者使用放松技术,如缓慢深呼吸、全身肌肉放松、练气功、听音乐等。⑥指导家属给予患者支持与关心,鼓励患者倾诉心中焦虑,协助其树立治愈的信心。⑦必要时遵医嘱使用抗焦虑药
2021-5-13 15:00	知识缺乏:缺乏术后康复相关知识	缺乏睡眠呼吸暂停综合征术后康复相关知识	患者掌握相关知识	①由责任护士为其进行睡眠呼吸暂停综合征术后康复相关知识的详细讲解,提升认知水平。②责任护士耐心为患者及家属解答疑问。③采用teach-back的方式做好健康宣教。④采用多途径进行健康教育,包括交谈、图片视频资料、请手术成功患者讲述经验等

四、护理记录

护理记录见表 1-3-2。

表 1-3-2　护理记录

日期	时间	护理记录
2021-5-10	15:00	患者,张某,男,61 岁,T 36.5℃,P 100 次/min,R 18 次/min,BP 114/84mmHg。因睡眠时打鼾伴张口呼吸 10 余年,加重 2 个月,为进一步治疗,于今日 15:00 步行入院,诊断为阻塞性睡眠呼吸暂停综合征。患者疼痛评估 0 分,Barthel 指数评定量表评分 95 分,Morse 跌倒危险因素评估量表评分为 15 分,Braden 评估量表评分 23 分,Caprini 风险评估量表评分 3 分。行入院宣教,介绍科室环境及相关制度、主管医师及责任护士,告知床头呼叫铃使用方法,嘱其卧床休息,保持情绪稳定,防坠床、防跌倒,勿自行外出。遵守医院防疫、陪护等相关制度,加强病情观察
2021-5-10	19:00	患者血气分析回报:PaO$_2$ 75mmHg,Glu 8.7mmol/L,Lac 2.6mmol/L,遵医嘱予以吸氧
2021-5-10	21:00	患者多导睡眠图监测示:重度 OSAHS 伴重度缺氧。遵医嘱在患者睡觉时使用无创呼吸机辅助呼吸,上机时使用较小压力,患者无呼吸对抗、躁动等不适,逐渐调整呼吸机参数到治疗参数。使用无创呼吸机期间密切观察患者的病情变化,如面色、神志、呼吸、脉搏等
2021-5-12	10:00	患者拟明日全麻下行悬雍垂腭咽成形术＋双侧扁桃体切除术＋腭咽肌瓣成行术＋舌根舌体射频消融术＋咽侧壁、咽鼓管咽肌、腭咽肌等离子射频消融术,遵医嘱术前予以禁烟酒,予以氯己定含漱液漱口,4 次/d,备皮,告知患者术前 8h 禁食,4h 禁饮,保证充足的睡眠。嘱其洗澡洗头,更换病服,少外出或不串病房,预防感冒等
2021-5-13	07:00	完善患者术前准备,已接入手术室
2021-5-13	15:00	患者术后返回病房,全麻已醒,神志清醒,呼吸平稳。患者 T 36.6℃,P 93 次/min,R 18 次/min,BP 125/86mmHg,血氧饱和度 98％。术后遵医嘱予以吸氧、心电监测、抗炎、雾化等处理。麻醉插管固定且通畅,告知患者及家属勿将麻醉插管拔出,密切注意呼吸及咽部渗血情况。床旁备负压吸引装置、口咽通气道等抢救用物
2021-5-14	07:10	患者 T 36.5℃,P 95 次/min,R 14 次/min,BP 115/86mmHg,血氧饱和度 98％。患者呼吸平稳,麻醉插管固定通畅。遵医嘱予以地塞米松 10mg＋生理盐水 10mL 静脉推注,充分吸痰后,予以拔出麻醉插管
2021-5-14	09:00	患者 T 36.5℃,P 97 次/min,R 19 次/min,BP 125/85mmHg,血氧饱和度 99％。遵医嘱停心电监测
2021-5-17	10:00	患者 T 36.5℃,P 85 次/min,R 18 次/min,BP 118/76mmHg,血氧饱和度 99％,pH 7.40,PaO$_2$ 60.7mmHg,精神食欲尚可,诉咽痛,睡眠时鼾声较前小,无夜间憋醒现象,伴头晕、视物旋转等情况。医嘱今日出院。嘱患者进食软食或半流质食物,三周内禁食辛辣刺激或粗硬食物,氯己定含漱液漱口,4 次/d,注意口腔卫生;控制饮食,减轻体重,适量活动,定期门诊复查等出院指导

五、小结

本案例以护理程序为理论框架，按照评估、诊断、计划、实施、评价五个步骤，对一例老年睡眠呼吸暂停综合征患者进行了系统的案例分析。通过本案例学习，能掌握睡眠呼吸暂停综合征患者的主要评估内容及方法、护理问题及护理措施、病情观察要点及潜在并发症防治原则，为今后的临床护理工作提供实践参考。

【案例使用说明】

一、教学目标

通过本案例的学习，希望学生了解睡眠呼吸暂停综合征的疾病特点以及完整的护理程序，包括护理评估、诊断、计划、实施和评价。引导学生分析老年睡眠呼吸暂停综合征的临床表现、辅助诊疗手段、诊断依据及鉴别要点，针对患者的护理问题，运用奥瑞姆（Orem）自护理论及行为改变轮（behavior change wheel，BCW）理论模型制订相应的护理措施。建议教师采用讨论或情景模拟的方式呈现。通过本案例的学习，希望学生达到：

（1）掌握对老年睡眠呼吸暂停综合征患者进行病史收集、体格检查等评估方法，具有逻辑性，详尽且全面。

（2）熟悉睡眠呼吸暂停综合征的临床表现、辅助诊疗手段及治疗方法。

（3）掌握老年睡眠呼吸暂停综合征患者的病情观察要点。

（4）针对患者的护理问题，运用 Orem 自护理论及 BCW 理论模型对患者进行护理干预及健康教育。

二、涉及知识点

（1）本案例涉及老年睡眠呼吸暂停综合征的诊断及治疗方法。

（2）本案例涉及老年睡眠呼吸暂停综合征患者的护理评估、护理诊断、护理计划。

（3）本案例涉及老年睡眠呼吸暂停综合征患者的护理措施。

三、启发思考题

本案例的启发思考题主要对应案例教学的知识传递目标，启发思考题与案例同时布置，另外要求学生在课前阅读熟悉相关知识点。在案例讨论前需要布置学生阅读材料中关于睡眠呼吸暂停综合征的内容，主要包括睡眠呼吸暂停综合征的流行病学、临床表现、发病原因、辅助诊疗手段、治疗方法、护理睡眠呼吸暂停综合征患者的个案措施和健康教育等内容。

（1）该患者诊断为睡眠呼吸暂停综合征的依据是什么？

（2）根据帕累托法则和互动达标理论，你认为责任护士对患者制订的护理计划是否准确、全面？

（3）本案例的介入过程，哪些方面体现了 Orem 自护理论？

（4）本案例的介入过程，哪些方面分别体现了行为改变轮（behavior change wheel，BCW）理论模型？

四、分析思路

案例分析的基本思路是将案例相关情景材料通过事先设计好的提问引导和控制案例的讨论过程。本案例聚焦患者，在评估患者需求的基础上，选择恰当的介入目标，并确立优先次序和护理过程中的角色。案例分析步骤见图 1-3-1。

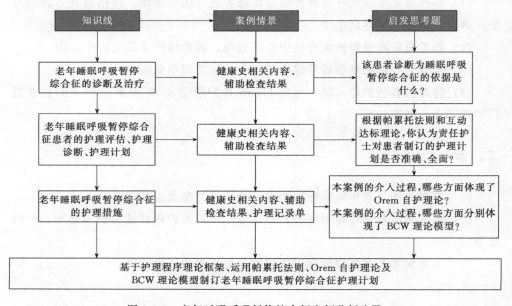

图 1-3-1　老年睡眠呼吸暂停综合征案例分析步骤

五、理论依据及分析

（一）诊断依据

（1）症状与体征：睡眠时打鼾伴张口呼吸 10 余年，加重 2 个月。夜间睡觉时更甚，夜间有憋醒现象，伴头晕、视物旋转，每次发作持续数分钟，休息后可自行缓解。咽腔狭窄，咽峡前后径、左右径狭窄；软腭松弛水肿；舌体及舌根肥大。双侧扁桃体Ⅱ度肿大。

（2）既往病史：既往有高血压病史 10 年，规律口服苯磺酸左氨氯地平降血压，自诉血压控制稳定。

（3）辅助检查：①多导睡眠图监测示 AHI 55.7 次/h，最长呼吸暂停时间 91.1s，最低血氧饱和度 67%，平均血氧饱和度 93%；提示重度 OSAHS 伴重度缺氧。②喉咽部 CT 平扫：软腭增厚松弛下垂，缪勒试验阳性提示梗阻平面在腭后区。③口咽口腔磁共振平扫：软腭增厚松弛下垂，腭后区间隙变窄，双侧颈部多发肿大淋巴结。

（4）起病特点：夜间睡觉时打鼾，夜间有憋醒现象，伴头晕、视物旋转，每次发作持续数分钟，休息后可自行缓解。

（二）基于帕累托法则和互动达标理论制订护理计划

帕累托法则（Pareto principle）理论介绍详见附录Ⅰ-2。本案例护理干预过程中责任护士在患者入院 4h 内全面评估了患者的个人信息、症状、体征、心理/情绪、自理及活动能力、跌倒/坠床风险、压力性损伤风险、血栓风险等，然后根据帕累托法则对患者术前、术后的情况做出了相应的护理诊断。患者的护理问题依次排序为气体交换受损、疼痛、吞咽困难、睡眠形态紊乱、焦虑、知识缺乏。

互动达标理论依据详见附录Ⅰ-6。本案例运用互动达标理论，针对患者术后的护理问题，护士与患者/家属一起讨论，逐一制订了护理目标，并共同努力、相互影响，不断评价效果，促进护理目标的实现。出院前，再次评估患者病情，患者各项指标较术后有了明显改善，患者术区疼痛缓解，可正常吞咽，食欲增加，睡眠稍有改善，患者焦虑感减轻，对疾病治疗和未来生活充满信心。

（三）基于 Orem 自护理论进行案例介入

Orem 自护理论介绍详见附录Ⅰ-1。本案例护理干预过程中，基于全面的入院评估结果，术前、术后的各项评估，运用 Orem 自护理论，以患者的病情严重程度和生活自理能力为依据，在不同的阶段采用不同的补偿系统进行护理。术后24h 采用完全补偿性护理。内容包括：密切观察生命体征，采用吸氧及心电监测，重点观察血氧饱和度及心率、血压的变化，上呼吸道梗阻及缺氧表现；密切观察术腔肿胀情况，适时清理咽腔分泌物，鼓励患者将分泌物吐出，便于观察是否有出血；给予患者颈部冷敷以减少出血风险，并减轻术后疼痛；术后 12h 内鼓励患者应用纸、笔或简单的手势进行交流。术后第 2～5 天左右采用部分补偿性护理。鼓励患者主动参与护理活动，根据患者术腔恢复情况及疼痛程度与患者共同制订饮食计划。原则上术后 3 天内应进低温冷流食，如患者自觉疼痛可耐受，应鼓励其尽早转为半流食；术后 5 天可进软食；鼓励进高蛋白食物，促进恢复。鼓励患者尽早下床活动，可预防肺部感染等术后并发症的发生。向患者讲解药物含漱方法，督促其饭后漱口保持术腔清洁。此期因术腔肿胀仍存在，夜间仍可能发生不同程度的上呼吸道阻塞，故应指导患者采用半卧位或侧卧位睡眠。从患者入院的第 1 天至出院随时采用自我护理信息支持教育。了解患者及家属的文化程度及认识能力，对其评估后制订出相应的教育计划，采取讲解与阅读方式，让患者和家属了解相关疾病医学基础知识，掌握自我护理观念。使患者及其家属认识到在治疗护理过程中，不仅需要积极配合，而且必须学会掌握一些自我护理的方法，如定时口腔含漱，避免呛咳的进食方法，克服疼痛下饮水、进食等，对加快术后舌体及软腭功能恢复起到很大的作用。心理支持：对患者及家属的心理状态和能力进行评估后，针对不同心理特点，分析患者的心理状态，给予有效的心理支持，帮助患者克服焦虑心理。如将相关疾病的治疗方法、手术计划、术后护理及健康教育内容进行选择性讲解说明，也可将相关文字材料赠予患者阅读。如科里有相同疾病的患者，可采取互相交流的方式进行共同学习，培养患者学习兴趣，加强学习效果。在本案例中，患者主要担心疾病预后，给予针对性干预（见护理计划）后，焦虑情绪缓解。出院指导：全面交代出院后注意事项，保持良好的生活习惯，包括健康饮食、适量运动、控制体重，保持健康的生活规律。戒烟、戒酒，避免睡前服用浓茶、咖啡及镇静类药物。预防感冒、咽喉炎等上呼吸道炎症。

（四）BCW 理论模型在该案例的应用

行为改变轮（behavior change wheel，BCW）理论模型指出，行为改变策略作用于动机、能力、机会三个基本条件，详细理论依据详见附录Ⅰ-13。本案例运用 BCW 理论模型，从动机形成、能力形成、机会创造三方面详细分析了 BCW 理论模型在该案例中应用。

1. 动机形成

采用动机访谈的形式，了解患者在住院期间的心理体验及需求。访谈提纲包括：您目前主要面对的问题是什么？您的顾虑及担忧是什么？您希望医护人员怎样帮助您？并使用 Barthel 指数评定量表、Morse 跌倒危险因素评估量表、Braden 评估量表、Caprini 风险评估量表、面部表情分级评分法、NRS 2002 营养风险筛查工具、导管滑脱风险评估量表对患者进行评估。在动机访谈、量表评估的基础上，列出护理诊断，利用说服、激励等干预功能，主动向患者介绍环境，耐心向患者解释病情，进行个性化宣教，消除患者及家属对疾病及住院体验的不确定感，降低其应激水平，通过自我激励，激发行为改变动机。

2. 能力形成

利用教育、培训等干预功能，入院时宣教睡眠呼吸暂停综合征的概念、病因、危险因素、临床表现、危害及治疗等，让患者对自身所患疾病有些初步的认识，提高认知能力。术前进一步对患者进行健康教育，从而提高患者对疾病和治疗等相关知识的认知和理解能力，培养患者今后对疾病的管理能力。术后不断评估和分析患者现存的问题，有针对性地加强对患者的健康教育与指导工作，解决患者治疗过程中遇到的各种问题和困难，使其干预方案更加个体化、合理化、细致化，进一步提高患者的认知、疾病管理和应对能力，提高患者的依从性。培训形式：一对一现场指导、播放培训视频。

3. 机会创造

利用环境、建模等方式，在入科时行入院宣教，介绍科室环境及相关制度、医师、护士等；为患者提供一个相互分享经验，交流见闻与心得的平台和机会，通过榜样的示范作用促进同伴更好地接受和加深对教育内容的理解，在彼此学习的基础上激发患者的自发性动机，提高自我效能感，愿意继续提高认知水平和治疗的依从性。

六、案例背景

（一）定义和概述

老年人熟睡时发出轻微鼾声属正常现象，但因某些原因，鼾声过响，干扰别人睡眠则称为鼾症。夜间睡眠时如果呼吸停止持续的时间超过 10s 即被认为是呼吸暂停。多数鼾症患者兼有睡眠时不同程度的憋气或呼吸暂停，称为睡眠呼吸暂停综合征。睡眠呼吸暂停综合征即在 7h 夜间睡眠中，至少有 30 次呼吸暂停或者每小时出现 5 次以上的呼吸暂停。阻塞性睡眠呼吸暂停低通气综合征（obstructive sleep apnea-hypopnea syndrome，OSAHS）是一种以睡眠打鼾伴呼吸暂停和日间思睡为主要临床表现的睡眠呼吸疾病，患病率为 2%～4%。该病可引起间歇性低氧、高碳酸血症以及睡眠结构紊乱，并可导致高血压、冠心病、心律失常、脑血管病、认知功能障碍、2 型糖尿病等多器官多系统损害。研究表明，未经治疗的重度 OSAHS 患者病死率比普通人群高 3.8 倍。

鼾声是睡眠呼吸暂停综合征患者最常见的症状，可能是睡眠时气流通过上呼吸道使咽黏膜边缘和黏膜表面的分泌物振动引起的。老年人打鼾是常见的临床现象，打鼾严重时可进展为阻塞性睡眠呼吸暂停低通气综合征，其临床表现隐匿，鼾声小，憋气轻，多被高血压、糖尿病、脑梗死、老年痴呆等各种并发症所掩盖，但其危害较年轻患者更为严重。由于老年人反应迟钝，对生活质量要求下降等原因往往忽视该病及其对身体的危害。老年人鼾症常发生在肥胖体质，酒后或服安眠药后熟睡时，高枕仰卧而眠时更容易发生。睡眠呼吸暂停综合征患者每次睡眠 7h 内，至少呼吸暂停 30 次，每次停止 10s 以上，少数长达 2min。几乎所有鼾声大的患者，常表现有情绪和行为紊乱，如躁动、性格改变、多梦、清晨头痛、白日瞌睡等。严重持久的患者可出现高血压、心律失常、心肺功能衰竭。

检查包括口、鼻、咽喉和颈部。喉部检查包括间接喉镜、直接喉镜和坐位或仰卧位时的纤维喉镜。可以发现鼻中隔偏曲、肥厚性鼻炎、鼻息肉等，口咽部组织过剩，表现为软腭松弛下垂、扁桃体大、悬雍垂大、舌底大，从而使口咽入口变小。偶尔可发现鼻咽、舌底、会厌谷和下咽部的囊肿或肿瘤。极少数睡眠呼吸暂停综合征患者没有明显畸形异常，口咽入口宽敞。

（二）病因及危险因素

1. 年龄和性别

成人 OSAHS 患病率随年龄增长而增加；男女患病率之比约 2∶1，但女性绝经后患病率明显增加。

2. 肥胖

肥胖是 OSAHS 的重要原因，且 OSAHS 又可加重肥胖。

3. 家族史

OSAHS 具有家族聚集性，有家族史者患病危险性增加 2～4 倍。遗传倾向性可表现在颌面结构、肥胖、呼吸中枢敏感性等方面。

4. 上呼吸道解剖异常

上呼吸道解剖异常包括鼻中隔偏曲、鼻甲肥大、鼻息肉、鼻部肿瘤等；Ⅱ度以上扁桃体肥大、腺样体肥大、软腭松弛、悬雍垂过长或过粗、咽腔狭窄、咽周围组织肿瘤、咽腔黏膜肥厚、舌体肥大或巨舌、舌根后坠；颅颌面畸形，如狭颅症、小颌畸形；感染、创伤或手术等各种原因造成的颌骨缺损和瘢痕挛缩闭锁等。

5. 饮酒或镇静催眠药物

二者均可使呼吸中枢对缺氧及高 CO_2 敏感性下降，上呼吸道扩张肌肉的张力下降，进而使上呼吸道更易塌陷而发生呼吸暂停，还能抑制中枢唤醒机制，延长呼吸暂停时间。

6. 吸烟

可通过引起上呼吸道的慢性炎症等因素及睡眠期一过性戒断效应引发或加重OSAHS病情。

7. 其他相关疾病

脑血管疾病、充血性心力衰竭、甲状腺功能低下、肢端肥大症、声带麻痹、脑肿瘤、神经肌肉疾病、咽喉反流、胃食管反流、压迫大气道的上纵隔肿物等。

（三）典型的临床表现

睡眠打鼾，伴有鼾声间歇及呼吸暂停、睡眠质量下降、日间困倦或思睡、夜尿增多等；可出现神经精神症状包括注意力不集中、记忆力下降、易怒、焦虑或抑郁等。

（四）体格检查及评估

常规体格检查包括：身高、体重和计算体重指数（body mass index，BMI）、血压、心率；其他还需检查颌面形态、鼻腔、口腔、咽喉部及心肺检查等。

（五）辅助检查

1. 多导睡眠监测（Polysomnography，PSG）

值守整夜 PSG 是确诊 OSAHS 及其严重程度分级的金标准，睡眠分期及睡眠相关事件的判读推荐采用美国睡眠医学会（American Academy of Sleep Medicine，AASM）判读手册。

2. 气道评估

对 OSAHS 患者进行气道评估有利于排除气道占位性病变，并已作为外科治疗的常规术前评估项目。

3. 其他相关评估

常用主观量表有 Epworth 嗜睡量表（Epworth Sleepiness Scale，ESS）、鼾声量表、柏林问卷（Berlin Questionnaire，BQ）、睡眠呼吸暂停初筛量表（STOP-Bang Scale）。

（六）诊断

诊断标准：满足下述（A＋B）或 C。

A. 出现以下至少 1 项：①患者主诉困倦、非恢复性睡眠、乏力或失眠；②因憋气或喘息从睡眠中醒来；③同寝室或其他目击者报告患者在睡眠期间存在习惯性打鼾、呼吸中断或二者皆有；④已确诊高血压、心境障碍、认知功能障碍、冠心病、脑血管疾病、充血性心力衰竭、心房颤动或 2 型糖尿病。

B. PSG 证实监测期间发生呼吸事件≥5 次/h，包括阻塞性呼吸暂停、混合性呼吸暂停、低通气和呼吸努力相关性觉醒（respiratory effort-related arousal，RERA）。

C. PSG 证实监测期间发生呼吸事件≥15 次/h，包括阻塞性呼吸暂停、混合性呼吸暂停、低通气和 RERA。

（七）治疗

1. 一般治疗

对所有超重患者（BMI≥23.9kg/m^2）应鼓励其减重；肥胖患者根据不同病情，减重方法可分为非手术治疗和手术治疗；推荐 OSAHS 患者戒烟、戒酒、慎用镇静催眠药物及其他可引起或加重 OSAHS 的药物；建议体位治疗，包括侧卧位睡眠、适当抬高床头；建议避免日间过度劳累，避免睡眠剥夺。

2. 无创气道正压通气（noninvasive positive pressure ventilation，NPPV）治疗

NPPV 作为一线治疗手段，有助于消除睡眠期低氧，纠正睡眠结构紊乱，提高睡眠质量和生活质量，降低相关并发症发生率和病死率。建议在专业医务人员的指导下实施，依照患者具体情况选择适合的 NPPV 工作模式。建议首次佩戴前进行压力滴定，确定能够消除所有睡眠时相及不同体位发生的呼吸事件、鼾声以及恢复正常睡眠等的最低治疗压力。

3. 氧疗

大多数 OSAHS 患者在接受持续的气道正压（continuous positive airway

pressure，CPAP）治疗时无需辅助氧疗。CPAP 治疗消除所有呼吸事件后，若 SaO_2 仍有较大波动，尤其是在快速动眼（rapid eye movement，REM）睡眠期 $SaO_2 \leqslant 88\%$，可辅以氧疗；对于合并慢性阻塞性肺疾病、心力衰竭或神经肌肉疾患的 OSAHS 患者，首先需给予有效的治疗模式如双水平气道正压通气（BI-PAP），解除患者上呼吸道塌陷，消除阻塞性与中枢性呼吸事件及肺泡低通气，可在此基础上适当辅以氧疗。

4. 口腔矫治器治疗

口腔矫治器对上呼吸道的扩张不只局限于某一区段，而是对阻塞好发处从腭咽到舌咽都有明显扩张，特别是下颌前移类型的矫治器适宜多位点阻塞的 OSAHS 患者。可单独使用亦可配合其他多种治疗手段使用，具有疗效稳定、可逆舒适、携带方便等优点。

5. 外科治疗

（1）鼻腔手术：若存在因鼻腔解剖结构异常和鼻腔炎性疾病引起的通气障碍，可依据病变部位行不同鼻腔手术治疗，包括鼻中隔偏曲矫正、鼻息肉切除、鼻腔扩容术等。

（2）扁桃体及腺样体切除术：对于扁桃体Ⅱ度及以上肥大的成人 OSAHS 患者，单纯扁桃体切除术可显著改善患者的客观及主观指标，短期（1～6 个月）手术有效率可达 85%，短期手术治愈率可达 57%。

（3）悬雍垂腭咽成形术（uvulo palato pharyngi plasty，UPPP）：UPPP 是目前应用最广泛的治疗成人 OSAHS 的术式，适用于阻塞平面在口咽部，黏膜组织肥厚致咽腔狭小，悬雍垂肥大或过长，软腭过低过长，扁桃体肥大或腭部狭窄为主者。长期（>6 个月）手术有效率为 40%～50%。不推荐瘢痕体质、未成年患者行该手术治疗，对于语音要求高的患者，如演员、歌唱家等应谨慎行该手术。

（4）软腭植入术：软腭植入术可能对轻中度 OSAHS 患者有效。

（5）舌根手术：舌根手术主要包括舌根射频消融术及舌根部分切除术。相关研究结果提示，对存在舌根平面狭窄阻塞的患者，舌根射频消融术疗效往往不如舌根悬吊术有效，但这两者差异并不显著。舌根部分切除术的手术疗效较舌根射频消融术可能更高。单纯舌部分切除术的手术成功率约为 60.0%，手术治愈率约为 22.6%。

（6）舌下神经刺激治疗：舌下神经刺激治疗是通过固定于舌下神经远端的电极，在吸气开始前放电刺激颏舌肌使舌体前伸以扩大舌后气道的治疗方式。

（7）牵引成骨术：牵引成骨术通过将骨切开后应用牵引装置缓慢牵拉，使截骨间隙中形成新骨，从而达到延长骨骼的目的，临床广泛应用于颅颌面骨畸形的整复。其通过骨延长或扩张，不但能恢复或显著改善颅颌面形态，也可显著扩大上呼吸道以治疗颅颌骨畸形继发的 OSAHS。可用于治疗 BMI<32kg/m² 且没有任何其他解剖部位狭窄及 OSAHS 手术治疗史的轻中度患者。

（8）单颌手术：上颌骨的大小和位置决定鼻腔、鼻咽腔和腭咽腔的空间，下颌骨的形态则是口腔、腭咽腔、舌咽腔和喉咽腔形态的关键因素。上或下颌骨的发育不良或后缩会导致上呼吸道的狭窄或阻塞。通过颌骨截骨前移，牵拉附着于颌骨的软组织，扩大气道容积和改变咽壁顺应性。适用于单颌畸形继发 OS-AHS，如小下颌或上颌。单颌手术一般包括上颌 Lefort I 截骨前移和（或）中线劈开扩弓及下颌矢状劈开术（sagittal split ramus osteotomy，SSRO）。

（9）双颌前移术：是颌骨畸形、肥胖伴严重 OSAHS 患者的主要方法，也为各种 OSAHS 手术失败的后续治疗手段。足够幅度的颌骨前移（>10mm）能使整个上呼吸道得到显著的拓展，使严重颌骨畸形伴 OSAHS 患者颌面形态恢复正常，甚至可达到 OSAHS 治愈的效果。对肥胖伴严重 OSAHS 患者或其他手术失败患者也有显著疗效，手术成功率>90%。

（10）减重代谢手术（bariatric and metabolic surgery，BMS）：BMS 在减重的同时，能有效改善患者上呼吸道塌陷，减轻和消除呼吸暂停事件。腹腔镜微创手术在术后早期的病死率及并发症发生率方面明显低于开腹手术，故 BMS 强烈推荐行腹腔镜手术。

（11）气管切开术：是首先被用于治疗 OSAHS 的术式，手术成功率几乎是 100%，目前仍被用作某些重度患者的最后治疗手段。

七、关键要点

（1）学会在患者的主诉及辅助检查中分析患者目前面临的主要问题，评估其需求，并根据紧急程度将患者需求与问题排序。

（2）在评估需求和分析问题的基础上，学会理清个案介入的思路，按照由易到难、由最主要到次要的介入思路，拟定个案护理方案，并有效实施。

（3）训练护士自身的临床思维，在护理患者的过程中，重视临床思维的提升，根据患者的病情，不断拓展专业知识，提升专业水平。

八、课堂计划

案例教学效果与学生的知识储备有很大的关联，因此案例教学前，要求学生预习相关知识是十分必要的。根据本案例所涉及的知识点，要求学生在课前能够尽可能地预习老年睡眠呼吸暂停综合征的流行病学、临床表现、发病原因、治疗方法，老年睡眠呼吸暂停综合征患者的需求与评估，Orem 自护理论，BCW 理论模型等相关知识。

本案例按照 2 课时（90min）进行设计：案例回顾 10min、小组讨论 20min、集体讨论 30min、知识梳理 20min、问答与机动 10min。

课堂讨论案例之前，要求学生至少要读一遍案例全文，对案例启发思考题进行回答。具备条件者可以小组为单位围绕着所给的案例启发思考题进行讨论。

九、课后思考题

（1）你认为还有哪些理论可以运用于本案例中？

（2）你对今后老年耳鼻咽喉头颈外科护理的发展有什么设想？

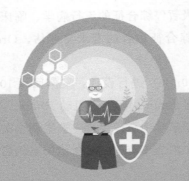

第二章　老年心血管系统疾病护理

心血管疾病是全球的头号死因，四分之三以上的心血管疾病造成的死亡病例发生在低收入和中等收入国家。罹患心血管疾病的危险因素包括不健康的饮食、缺乏身体活动、使用烟草和有害使用酒精等。因此，做好心血管疾病的健康管理及护理迫在眉睫。常见的老年心血管疾病有高血压、冠心病、心力衰竭等，本章将以案例分析形式详细阐述老年心血管疾病的护理及健康管理。

第一节　老年高血压患者的护理

【案例正文】

一、基本信息

姓名：田××　　　性别：男　　　年龄：66 岁

婚姻：已婚　　　籍贯：湖南长沙　　　职业：个体经营

入院日期：2021 年 08 月 02 日

二、护理评估

（一）健康史

1. 主诉

发现血压升高 10 年，加重伴肉眼血尿 1 个月。

2. 现病史

患者自诉 10 年前体检时发现多次监测血压增高，最高时血压达 180/110mmHg，未到医院正规治疗，自行服用硝苯地平控释片＋替米沙坦片降压，血压控制不详。10 年来血压波动，未到医院规范就诊。1 个月前患者出现肉眼血尿后，多次监测血压增高，波动大，夜间明显，夜间最高血压 210/120mmHg，偶有头痛、头晕，无恶心呕吐、视物模糊等。在我院门诊就诊，给予硝苯地平控释片＋替米沙坦＋阿罗洛尔降压，血压仍波动明显。为求规律诊疗，拟以"高血压原因待查"收治本科。

3. 既往史

既往有过敏性鼻炎病史，否认冠心病等慢性病史，否认肝炎、结核等传染病史。无外伤史、手术史，无药物过敏史，否认血制品输注史，否认食物或药物过敏史，预防接种史不详。

4. 个人史

生于原籍，否认外地久居史，否认血吸虫病史及疫水接触史，否认毒物、粉尘、放射性物质接触史；平时生活规律，无吸烟、喝酒不良嗜好；否认性病及冶游史。

5. 婚育史

适龄结婚，育有 1 女，配偶及女儿均体健。

6. 家族史

父亲有早发高血压、高脂血症病史，否认其他遗传病史。

7. 日常生活形态

（1）饮食：正常。

（2）睡眠/休息：精神可、睡眠佳。

（3）排泄：大便正常；入院前可见肉眼血尿，入院当天小便正常，无尿频、尿急、尿痛等不适。

（4）自理及活动能力：生活自理，无需他人帮助，Barthel 指数评定量表两次评分均为 100 分。

8. 心理/情绪状态

较为担心是否能够将血压控制平稳。

9. 对疾病相关知识的了解情况

高血压相关知识欠缺，尤其对并发症、抗高血压药物不良反应及处理、非药物治疗策略等方面了解较少。

10. 其他

（1）跌倒风险：Morse 跌倒危险因素评估量表两次评分均为 35 分，中度危险。

（2）压力性损伤风险：Braden 评估量表评分 23 分，入院时评分 22 分，无风险。

（3）血栓风险：Caprini 风险评估量表两次评分均为 2 分，低度危险。

（4）疼痛评估：面部表情分级评分法评分 0 分，无痛。

（二）体格检查

T 36.2℃，P 64 次/min，R 16 次/min，BP 133/92mmHg。患者身高 169cm，体重 71kg，BMI 24.9kg/m²。神志清楚，自主体位，心前区无隆起，无抬举性搏动，心尖搏动位于左侧第 5 肋间锁骨中线内侧 0.5cm，未扪及震颤，叩诊心界不大，律齐，未闻及明显杂音及心包摩擦音，周围血管征阴性，双侧肾区无叩击痛，四肢活动正常，双侧下肢无凹陷性水肿，肌张力正常，肌力五级。

（三）辅助检查

1. 实验室检查

糖化血红蛋白（HbA1c）：6.6%；血糖（早餐后两小时）：13.84mmo/L。

尿酸 465.8μmol/L，胆固醇（TC）6.6mmol/L，甘油三酯（TG）3.99mmol/L，低密度脂蛋白（LDL）4.21mmo/L。

游离脂肪酸：0.95mmol/L。

醛固酮肾素比值：57.44（立位）、53.28（卧位）。

尿沉渣管型数：4 个/μL。

肾病全套：纤维蛋白降解产物（FDP）3.4μg/mL，N-乙酰-β-D-葡萄糖苷酶（NAG 酶）13.19μ/L，β2 微球蛋白 0.4mg/L，α1 微量球蛋白 16.8mg/L。

2. 影像学检查

腹部 CT：①双侧肾上腺大小、形态正常，未见明显结节样增粗及肿块形成，未见明显局灶性异常密度灶及异常强化灶；②右肾结石，右肾多发小囊肿；③前列腺钙化；④脂肪肝。

心脏彩超：①心内结构正常；②左心室收缩功能测值正常，舒张压功能测值轻度减退。

腹部彩超：右肾结石，右肾囊肿，前列腺增生伴多发钙化灶。

颈部血管彩超：①右侧颈动脉斑块形成；②右侧锁骨下动脉内中膜增厚。

3. 其他检查

睡眠呼吸监测：重度呼吸睡眠暂停低通气综合征，阻塞性为主；重度睡眠低氧血症。

24h 动态血压：①24h 最高收缩压 170mmHg，最低收缩压 108mmHg；最高舒张压 109mmHg，最低舒张压 72mmHg。②24h 平均血压 129/92mmHg，白昼平均血压 131/94mmHg，夜间平均血压 117/84mmHg。③24h 血压负荷：收缩压（SBP）26.3%，舒张压（DBP）93.0%；白昼血压负荷：SBP 26.5%，DBP 91.8%；夜间血压负荷：SBP 25.0%，DBP 100.0%。④24h 血压变异系数：SBP 9.1%，DBP 8.4%；夜间血压下降率 SBP 10.9%，DBP 10.8%。⑤血压波动曲线：呈勺型曲线。

（四）医疗诊断

高血压 3 级极高危组、阻塞性睡眠呼吸暂停低通气综合征、高脂血症、2 型糖尿病、高尿酸血症、肾结石（右肾）。

（五）治疗措施

1. 控制血压

硝苯地平控释片 60mg，1 次/d；阿罗洛尔片 10mg，2 次/d。

2. 调整血脂

阿托伐他汀钙 20mg，每晚 1 次。

3. 控制血糖

达格列净片 10mg，1 次/d。

4. 改善睡眠

阿普唑仑片 0.4mg，每晚 1 次。

5. 心理疏导。

三、护理计划

护理计划见表 2-1-1。

表 2-1-1 护理计划

时间	护理诊断	诊断依据	护理目标	护理措施
2021-08-02 16:40	疼痛：与高血压脑血管痉挛致头痛有关	患者主诉偶有头痛，血压最高可达 210/120mmHg	患者头痛发作时能得到及时缓解，积极控制血压防止头痛发生	①血压过高时，嘱患者绝对卧床休息。②评估患者头痛的程度、持续时间，有无头晕、恶心、呕吐等伴随症状。③遵医嘱小剂量口服抗高血压药，血压平稳后可使头痛缓解。④保持环境安静，避免环境刺激加重头痛。⑤由于血压呈明显的昼夜波动，夜间低，早晨 6～8 时开始上升，

续表

时间	护理诊断	诊断依据	护理目标	护理措施
2021-08-02 16:40	疼痛:与高血压脑血管痉挛致头痛有关	患者主诉偶有头痛,血压最高可达210/120mmHg	患者头痛发作时能得到及时缓解,积极控制血压防止头痛发生	所以嘱咐患者每天晨起服用抗高血压药物,以达到平稳降压的效果。⑥密切监测患者血压情况
2021-08-02 16:40	有跌倒的危险:与急性低血压反应、头晕及意识改变有关	患者主诉偶有头晕,且血压波动明显	患者住院期间未发生跌倒坠床等意外情况	①嘱患者有头晕、眼花、耳鸣等症状时应卧床休息,上厕所或外出时应有人陪伴,头晕严重时协助患者在床上大小便。②嘱患者避免长时间站立,尤其在服药后最初几个小时,警惕服抗高血压药后可能发生的急性低血压反应。③指导患者及家属识别并避免潜在的危险因素,如不要剧烈活动、改变体位时动作要慢等,必要时病床加防护挡。④确保病房环境安全,保持地面清洁、干燥,无障碍物
2021-08-02 16:40	知识缺乏:缺乏非药物治疗、并发症、抗高血压药物不良反应等相关知识	患者血压升高10年,未到医院进行规范治疗,自行用药物控制	患者掌握相关知识,能坚持遵医嘱服用药物,且通过改善自己的生活方式有效控制血压	①责任护士为患者进行相关知识的详细讲解,采用多种多样、通俗易懂的方式,辅以健康宣教资料,提升疾病认知水平。②强调长期规范药物治疗的重要性,告知有关抗高血压药物的名称、剂量、用法、作用及副作用,并提供书面宣教材料。③帮助患者建立正确的健康信念,纠正不良生活方式并形成正确的生活方式。④鼓励家属共同参与,提高家庭其他成员对高血压的重视。⑤及时对患者进行回访,了解其知识掌握程度、治疗效果、生活状态,并根据实际情况及时调整方案
2021-08-02 16:40	焦虑:与血压波动、控制不满意有关	患者血压波动明显,已出现肉眼血尿	患者能向医护人员倾诉真实感受,紧张情绪得到消除,对血压控制信心增加	①与患者建立良好的护患关系,引导其倾诉自己的紧张、焦虑及相关情绪采取针对性的干预措施。②耐心向患者解释病情,加强疾病健康教育,告诉其积极配合治疗可以让血压得到有效控制。③鼓励患者与同病室患者进行交流,鼓励其参加社会活动,培养健康积极的心态。④鼓励患者家属参与,使患者得到足够的家庭支持,树立控制血压的信心。⑤指导患者观察有无肉眼血尿的发生。及时向患者反馈相关检查结果,告知其暂未出现明显的肾脏功能

续表

时间	护理诊断	诊断依据	护理目标	护理措施
2021-08-02 16:40	焦虑:与血压波动、控制不满意有关	患者血压波动明显,已出现肉眼血尿	患者能向医护人员倾诉真实感受,紧张情绪得到消除,对血压控制信心增加	损害,入院前的肉眼血尿考虑可能是结石或其他泌尿系统原因所导致。⑥必要时遵医嘱使用抗焦虑药
2021-08-02 16:40	潜在并发症:高血压急症	患者血压升高长达10年,血压控制不佳,长期对靶器官产生损害	帮助患者积极有效控制血压,防止相关并发症的发生	①协助医师根据患者的个体特征、并存的临床疾病及合并用药情况合理选择抗高血压药物,并指导患者规律、长期、安全用药。②协助医师评估并干预心脑血管病危险因素。③告知患者抗高血压药物从小剂量开始,逐渐增加剂量和种类,逐步使血压达标,可以避免降压过快引起的脑供血不足及心肌缺血等不良反应。④指导患者自我监测血压

四、护理记录

护理措施见表 2-1-2。

表 2-1-2　护理措施

日期	时间	护理记录
2021-08-02	16:40	患者,田某,男,66岁,T 36.2℃,P 64次/min,R 16次/min,BP 133/92mmHg。因发现血压升高10年,加重伴肉眼血尿1个月,于今日16:40步行入院,诊断为高血压。患者疼痛评估面部表情分级评分法0分,Barthel指数评定量表评分100分,Morse跌倒危险因素评估量表评分为35分,Braden评估量表评分22分,Caprini风险评估量表评分2分。行入院宣教,介绍科室环境及相关制度、主管医师及责任护士,告知床头呼叫铃使用方法,嘱其卧床休息,保持情绪稳定,防坠床、防跌倒,勿自行外出
2021-08-02	17:00	医嘱下病重,遵医嘱测血压4次/d。与患者建立良好的护患关系,引导其表达自己的紧张、焦虑情绪。嘱患者不要剧烈活动,改变体位时动作要慢。告知患者有关降压、降糖、调脂药物的名称、剂量、用法、作用及副作用,并提供书面宣教材料
2021-08-02	20:00	P 60次/min,R 18次/min,BP 157/100mmHg,未诉头晕、头痛
2021-08-02	22:00	保持病室环境安静。评估患者入睡困难,未诉头晕、头痛,遵医嘱使用镇静安眠药阿普唑仑0.4mg,口服

续表

日期	时间	护理记录
2021-08-03	06:00	P 61 次/min,R 17 次/min,BP 145/97mmHg;未诉头晕、头痛,睡眠好,未出现肉眼血尿,遵医嘱规律服药
2021-08-03	11:00	P 60 次/min,R 16 次/min,BP 142/99mmHg。耐心向患者解释病情,加强疾病健康教育,告诉其积极配合治疗可以让血压得到有效控制。鼓励患者与同病室患者进行交流,鼓励其出院后参加社会活动,培养患者健康积极的心态。鼓励患者家属参与,使患者得到足够的家庭支持,树立控制血压的信心
2021-08-03	16:00	P 59 次/min,R 17 次/min,BP 148/89mmHg。了解患者的生活习惯,帮助患者纠正不良生活方式(高盐、高脂、少蔬果食物,缺乏锻炼,睡眠不佳等)并形成健康的生活方式。密切监测血压情况,观察降压效果及药物副作用。动态评估患者的知识掌握程度、治疗效果、生活状态,并根据实际情况及时调整方案
2021-08-03	20:00	P 57 次/min,R 16 次/min,BP 132/90mmHg,未诉头晕、头痛等不适
……	……	……
2021-08-08	08:30	P 70 次/min,R 18 次/min,BP 140/90mmHg;患者未发生头晕、头痛等不适,未发生体位性低血压,未出现肉眼血尿,未发生心脑血管缺血等并发症,血压控制较好。患者能按时服药,熟悉高血压管理相关知识,生活方式良好。患者紧张情绪消除,对科学控制血压的信心增加

五、小结

本案例以护理程序为理论框架,按照评估、诊断、计划、实施、评价五个步骤,对一例老年高血压疾病患者进行了系统的案例分析。通过本案例学习,能掌握老年高血压患者的主要评估内容及方法、护理问题及护理措施、病情观察要点及潜在并发症防治原则,为今后的临床护理工作提供实践参考。

【案例使用说明】

一、教学目标

通过本案例的学习,希望学生了解老年高血压的病情特点以及完整的护理评估、诊断、计划、实施、评价的护理程序。引导学生分析老年高血压疾病的诊断依据及鉴别要点,运用帕累托法则明确该患者护理问题,制订相应的护理措施。通过本案例的学习,希望学生达到:

(1) 掌握如何对老年高血压疾病患者进行问诊、体格检查等,病史资料收集详尽且全面。

（2）识别老年高血压疾病典型症状和体征，熟悉其病理生理特点、临床特点和治疗原则。

（3）基于护理程序理论框架，运用帕累托法则对患者作出合适的护理诊断，通过以莱温守恒模式理论为指导的健康教育，激发患者自我健康管理理念，制订相应的护理计划。

（4）掌握老年高血压疾病患者的病情观察要点。

二、涉及知识点

（1）本案例涉及老年高血压疾病的诊断依据及鉴别诊断要点。

（2）本案例涉及老年高血压疾病患者的护理评估、护理诊断、护理目标和综合管理策略。

（3）本案例涉及老年高血压疾病患者的护理措施及效果评价。

三、启发思考题

本案例的启发思考题主要对应案例教学的知识传递目标，启发思考题与案例同时布置，要求学生在课前阅读并熟悉相关知识点。在案例讨论前需要布置学生阅读老年高血压疾病的相关知识，包括但不限于老年高血压的流行病学、病理生理特点、临床特点、治疗方法、护理老年高血压患者的个案方法和程序等内容。

（1）该患者诊断为老年高血压的依据是什么？需要与哪些疾病鉴别诊断？

（2）该患者肉眼血尿的原因是什么？你认为目前适合该患者的治疗方案是什么？

（3）根据帕累托法则及互动达标理论，你认为患者目前面临的最主要问题是什么？责任护士对患者制订的护理计划是否准确、全面？

（4）从莱温守恒模式理论角度分析如何促进患者与周围环境的适应性，以及如何维持患者完整性和健康？

（5）针对该患者的护理问题，你认为责任护士应该从哪些方面加强病情观察？

四、分析思路

案例分析需要有充分的准备，学习者需反复阅读与案例相关的情景材料及启发思考题。本案例聚焦患者，在评估患者需求的基础上，选择恰当的介入目标，并确立优先次序和护理过程中的角色。案例分析步骤见图 2-1-1。

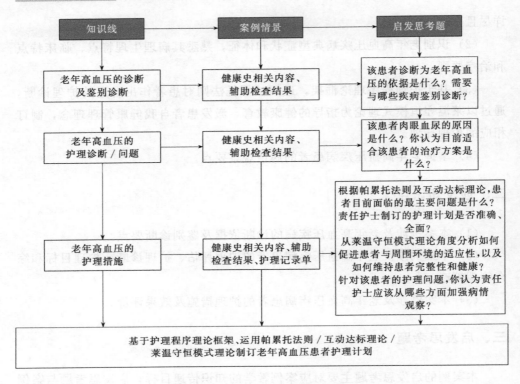

图 2-1-1　高血压病案例分析步骤

五、理论依据及分析

(一)诊断与鉴别诊断

1. 该患者诊断为高血压病的依据是什么?

(1)症状与体征:患者 10 年前体检时发现多次监测血压增高,最高时血压达 180/110mmHg。10 年来血压波动,未到医院规范就诊,自行服药控制血压。此次入院时患者出现肉眼血尿后多次监测血压增高,波动大,夜间明显,夜间最高血压 210/120mmHg,偶有头痛、头晕。

(2)24h 动态血压:①24h 最高收缩压 170mmHg,最低收缩压 108mmHg;最高舒张压 109mmHg,最低舒张压 72mmHg。②24h 平均血压 129/92mmHg,白昼平均血压 131/94mmHg,夜间平均血压 117/84mmHg。③24h 血压负荷:SBP 26.3%,DBP 93.0%。白昼血压负荷:SBP 26.5%,DBP 91.8%;夜间血压负荷:SBP 25.0%,DBP 100.0%。④24h 血压变异系数:SBP 9.1%,DBP 8.4%。夜间血压下降率 SBP 10.9%,DBP 10.8%。⑤血压波动曲线:呈杓型曲线。

（3）起病特点：1个月前患者出现肉眼血尿后多次监测血压增高，波动大，夜间明显，偶有头痛、头晕。

（4）危险因素：年龄66岁；有家族遗传史，父亲有早发高血压、高脂血症病史；合并有糖尿病、阻塞性睡眠呼吸暂停低通气综合征、高脂血症和高尿酸血症。

2. 需要与哪些疾病鉴别诊断？

高血压指原发性高血压，主要是鉴别血压增高是否为继发性高血压。原发性高血压通常没有明确原因，而继发性高血压往往有明确的病因，而纠正这些病因之后，血压有可能会恢复正常。常见继发性高血压的病因、临床表现见表2-1-3。

表 2-1-3　常见继发性高血压的病因、临床表现

疾病	病因、临床表现
肾实质性高血压	各种急慢性肾病导致肾脏实质的损害，肾脏病变的发生常先于高血压或与其同时出现；通过病史、尿常规、肾功能的检查可以进行鉴别
肾血管性高血压	单侧或者是双侧的肾动脉出现狭窄导致患肾缺血，肾素血管紧张素系统活性明显增高，引起高血压及患肾功能减退；通过血管B超或者肾动脉血管造影等，可以进行肾血管疾病的排查
原发性醛固酮增多症	由于肾上腺肿瘤或者增生导致醛固酮分泌增加，往往表现为血压升高，同时伴有多尿或者是尿比重下降，发作时可能有肌无力、手足搐搦、低血钾等表现。实验室检查可以发现血和尿醛固酮增高
嗜铬细胞瘤	嗜铬细胞瘤往往位于肾上腺的髓质，患者在高血压的时候可能会出现"头痛、多汗、心悸"三联征，一般通过血和尿的儿茶酚胺以及肾上腺的检查（CT、MRI等），可以进行诊断
主动脉缩窄	先天性主动脉缩窄及获得性主动脉狭窄。主要表现上肢高血压，而下肢脉弱或无脉，双下肢血压明显低于上肢，听诊狭窄血管周围有明显血管杂音。通过多普勒超声、血管造影等可明确狭窄的部位和程度
阻塞性睡眠呼吸暂停低通气综合征	由于睡眠期间咽部肌肉塌陷堵塞气道，反复出现呼吸暂停或口鼻气流量明显降低，是顽固性高血压的重要原因之一。主要表现为睡眠打鼾，频繁发生呼吸暂停的现象。多导睡眠监测是诊断阻塞性睡眠呼吸暂停低通气综合征的"金标准"

注：以上疾病多具有典型的临床特征，但并非所有患者都有以上临床表现

（二）肉眼血尿的原因及治疗方案

1. 该患者肉眼血尿的原因是什么？

因患者有10年以上高血压病史，血压波动明显，未规范服用抗高血压药物，入院时首先考虑是高血压长久控制不佳造成肾脏结构破坏从而出现了肾脏功能损害。经过肾病全套检测（FDP 3.4μg/mL，NAG 酶 13.19μ/L，β2 微球蛋白 0.4mg/L，α1 微量球蛋白 16.8mg/L），结合肾上腺 CT 和腹部彩超结果（右肾结石，右肾多发小囊肿）考虑可能是结石或其他泌尿系统原因导致的肉眼血尿。

2. 你认为目前适合该患者的治疗方案是什么？

患者在住院期间未出现血尿情况，主要治疗还是控制血压、调整血脂、控制血

糖、改善睡眠、心理疏导等方面。具体用药为：硝苯地平控释片 60mg（1 次/d）、阿罗洛尔片 10mg（2 次/d）、阿托伐他汀钙 20mg（每晚 1 次）、达格列净片 10mg（1 次/d）、阿普唑仑片 0.4mg（每晚 1 次）。非药物治疗是降压治疗的基本措施，主要包括：健康饮食、规律运动、戒烟限酒、保持理想体重、改善睡眠和注意保暖。

（三）运用帕累托法则及互动达标理论制订护理计划

帕累托法则（Pareto Principle）又称帕累托定律，是一种最省力法则，主张处理护理任务时，划分事情的轻重缓急，学会抓主要矛盾。帕累托法则介绍详见附录Ⅰ-2。本案例护理干预过程中责任护士在患者入院 1h 内全面评估了患者的个人信息、症状、体征、心理/情绪（焦虑）、Barthel 指数评定量表（100 分）、Morse 跌倒危险因素评估量表评分（35 分）、Braden 评估量表（22 分）、Caprini 风险评估量表（2 分）、疼痛评估面部表情分级评分法（0 分）等，然后做出了护理诊断。并运用帕累托法则，将其按首优、次优原则对该患者护理诊断进行了排序。目前田某存在的主要护理诊断/问题是疼痛（头痛）、有跌倒的危险、知识缺乏、焦虑、潜在并发症（高血压急症）等。

互动达标理论强调护患双方加强交流沟通，通过交流确定护理目标，探索达到目标的方法，并最终实现目标。互动达标理论依据详见附录Ⅰ-6。本案例运用互动达标理论，针对患者的护理问题，护士与患者/家属一起讨论，逐一制订了护理目标，并共同努力、相互影响，不断评价效果，促进护理目标的实现。6 天后，再次评估患者病情，大部分目标值得以实现。患者及家属掌握了有关抗高血压药物的名称、剂量、用法、作用及副作用，并能遵医嘱规律、安全用药，血压控制较好。住院期间未诉头晕、头痛，未发生跌倒坠床等意外，睡眠较前好转。随着知识水平的提高和自我管理意识的增加，患者紧张情绪较前缓解，对血压控制信心增加。

（四）莱温守恒模式理论在该案例的应用

莱温守恒模式理论的核心内容是 4 条守恒原则，即能量守恒、结构完整性守恒、个体完整性守恒和社会完整性守恒，该理论依据详见附录Ⅰ-4。本案例护理干预过程中通过以莱温守恒模式理论为指导的健康教育，激发患者自我健康管理理念，提高自我健康管理水平。具体实践如下。

（1）能量守恒：指导患者使能量的摄入和消耗达到平衡。控制能量摄入，维持理想体重，合理膳食，营养均衡，减少脂肪摄入，限制钠盐摄入，增加钾盐摄入，增加膳食纤维食物摄入；根据患者年龄和血压水平制订个体化的运动方案，主要以有氧运动为主，例如散步、慢跑、太极拳、八段锦等，避免高强度和竞技性运动；引导患者保持良好的心境，避免焦虑、抑郁等负性情绪。

（2）结构完整性守恒：指导患者维持身体结构和功能的完整性。定时测量血压并做好记录，如发生头晕、眼花、视物模糊、耳鸣等症状时，立即就近坐下或卧床休息，外出或大小便时有人陪伴，避免摔伤；保持病房光线充足、地面防滑且无障碍物；预防体位性低血压，避免久站，体位改变时缓慢；遵医嘱按时按量合理有效服用抗高血压药，观察药物不良反应。

（3）个体完整性守恒：尊重患者的独特性、价值观、宗教信仰、决策性等。在沟通上尊重患者；在治疗和操作中保护患者的隐私和自主决策权。

（4）社会完整性守恒：保持患者与社会的联系。尊重患者意愿，定期安排其子女、亲属及对患者有重要意义的人看望患者，为患者提供物质上和精神上的支持；尊重患者的宗教文化信仰及民族风俗习惯；定期开展健康教育讲座及科普知识的宣讲。

（五）病情观察

1. 患者主诉

询问患者有无头痛、头晕、恶心、呕吐、视物模糊、肉眼血尿、心前区疼痛等症状。

2. 血压

注意监测舒张压、收缩压和脉压差的变化。嘱患者避免长时间站立，尤其在服药后最初几个小时，警惕服抗高血压药后可能发生的急性低血压反应。嘱患者不要剧烈活动，改变体位时动作要慢。

3. 用药观察

老年人抗高血压药物应用的基本原则包括小剂量、长效、联合、适度、个体化。住院期间要评估患者的用药依从性和治疗反应，有助于帮助其血压达标，并及时发现不良反应和靶器官损害。具体观察内容包括是否遵医嘱服药、血压达标情况、是否发生过体位性低血压、是否有药物不良反应、是否需要调整抗高血压药物种类或剂量、实验室检查结果（包括电解质、肾功能等）和其他靶器官检查情况等。

4. 潜在并发症的预防

案例中患者最高血压有 210/120mmHg，故需要预防高血压急症的发生。高血压急症是指在精神创伤、紧张、劳累、寒冷刺激等诱因的作用下血压突然显著升高，舒张压＞120mmHg 和/或收缩压＞200mmHg，病情急剧恶化，同时伴有进行性心、脑、肾、视网膜等重要的靶器官功能不全的表现。常见临床表现为剧烈头痛、头晕、视物模糊与视力障碍、胸痛、心悸、呼吸困难等。治疗原则是快速、平稳降压，减轻靶器官损害，积极查找病因。

高血压急症病情稳定后寻找血压异常升高的可纠正原因或诱因是预防再次复发的关键。其中，对于有高血压病史的患者，不适当减药、停药和其他诱发因素未得到很好控制都会诱发高血压急症；提高高血压患者的知晓率、治疗率和控制率可有效预防高血压急症的发生。此外，对于高血压急症患者，应定期评估靶器官，及早发现靶器官损害，并采取相关有效干预措施，避免靶器官进行性损害。

六、案例背景

老年高血压具有鲜明的临床特点，且合并症多，血压管理难度较大。中国老年医学学会高血压分会和国家老年疾病临床医学研究中心中国老年心血管疾病防治联盟制定颁布了《中国老年高血压管理指南 2019》，为我国首部老年人的高血压防治指南。针对老年人血压测量、降压目标、特定人群的治疗、血压波动、功能保存、多重用药、血压管理等问题做了详细阐述。

（一）老年高血压的定义和概述

我国已步入老龄社会，民政部 2020 年 9 月发布的《2019 年社会服务发展统计公报》显示，至 2019 年底，全国 60 岁及以上老年人口占总人口的 18.1%，其中 65 岁及以上人口占总人口的 12.6%。预计到 2050 年，我国 65 岁以上老年人比例将大于 25%。

《中国老年高血压管理指南 2019》指出，我国老年人（年龄≥65 岁）高血压的患病率达 53.2%，显著高于中青年人群。此版高血压指南将年龄≥65 岁，在未使用抗高血压药物的情况下，非同日 3 次测量血压，收缩压≥140mmHg 和/或舒张压≥90mmHg，诊断为老年高血压。

高血压是导致心脑血管疾病的独立危险因素，是老年人致死、致残的重要原因。据报道，世界范围内约有 34% 的成年人受到高血压的困扰，且其已导致全球约 13% 的人死亡。我国高血压的防治情况不容乐观，高血压的控制率仍处于较低水平，约 15.3%。大量流行病学及临床研究表明，随着年龄增加，高血压导致缺血性心脏病、心功能不全、脑卒中、慢性肾脏病、主动脉及外周动脉疾病等靶器官损害的风险显著增加，降压治疗可显著降低心脑血管事件的发生率及全因死亡率。

（二）老年高血压的特点

1. 收缩压增高、脉压增大较常见

老年高血压患者多以单纯收缩压升高为主，占老年高血压总人数的53.21％。随着年龄增长，大动脉弹性下降，动脉僵硬度增加；压力感受器反射敏感性和β肾上腺素能系统反应性降低；肾脏维持离子平衡能力下降。上述血管结构与功能改变的核心环节是大动脉弹性减退和外周阻力增大，并由此产生收缩压增高和脉压差增大。老年人脉压差一般维持50～100mmHg。

2. 血压波动大

血压波动大，易发生昼夜血压节律异常、诊室高血压、继发性高血压、体位性低血压、餐后低血压等。正常人血压变化是夜间血压比日间低10％～20％，即24h内血压呈构型变化。老年人的血压变化特点是夜间血压下降幅度<10％（非构型）、或>20％（超构型）、甚至夜间血压反较白天升高（反构型）型变化，以清晨高血压最多见，会对心、脑、肾等器官造成严重危害。同时老年人血压波动受多重因素影响，如气候、温度、季节、进食、情绪和体位的变化等，诊室高血压和继发性高血压在老年患者中也较常见。老年高血压患者的血压波动范围大，应该鼓励患者定时测量血压，遵医嘱服药，起床、活动时应该以慢动作进行，预防跌倒等意外发生。

3. 常与多种疾病并存，并发症多

老年高血压常伴发高脂血症、糖尿病、肾功能不全、冠心病和脑卒中等，这些并发症会加重高血压的程度，增加治疗的难度。

（三）老年高血压的诊断与评估

老年高血压的诊断性评估包括：①确定血压水平；②了解心血管危险因素；③明确引起血压升高的可逆和/或可治疗的因素；④评估靶器官损害和相关临床情况，判断可能影响预后的合并疾病。总体心血管风险和衰弱评估是老年高血压诊断性评估的重要内容，指南对老年患者的血压测量方式及注意事项做了详细阐述：强调家庭自测血压和动态血压监测等诊室外血压测量方式在确定血压水平和治疗效果、判断血压形态（构型、非构型、反构型）、晨峰及清晨血压异常和评估血压稳定性中的作用；建议对老年患者进行总体心血管风险评估，有助于甄别高危人群，确定降压治疗时机、优化治疗方案以及心血管风险综合管理；根据血压水平、其他危险因素状况、靶器官损害和合并心肾血管疾病或糖尿病等基本要素界定者总体心血管风险等级；由于年龄本身就是一项不可改变的危险因素，老年患者的心血管风险等级均在中危及以上。

近年来，国际主要高血压指南均对老年人群尤其是高龄（80岁以上）患者降压治疗获益的影响因素予以关注，并提出基于老年综合评估和衰弱评估的血压管理策略。老年综合评估可全面了解老年人的医疗需求、躯体功能、认知与情感、社会与环境支持状况等诸多要素，为制订疾病治疗或功能促进的个体化策略提供依据。

（四）老年高血压的降压目标及原则

《中国老年高血压管理指南2019》指出，老年高血压治疗应强调收缩压达标，在能耐受的前提下逐步使血压达标。此版指南将无论是否合并心、脑、肾等靶器官损害的老年高血压患者共同对待，认为将血压控制在＜140/90mmHg，对所有患者都有益处。这与《老年高血压的诊断与治疗中国专家共识（2017版）》略有不同，2017版专家共识认为将合并心、脑、肾等靶器官损伤的患者，年龄＜80岁，状态好、无不良感受者，可以进一步将血压控制在＜130/80mmHg范围之内。另外，2019版指南将老年高龄衰弱患者作为单独一类人群，提出了单独的降压目标，体现了对老年衰弱患者降压考虑的全面性和个体性特点。老年人抗高血压药物应用的基本原则与以往的各个指南宗旨一致，仍遵循小剂量开始，平稳降压；效果不佳，考虑多药联合、逐步达标、个体化降压的原则。

1. 起始治疗药物的血压值和降压目标值

（1）年龄≥65岁，血压≥140/90mmHg：在生活方式干预的同时启动抗高血压药物治疗，将血压降至＜140/90mmHg。

（2）年龄≥80岁，血压≥150/90mmHg：启动抗高血压药物治疗，首先应将血压降至＜150/90mmHg，若耐受性良好则进一步将血压降至＜140/90mmHg。

（3）经评估确定为衰弱的高龄高血压患者，血压≥160/90mmHg应考虑启动抗高血压药物治疗，收缩压控制目标为＜150mmHg，但尽量不＜130mmHg。

（4）如果患者对降压治疗耐受性良好，则不应停止降压治疗。

2. 老年高血压的降压原则

（1）小剂量：初始治疗时通常采用较小的有效治疗剂量，并根据需要逐步增加剂量。

（2）长效：尽可能使用1次/d、24h持续降压作用的长效药物，有效控制夜间和清晨血压。

（3）联合：若单药治疗疗效不满意，可采用两种或多种低剂量抗高血压药物联合治疗以提高降压效果，单片复方制剂有助于提高患者依从性。

（4）适度：大多数老年患者需要联合降压治疗，包括起始阶段，但不推荐衰弱老年人和≥80岁高龄老年人初始联合治疗。

（5）个体化：根据患者耐受性、个人意愿和经济承受能力选择合适的抗高血压药物。

（五）老年高血压的社区支持和远程管理

老年高血压患者的血压变化具有复杂多样的特点，需要定期复查和持续监测，而社区卫生服务系统由于具有方便、快捷的特点，可以成为老年高血压患者随访、获得健康教育知识、急救、人文关怀的首选去处。在社区建立老年高血压患者的病情档案，有利于互联网数据的收集，并为进一步远程监测、管理患者血压起到积极作用。

高血压远程管理有助于主管医师实时掌握患者血压波动情况，对病情变化进行预判，及时采取治疗措施，防止病情恶化，使患者个体化治疗落到实处；同时，通过远程视频等技术还可利用优质的专家资源进行培训、咨询和指导，提高诊治水平。高血压远程管理的内容主要包括及时监测数据、风险评估、优化治疗、生活方式干预、丰富健康教育内容，以及老年人情绪问题处理等。基于以上功能，高血压远程管理以数据监测为入口，为老年高血压人群打造预防、监测、干预、保障于一体的精准管理体系。将互联网技术的实时性、可及性、个体性优势与老年高血压群体的特殊性糅合，达到优化管理的目的。

七、关键要点

（1）把握案例主要事实，通过主诉及辅助检查确定患者目前面临的主要问题，并根据紧急程度将患者问题与需求排序。

（2）熟练运用相关护理理论，在评估患者需求的基础上拟定个案护理方案，并有效实施。

（3）在护理患者的过程中，重视临床判断思维的提升，不断拓展自己的相关专业知识，提升业务水平。

八、课堂计划

案例教学前，要求学生预习相关知识且仔细阅读案例全文。根据本案例所涉及的知识点，要求学生在课前预习老年高血压的流行病学、病理生理特点、临床表现、治疗方法，老年高血压患者的需求与评估，护理程序理论框架、莱温守恒模式理论、帕累托法则、互动达标理论等相关知识。

本案例按照 2 课时（90min）进行设计：案例回顾 10min、小组讨论 20min、集体讨论 30min、总结分析 20min、问答与机动 10min。

课堂讨论案例之前，要求学生至少要读一遍案例全文，对案例启发思考题进行回答。具备条件者可以小组为单位围绕着所给的案例启发思考题进行讨论。

九、课后思考题

（1）你如何看待老年高血压患者社区综合管理？

（2）如何促进老年高血压患者进行居家自我管理（如坚持服药、提高血压监测依从性、培养良好的生活方式）？

第二节　老年冠心病患者的护理

【案例正文】

一、基本信息

姓名：周××	性别：女	年龄：72 岁
婚姻：已婚	籍贯：湖南长沙	职业：农民
入院日期：2021 年 7 月 29 日		

二、护理评估

（一）健康史

1. 主诉

反复胸闷 10 余年，胸痛 6h。

2. 现病史

患者 10 余年前起反复出现活动后胸闷，每次持续数分钟，经休息或含服硝酸甘油、速效救心丸均可缓解。8 年前行冠脉造影未见严重冠脉病变，诊断为冠心病。半月前再次出现活动后胸闷、气促，经治疗后好转出院。7 月 28 日 21：00 入睡后感胸骨后疼痛，坐起后胸痛加重，呈持续的心前区剧烈胀痛并向左上肢及肩背部放射，伴气促、呕吐、大汗淋漓，无发热、心悸、咯血，自服速效救心丸无效，立即前往医院急诊科就诊。心电图示前壁心肌梗死，行急诊经皮冠状动脉介入治疗（percutaneous coronary intervention，PCI）后收入心内科。患者起病以来精神、食欲、睡眠欠佳，大小便正常，间感恶心，呕吐少量咖啡色胃内容物，近期体重无明显变化。

3. 既往史

否认高血压、糖尿病等病史，否认肝炎、结核等传染病史及其他密切接触史，否认重大外伤及手术史。无血制品输注史，无药物及食物过敏史，预防接种史按计划进行。

4. 个人史

出生居住于原籍，否认血吸虫疫水接触史，无地方或传染病流行区居住史，无毒物、粉尘及放射性物质接触史，无吸烟史，无饮酒史，无冶游、性病史。

5. 婚育史

21岁结婚，育有2子2女，配偶、子女均体健。

6. 家族史

母亲因冠心病去世；父亲93岁去世，原因不详。

7. 日常生活形态

（1）饮食：平时饮食规律，一日三餐，食欲欠佳，以稀饭为主。

（2）睡眠/休息：偶尔失眠，每周约有一天时间因发病被迫坐起整晚不睡，其余时间睡眠可。

（3）排泄：大小便正常。

（4）自理及活动能力：发病前生活完全自理，无需他人帮助；行PCI术数小时后右上肢行动不便，需要他人帮助洗脸、穿衣、喂饭、如厕。入院时Barthel指数评定量表评分为40分，为重度依赖；转入普通病房时评分80分，为轻度依赖。

8. 心理/情绪状态

担心疾病的预后，情绪低落，精神紧张。

9. 对疾病相关知识的了解情况

对疾病相关知识缺乏了解。

10. 风险与症状评估

（1）跌倒风险：Morse跌倒危险因素评估量表两次评分均为15分，轻度危险。

（2）压力性损伤风险：Braden评估量表两次评分分别为21分（2021-08-02）和17分（2021-07-29），轻度危险。

（3）血栓风险：Caprini风险评估量表两次评分分别为4分（2021-08-02）和

3 分（2021-07-29），中度危险。

（4）导管滑脱风险：留置持续动脉血压监测管，导管滑脱风险评估量表评分分别为 10 分（2021-08-02）和 8 分（2021-07-29），低度风险。

（5）疼痛评估：面部表情分级评分法评分 0 分，无痛。

（6）营养风险筛查：NRS 2002 营养风险筛查表评分 2 分，低风险，需每周复评 1 次。

（二）体格检查

T 36.5℃，P 88 次/min，R 22 次/min，BP 134/87mmHg，身高 155cm，体重 50 kg，BMI 20.8 kg/m^2。主动体位，急性病容，神志清楚。胸廓对称，大小正常，呼吸平稳，双肺语颤正常，叩诊呈清音，听诊呼吸音清，未闻及干、湿啰音及胸膜摩擦音；心前区无隆起，心尖搏动位于第五肋间左锁骨中线外侧 0.5cm，无负性心尖搏动，无心尖及心前区抬举样搏动，触诊各瓣膜区未扪及震颤，未触及心包摩擦音，心界叩诊向左扩大，心率 105 次/min，心律绝对不齐，未闻及明显杂音，未闻及心包摩擦音，腹部稍膨隆。

（三）辅助检查

1. 实验室检查

肌钙蛋白 I：28.35ng/mL。

心肌酶：肌酸激酶 2255.6U/L，乳酸脱氢酶 604U/L，肌酸激酶同工酶 315.2U/L，肌红蛋白 1399.4 μg/L。

B 型钠尿肽前体（NT-proBNP）：2975pg/mL。

降钙素原：0.135ng/mL。

C12：胃泌素释放肽前体 0.11ng/mL。

其余检查正常。

2. 心电图

心房颤动，室性期前收缩，V$_3$～V$_6$ 导联 ST 段弓背向上抬高。

3. 影像学检查

胸部 CT：心脏增大，心包少许积液，肺淤血合并感染可能。

4. 冠脉造影

左主干未见狭窄；左前降支中段弥漫性狭窄 85%～95%，远段完全闭塞；左回旋支近段狭窄 25%；右冠状动脉未见明显狭窄。

（四）医疗诊断

冠心病，急性 ST 段抬高型广泛前壁心肌梗死、Killip 分级 1 级，心房颤动、室性期前收缩，肺部感染，心包积液。

（五）治疗措施

1. 急诊手术

行经皮冠脉介入术（percutaneous coronary intervention，PCI）。

2. 护心

美托洛尔片 25mg，口服，1 次/d。

3. 抗凝

低分子肝素钙 4000IU，皮下注射，12h/d。

4. 抗血小板聚集

阿司匹林肠溶片 100mg，口服，1 次/d；氯吡格雷 75mg，口服，1 次/d。

5. 护胃

泮托拉唑钠 40mg，静脉滴注，1 次/d。

6. 调脂

阿托伐他汀 20mg，口服，每晚 1 次。

7. 其他

指导每天拍背三次，多饮水，饮水量 2000mL 左右，预防呼吸道感染。

三、护理计划

护理计划见表 2-2-1。

表 2-2-1　护理计划

时间	护理诊断	诊断依据	护理目标	护理措施
2021-07-29 04:30	活动无耐力：与心脏泵血能力下降、氧气供需失调有关	患者反复出现活动后胸闷气促	患者能独立完成日常生活活动	①急性期卧床休息，减少心肌耗氧量。②卧床期间加强基础护理，为患者的自理活动提供指导。③病情稳定后逐渐增加活动量，急性期 12h 内绝对卧床休息，发病 24h 内鼓励患者在床上行肢体活动，第 3 天可在病房内走动，第 4～5 天逐步增加活动至每天 3 次步行 100～150m。④活动在心电监测下进行，以不引起任何不适为度。⑤出院前评估心脏功能，为其制订心脏康复训练计划

续表

时间	护理诊断	诊断依据	护理目标	护理措施
2021-07-29 04:30	营养失调:低于机体需要量	患者间感恶心、多次呕吐	患者呕吐停止,食欲增加	①呕吐症状严重时,告知医师,遵医嘱予以止吐药。②与患者共同制订饮食计划,指导进食低盐、低脂、营养丰富、易消化的食物。③定期(每周)监测体重,了解营养状况
2021-07-29 04:30	失眠:与心肌缺血有关	患者因心肌缺血常在夜间醒来	患者睡眠改善	①遵医嘱用药控制心肌缺血的因素。②按摩足底的涌泉穴。③晚餐不宜吃过饱,不要饮浓茶、咖啡等。④调节病房光线,保持病房安静。⑤夜间患者入睡后,尽量避免操作。⑥必要时遵医嘱用药
2021-07-29 04:30	焦虑	与担心疾病预后有关	患者焦虑情绪较前缓解,对疾病的治疗信心增加	①提供良好的休息环境,减少外界不良刺激。②多巡视和关心患者,建立良好的护患关系。③耐心向患者解释病情,告知合理用药可以控制病情继续进展,焦虑反而不利于病情的改善。④指导患者使用放松技术,如缓慢深呼吸、全身肌肉放松、听音乐等。⑤指导家属给予患者支持与关心,帮助其树立治疗疾病的信心,积极配合治疗及护理。⑥遵医嘱使用抗焦虑药
021-07-29 04:30	知识缺乏:缺乏冠心病及PCI术后心脏康复知识	患者及家属缺乏相关知识	患者了解疾病知识,知晓PCI术后心脏康复知识	①向患者及家属讲解冠心病的病因、临床表现、治疗、用药知识及自我保健知识。②讲解PCI术后的护理要点及注意事项。③讲解急性心肌梗死再发的诱因及预防措施。④讲解心脏康复程序及步骤
2021-07-29 04:30	潜在并发症:恶性心律失常	患者有房颤、室性期前收缩,存在广泛前壁心肌梗死	患者不发生恶性心律失常,或恶性心律失常能及时被发现和控制	①持续心电监测。②发现频发室性期前收缩、成对室性期前收缩或多源性室性期前收缩立即通知医师,警惕心室颤动和心脏停搏的发生。③遵医嘱使用抗心律失常药物,观察用药效果和副作用。④维持水电解质和酸碱平衡。⑤准备好急救药物和用品,随时准备抢救
2021-07-29 04:30	潜在并发症:心力衰竭	心肌梗死起病最初几天内可发生心力衰竭,特别是左心衰竭	患者能自觉避免诱发心力衰竭的因素,不发生心力衰竭	①持续心电监测。②严密观察有无呼吸困难、咳嗽、咳痰、尿少等表现。③嘱患者避免情绪烦躁、饱餐、用力排便等可加重心脏负担的因素。④准备好急救药物和用品,如发生左心衰竭,配合医师抢救

续表

时间	护理诊断	诊断依据	护理目标	护理措施
2021-07-29 04:30	潜在并发症：出血	患者术中及术后均应用了抗凝药物	不发生出血，或及时发现出血倾向，及时处理	①右手桡动脉纱布绷带压迫止血6~8h，术肢勿负重，勿用力做屈腕动作。②密切观察桡动脉穿刺处敷料有无渗血，周围有无血肿。③观察有无牙龈出血、便血、尿血及皮下出血点。④观察动脉搏动情况，术肢皮肤颜色、温度、感觉与运动功能有无变化。⑤术肢制动期间给予必要的生活协助。⑥如发生出血，配合医师用药及时处理

四、护理记录

护理记录见表2-2-2。

表 2-2-2　护理记录

日期	时间	护理记录
2021-07-29	04:30	周某，女，72岁，因反复胸闷10余年，胸痛6h行急诊PCI术，于今日04:30平车入院。T 36.5℃，P 88次/min，HR 105次/min，R 22次/min，BP 134/87mmHg，SpO$_2$ 94%。诊断为冠心病、急性ST段抬高型广泛前壁心肌梗死。患者疼痛评估面部表情分级评分法0分，Barthel指数评定量表评分40分，Morse跌倒危险因素评估量表评分15分，Braden评估量表评分17分，Caprini风险评估量表评分3分，导管滑脱风险评估量表评分8分。予心电监测，吸氧，心电图：心房颤动，多发室性期前收缩。行入院宣教，介绍科室环境及相关制度、主管医师、负责护士，告知床头呼叫铃使用方法，嘱其绝对卧床休息，保持情绪稳定，防坠床、防跌倒、防血栓、防导管脱出。查右手桡动脉穿刺处敷料妥善固定，干燥无渗血，肢端血运、皮温可。嘱多饮水，饮水量每天2000mL左右，右手桡动脉纱布、绷带压迫止血6~8h，术肢勿负重，勿用力做屈腕动作
2021-07-29	04:40	嘱患者卧床休息，持续心电监测，心电图可见频发室性期前收缩，报告医师，准备好急救药物和用物。患者诉偶有呼吸困难，无咳嗽、咳痰，尿量正常，医嘱继续观察。患者呕吐一次，约50mL，为胃内容物，呈咖啡色，遵医嘱予以甲氧氯普胺10mg肌内注射，并留取呕吐物标本送检常规＋隐血试验
2021-07-29	05:00	查患者右手桡动脉穿刺处敷料无渗血，周围皮肤无血肿，肢端血运可，皮温正常。患者诉入睡困难，遵医嘱予阿普唑仑0.4mg口服
2021-07-29	06:00	患者安静入睡
2021-07-29	07:00	指导患者进食低盐、低脂、营养丰富、易消化的食物。嘱患者保持情绪稳定，勿饱餐及用力排便

续表

日期	时间	护理记录
2021-07-29	08:00	遵医嘱抽血查水、电解质和酸碱平衡状况;查患者桡动脉穿刺处敷料干燥清洁,术肢肢端皮肤颜色、温度、感觉及运动功能与对侧对比无异常;患者无牙龈出血、便血、尿血及皮下出血点
2021-07-29	09:00	向患者解释病情,告知患者合理用药可以控制病情继续进展;讲解 PCI 术后的护理要点及注意事项;讲解急性心肌梗死再发的诱因及预防措施
2021-07-29	17:00	T 36.5℃,P 80 次/min,HR 95 次/min,R 20 次/min,BP 125/70mmHg,SPO₂ 98%。患者精神、食欲可,在床上自行肢体活动,活动时各项生命体征均平稳
2021-07-30	08:00	向患者及家属讲解冠心病的病因、临床表现、治疗、用药知识及自我保健知识;讲解心脏康复程序及步骤
2021-07-30	09:30	T 36.6℃,P 72 次/min,HR 88 次/min,R 20 次/min,BP 118/68mmHg,SPO₂ 99%。患者在床上能自主活动,未出现胸闷、气促症状;心电示波可见室性期前收缩较前明显减少;桡动脉穿刺处敷料未出现渗血,未出现便血、牙龈出血、皮肤出血点;未出现呼吸困难、咳粉红色泡沫痰等心力衰竭症状;食欲较前好转,未再发生呕吐;晚上入睡好,情绪较前好转,对疾病治疗较前有信心;对疾病相关知识有了初步的了解
......	......	......
2021-08-02	09:30	遵医嘱转至普通区继续治疗,指导患者在病房内走动,逐步增加活动至每天 3 次步行 100~150m
......	......	......
2021-08-07	08:00	精神、食欲、睡眠可,大、小便正常。在监测病情的情况下,指导患者完成力所能及的生活自理活动,在康复治疗师的指导下进行心脏康复训练
2021-08-08	08:00	T 36.4℃,P 70 次/min,HR86 次/min,R 20 次/min,BP 108/65mmHg,SPO₂ 99%。患者能在床旁活动,能自己刷牙、洗脸、梳头、更换病服;未出现胸闷、气促;心电示波未见室性期前收缩;桡动脉穿刺伤口已愈合,未发生出血;食欲佳,体重较入院无明显变化;睡眠好,未出现睡眠中憋醒的现象;情绪较前好转,对疾病治疗和未来生活充满信心

五、小结

本案例以护理程序为理论框架,按照评估、诊断、计划、实施、评价五个步骤,对一例老年冠心病(心肌梗死型)患者进行了系统的案例分析。通过案例学习,能掌握冠心病的主要评估内容、PCI 术后的护理问题、护理措施、病情观察要点及潜在并发症防治措施,为今后的临床护理工作提供实践参考。

【案例使用说明】

一、教学目标

通过本案例的学习，希望学生了解冠心病的病情特点以及完整的护理评估、诊断、计划、实施、评价的护理程序。希望学生达到：

（1）熟悉冠心病的临床表现、体征、诊断要点及治疗方法。

（2）掌握 PCI 术后患者的护理和管理要点。

（3）熟悉相关护理理论，并灵活运用于护理计划和措施中。

（4）能够对患者及家属进行相关的健康宣教。

二、涉及知识点

（1）老年冠心病患者的临床表现、体征、诊断及治疗等。

（2）老年冠心病患者的护理评估、护理诊断、护理目标。

（3）老年冠心病患者的护理措施实施及效果评价。

三、启发思考题

本案例的启发思考题主要对应案例教学的知识传递目标，启发思考题与案例同时布置，要求学生在课前阅读熟悉相关知识点。在案例讨论前需要布置学生阅读材料中关于老年冠心病的内容，包括老年冠心病的发病诱因、临床特点、临床表现、诊断依据、治疗方法和护理程序。

（1）该患者诊断为冠心病、急性心肌梗死的依据是什么？

（2）根据帕累托法则，你认为患者的护理问题按主次排列依次有哪些？需要注意哪些方面的病情观察？

（3）哪些方面分别体现了奥瑞姆自护理论的"替、帮、教"？

（4）该患者行 PCI 术，护士应该如何进行护理管理？

（5）可采取什么方法提高患者对疾病和生活方式的管理，改善生活质量？

四、分析思路

案例分析的基本思路是将案例相关情景材料通过事先设计好的提问引导控制案例讨论过程。本案例聚焦患者，在评估患者需求的基础上，选择恰当的介入目标，并确立优先次序和护理过程中的角色。案例分析步骤见图 2-2-1。

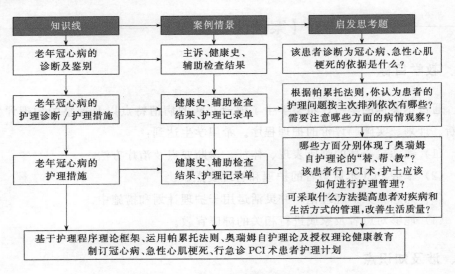

图 2-2-1　冠心病案例分析步骤

五、理论依据

(一) 诊断依据

1. 症状和体征

反复胸闷 10 余年，胸痛 6h，发病时感胸骨后疼痛，坐起后胸痛加重，呈持续的心前区剧烈胀痛并向左上肢及肩背部放射，伴气促、呕吐、大汗淋漓，无发热、心悸、咯血，自服速效救心丸无效。

2. 既往病史

8 年前冠脉造影检查有冠脉狭窄。

3. 辅助检查

(1) 心电图：$V_3 \sim V_6$ 导联 ST 段弓背向上抬高，提示前壁心肌梗死。

(2) 冠状动脉造影：左主干未见狭窄；左前降支中段弥漫性狭窄 85% ~ 95%，远段完全闭塞；左回旋支近段狭窄 25%；右冠状动脉未见明显狭窄。

(3) 实验室检验：肌钙蛋白 I 28.35ng/mL，肌酸激酶 2255.6U/L，乳酸脱氢酶 604U/L，肌酸激酶同工酶 315.2U/L，肌红蛋白 1399.4 μg/L。

4. 起病特点

10 余年前起反复出现活动后胸闷，持续数分钟，经休息或含服硝酸甘油、速效救心丸均可缓解，此次胸痛后含服速效救心丸无效。

5. 危险因素

有家族史，母亲因冠心病去世。

（二）帕累托法则在该案例的应用

本案例中在患者入院时全面评估了其症状、体征、心理/情绪（情绪低落、精神紧张）、患者 Barthel 指数评定量表评分（40 分）、Morse 跌倒危险因素评估量表评分（15 分）、Braden 评估量表评分（17 分）、Caprini 风险评估量表评分（4 分）、导管滑脱风险评估量表评分（10 分）、NRS 2002 营养风险筛查表评分（2 分），根据评估结果确定了护理诊断。随后运用帕累托法则，将其按首优、次优进行排序，依次是：①活动无耐力：与心脏泵血能力下降、氧的供需失调有关；②营养失调：低于机体需要量；③失眠；④焦虑；⑤知识缺乏等；⑥潜在并发症：恶性心律失常；⑦潜在并发症：出血；⑧潜在并发症：心力衰竭。

针对患者目前存在的主要护理问题，护士对以下方面进行重点观察。

（1）生命体征：①体温，是否有低热，心肌梗死后数周机体对坏死物质吸收产生过敏反应可能引起发热。②心率：心率较前增加，警惕是否发生恶性心律失常或急性心力衰竭发作。③血压：低于 80/50mmHg，伴有烦躁不安、面色苍白、皮肤湿冷、脉细而快、大汗淋漓、尿量减少等表现，警惕发生心源性休克。④呼吸：呼吸增快，警惕急性心力衰竭发作。

（2）胸痛症状：观察患者胸痛、胸闷症状消失后是否再次发作，防止支架内血栓形成再次发生心肌梗死。

（3）心电图：心电监护期间，尤其是发生急性心肌梗死后 24h 内密切观察患者心电图的变化，如出现室早、室速或室颤，应立即通知医生。

（4）潜在并发症的观察和护理

① 恶性心律失常：患者呕吐症状严重，需每日监测患者的出入水量，并详细登记在护理记录单上，定期抽血查电解质，维持电解质平衡，防止发生电解质紊乱（尤其是低钾血症），诱发恶性心律失常（室速或室颤）的发生。

② 心力衰竭：患者入科时已经存在肺部感染，偶尔咳嗽、咳痰，观察咳嗽的时间、节律、音色、性质、伴随症状等。如症状加重，需遵医嘱使用抗生素，防止呼吸道感染进一步加重，诱发急性心力衰竭的发生。如果患者突然出现心率加快，呼吸困难，咳粉红色泡沫痰，听诊心脏有奔马律，肺部有湿啰音，则要考虑发生急性左心衰竭。

③ 出血：患者心电示波为心房颤动，心室内极易发生血栓形成，栓子脱落

造成脑栓塞。同时，PCI 术后由于抗凝及抗血小板聚集药物的应用，需严密观察患者有无出血倾向，如发现患者出现牙龈出血、皮下紫癜或便血等症状或体征，应立即告知医生。

（三）奥瑞姆自护理论在该案例的应用

本案例基于入院评估 Barthel 指数评定量表评分 40 分，为重度依赖。运用奥瑞姆自护理论，以患者的病情严重程度和生活自理能力为依据，入院时选择护理系统中全补偿系统（替），后期病情稳定后，逐步选择部分偿系统（帮）和辅助教育系统（教），制订护理计划如下。

1. 全补偿系统

帮助患者做好生活护理，包括床上擦浴、更换病服、协助翻身，保持床单位整洁，预防压力性损伤发生。

2. 部分补偿系统

指导患者进行踝泵运动、床上下肢锻炼等，预防深静脉血栓等并发症，促进病情缓解。

3. 辅助教育系统

（1）与患者及家属共同制订饮食计划，指导患者进食低盐、低脂、富含维生素和纤维素的清淡食物，防止便秘。

（2）与患者及家属共同制订心脏康复计划，急性心肌梗死前 3d 需要休息。急性期 12h 内绝对卧床休息，发病 24h 内鼓励患者在床上行肢体活动，病情稳定无低血压者第 3 天可在病房内走动，第 4～5 天逐步增加活动至每天 3 次步行 100～150m。活动时在护士的监测下进行，以不引起任何不适为度，心率增加超过基础心率 20 次/min 时则减缓运动强度或暂停运动。

此外，本案例通过对患者的认知缺乏以及心理状况进行干预，提升其疾病认识水平与自我护理水平，激发其护理参与积极性，减少依赖，同时提供人性化关怀，给予充分的耐心与信心，纠正并帮助患者渡过心理危机，调动并发挥其主观能动性，主动参与到护理工作中，从而有效促使患者尽快承担自我照护责任，提升自我照护能力。

（四）PCI 术后的护理

经皮冠脉介入术（percutaneous coronary intervention，PCI）指采用经皮穿刺技术送入球囊导管或其他相关器械，解除冠状动脉狭窄或梗阻，重建冠状动脉血流的技术。患者 PCI 术后需持续心电监测，密切观察心电示波及生命体征，持续吸氧；静脉输液或口服补液促进造影剂排泄；给予抗凝药预防血栓形成，注意观察有无出血倾向；做好穿刺处伤口护理，穿刺处伤口纱布、绷带压迫止血 6～8h，术肢勿负重，勿用力做屈腕动作；密切观察穿刺处敷料有无渗血，周围有无血肿；观察动脉搏动情况，术肢皮肤颜色、温度、感觉、运动功能与对侧肢体比较有无变化。

（五）改善患者生活质量的方法

行急诊 PCI 虽然解除了危及生命的血管问题，但冠状动脉粥样硬化的疾病基础还存在，再发 AMI 的危险因素未解除，需要患者术后坚持服用药物、改善生活习惯、定期复诊。因此，在临床工作中护士对此类患者进行健康教育有着极其重要的作用。本案例通过授权理论健康教育，护患双方共同研究个体化的正确策略，使患者主动管理自己的健康。分以下几步：①责任护士协助患者及家属了解自身情况，协助找出冠心病发生的根本原因；②让患者及家属充分表达自己的感受和想法，护士予以共情和疏导；③协助患者及家属根据自身实际情况自主制订可以接受的目标，如饮食、药物、心脏康复目标；④依据目标协助制订计划，计划的制订由患者自主完成，可协助和指导其制订具体细节，增强患者的自信心；⑤协助患者评估计划的完成情况，总结经验，对未完成的部分进行改进。通过基于授权理论健康教育使患者依靠主观能动性管理疾病和生活方式，树立信心，提高生活质量。

六、案例背景

（一）冠心病定义

冠状动脉粥样硬化性心脏病简称冠心病，是由于冠状动脉发生粥样硬化引起血管腔狭窄或阻塞，和/或因冠状动脉功能性改变（痉挛）导致心肌缺血、缺氧或坏死而引起的心脏病，是老年人最常见的心脏病。老年冠心病患者的临床特点表现为：①病史长、病变累及多支血管，可伴有不同程度的心功能不全，心绞痛的发作与冠状动脉狭窄程度不完全一致；②感受性低，多无典型症状；③常伴有高血压、糖尿病、慢性阻塞性肺疾病等慢性疾病；④多存在器官功能退行性病变，如心脏瓣膜退行性变、心功能减退等。基于以上原因，老年冠心病患者发生急性冠状动脉综合征的危险性相对较大。

老年急性心肌梗死是在冠状动脉粥样硬化的基础上，冠脉内斑块破裂出血、血栓形成或冠状动脉严重持久地痉挛，发生冠脉急性阻塞，冠脉血供急剧减少或中断，相应心肌严重而持久缺血，引起部分心肌缺血性坏死。

（二）临床表现

半数以上患者在发病前几日有乏力、胸痛不适、活动时心悸、气促、烦躁、心绞痛等前驱症状。缺乏体育锻炼及社交活动是主要危险因素。常可在休息或睡眠中发生，也可由便秘、饱餐、情绪过分激动等引起。此外，发热和感染（大多为呼吸道感染）也是常见诱因。胸痛症状不突出，无胸痛发生率随增龄而升高，有典型临床症状的老年 AMI 患者不到 1/3，高龄老人更少。胸痛轻微，伴有糖尿病的高龄老人可无胸痛，有的可表现为牙、肩、腹等部位的疼痛或出现胸闷、恶心、呕吐、意识障碍等。以心力衰竭作为 AMI 的首发症状者占 20%，大于 70 岁的老年人在病程中以心力衰竭作为主要表现者占 74%。老年患者心力衰竭发生率是中青年的 2～5 倍，且严重程度高于中青年。脑循环障碍为首发症状者占无痛性心肌梗死的 13.2%～23%。老年人 AMI 的意识障碍、晕厥等症状发生率（40%）明显高于中青年人（16.7%），脑卒中发生率（24%）显著高于中青年人（2.3%）。脑卒中以脑梗死多见，脑出血和蛛网膜下腔出血较少。脑部症状与心脏症状可同时或先后出现，但多以脑部症状掩盖心脏症状。以消化道症状作为主要表现者占 30%，表现为突然上腹痛、恶心、呕吐，少数出现肠麻痹、消化道出血、甚至上腹部压痛及饥饿感。各种并发症的发生率明显高于中青年，其中室壁瘤的发生率是中青年的 2 倍。大面积心肌梗死（左心室心肌坏死＞40%）、乳头肌断裂（老年人占 10.7%）、室间隔穿孔（老年人占 6.5%）及心室游离壁破裂时常出现休克症状。一些严重并发症如心律失常、全身性血栓、心脏破裂等高发。水、电解质失衡发生率和院内感染发生率也远高于中青年。

（三）诊断

1. 心电图

对于老年冠心病的诊断价值有限，老年急性心肌梗死的心电图常常可以表现为 S-T 段压低，而不是典型的 S-T 段抬高和 Q 波形成。

2. 心电图运动试验

可以用于老年冠心病的诊断、危险分层和预后判断。单支病变患者运动试验阳性的可能性较小，三支病变或左主干病变患者运动试验的敏感性可以达到80%～85%。

3. 药物负荷试验

如果患者活动受限，则可以进行药物负荷试验（如多巴酚丁胺等）。

4. 冠状动脉造影

冠状动脉造影结果有助于临床决策。老年人冠状动脉造影并发症的发生率有所增加，但对于稳定型心绞痛患者，冠状动脉造影时心肌梗死、死亡和脑卒中的发生非常罕见。

（四）治疗手段

治疗原则是尽快恢复心肌的血液灌注（溶栓或介入治疗）以挽救濒死的心肌，防止梗死扩大，保护和维持心脏功能，减少并发症的发生，使老年人度过急性期。

（1）药物治疗：老年冠心病患者的治疗药物和年轻患者相似，但是由于老年人动脉粥样硬化程度严重，同时可伴有左心室舒张功能不全等情况，对药物治疗的反应相对较差，且容易出现治疗不良反应。因此，用药过程中必须注意药物剂量并进行严密监测。

（2）PCI：经导管通过各种方法扩张狭窄的冠状动脉，从而达到解除狭窄，改善心肌血供的方法。目前，经球囊扩张后支架植入术是最常用的 PCI 手段，它是经外周动脉穿刺插管行冠状动脉造影，在球囊导管扩张狭窄的冠状动脉的基础上，通过植入支架达到血流通畅的目的。由于冠状动脉介入治疗相对创伤较小，越来越多的高危冠心病患者或者药物治疗效果不佳的心绞痛患者接受了这种治疗方法。近年来，老年人冠状动脉介入治疗的手术成功率有所提高，术后近期并发症有所减少。但是，由于老年患者中多支病变、高度狭窄及复杂病变常见，因此介入治疗的并发症以及死亡率较年轻患者还是有所增加。

（3）冠状动脉旁路移植术（coronary artery bypass grafting，CABG）：即用大隐静脉跨过严重狭窄的冠状动脉病变部位，将其吻合到管腔尚好的远端冠状动脉上。与药物治疗相比，CABG 可以显著提高高危冠心病患者的 5 年存活率，尤其是对于左侧冠状动脉病变，特别是左主干病变患者预后改善更为显著。目前，有越来越多的老年冠心病患者接受外科治疗。但是，随着年龄的增加，手术并发症（包括神经系统并发症、伤口感染、死亡等）的发生有所增多。

对于患有严重伴随疾病的高龄患者，血运重建的目的主要是缓解症状，因此可以首选介入治疗。如果患者相对年轻或没有严重伴随疾病，则可综合考虑其冠状动脉病变范围、左心室功能及患者的意见而选择治疗方法。

（五）护理管理

对于冠心病尤其是急性心肌梗死的老年患者，需要综合管理。

（1）心电监测：急性期患者在监护病房进行连续心电图、血压、呼吸监测，若发现频发室性期前收缩、多源性室性期前收缩、R-on-T 型室早、短阵室性心动过速或严重的房室传导阻滞时要警惕心室颤动或心脏骤停发生，应立即通知医师，同时密切观察血压、呼吸、心率的变化；若心率增快、血压下降则表示可能休克，详细记录患者监护情况，备抢救车和除颤仪于床旁。

（2）休息与活动：急性期 12h 内绝对卧床休息，减少心肌耗氧量，减轻心肌负荷，防止病情加重，采取平卧位或半坐卧位，患者进食、排便、洗漱、翻身等活动由护士协助完成。病情稳定后逐渐增加活动量可促进侧支循环的形成，提高患者的活动耐力，防止并发症的发生。第 2 天，卧床休息时可在床上做上、下肢的主动与被动运动，逐渐过渡到床边活动，如坐在床边或椅子上。第 3 天如病情允许可由床边、室内活动再过渡到室外活动。在活动过程中应监测其心率、血压、心电图，询问其感受，观察其反应。若出现胸闷、气促、心悸、心律失常等应停止活动。

（3）饮食指导：给予低盐、低脂、低胆固醇、多维生素、少刺激性、清淡易消化的半流质食物，如稀饭、面条汤等。少食多餐，每餐进食后不宜有饱胀的感觉，避免因过饱而加重心脏的负担，忌烟、酒。下壁急性心肌梗死者常伴有恶心、呕吐，对频繁呕吐者可暂禁食。体重超重者可控制总热量，伴有糖尿病者应控制碳水化合物摄入量，伴有心力衰竭者应适当限制食盐的摄入。

（4）排便指导：发病后第 3 天仍未排便者，可适当使用缓泻剂，有便意时应用开塞露塞入肛门内或用液状石蜡灌肠，注意排便时不能屏气用力。排便困难者，如心律、心率和血压平稳，无并发症者可在床边椅子上排便。有尿潴留者，可采用按摩腹部、听流水声、针刺穴位等，若以上方法无效，可遵医嘱给予导尿。

（5）疼痛管理：密切观察患者胸痛性质、持续时间、疼痛部位，及时告诉医师，防梗死面积扩大，遵医嘱给予镇痛药物。保持病室环境安静，避免不良刺激，稳定患者情绪，减少心肌耗氧。持续吸氧，以增加心肌氧的供给。

（6）经皮冠状动脉介入治疗术后的管理：患者术后入冠心病监护病房（Coronary Heart Disease Intensive Care Unit，CCU），持续心电监测，密切观察心电示波及生命体征，观察有无 ST 段下移、抬高或 T 波倒置。持续吸氧。静脉输液或口服补液 500～1000mL，促进造影剂排泄。常规给予肝素抗凝以预防血栓形成，遵医嘱准确给药，严格掌握剂量和时间，并注意观察有无出血倾向，如伤口渗血、皮下瘀斑、牙龈出血等。做好穿刺处伤口护理：如穿刺桡动脉，穿刺处伤口纱布、绷带压迫止血6～8h，术肢勿负重，勿用力做屈腕动作；密切观察穿刺处敷料有无渗血，周围有无血肿；观察动脉搏动情况，术肢皮肤颜色、温度、感觉与运动功能有无变化。如穿刺股动脉，平卧12～24h，患侧肢体制动，并加压1kg左右的沙袋6～12h；观察足背动脉搏动情况，肢体的温度、颜色，穿刺部位有无渗血、肿胀。

（7）出院指导：避免情绪激动，预防感冒。坚持服用抗凝药物，定期测定出凝血时间、凝血酶原时间、白细胞与血小板等。用软毛牙刷刷牙，低胆固醇饮食，戒烟。半年后复查，心前区如有不适应及时就诊。

七、关键要点

（1）学会根据患者的主诉及辅助检查分析患者的主要问题，评估其需求，并根据紧急程度将患者需求与问题排序。

（2）在评估需求和分析问题的基础上，学会理清个案介入的思路，按照由易到难、由最主要到次要的介入思路，拟定个案护理方案，并有效实施。

（3）训练护士自身的临床思维，在护理患者的过程中，重视临床思维的培养。

八、课堂计划

在案例教学前，要求学生预习相关知识。根据本案例所涉及的知识点，要求学生在课前预习老年冠心病的临床表现及特点、发病诱因、诊断依据、治疗方法、患者的需求与评估、Orem自护理论、帕累托法则等相关知识。

本案例按照2课时（90min）进行设计：案例回顾10min、小组讨论20min、集体讨论30min、知识梳理20min、问答与机动10min。

课堂讨论案例之前，要求学生至少要读一遍案例全文，对案例启发思考题进行回答。具备条件者可以小组为单位，围绕着所给的案例启发思考题进行讨论。

九、课后思考题

（1）你对老年心血管疾病的预防和健康管理有什么想法？

（2）冠心病还有哪几种分型，临床表现有何不同？

第三节　老年心力衰竭患者的护理

─────────── 【案例正文】 ───────────

一、基本信息

姓名：谢××　　　　　性别：女　　　　　年龄：78 岁

婚姻：已婚　　　　　籍贯：湖南　　　　　职业：农民

入院日期：2021 年 08 月 30 日

二、护理评估

（一）健康史

1. 主诉

反复夜间气促 10 余年，再发加重 1 天。

2. 现病史

患者 10 年前出现头晕、气促症状，入当地医院，诊断为：高血压、慢性心力衰竭（心功能Ⅲ级），心脏瓣膜病（二尖瓣关闭不全）。患者 10 年来反复出现胸闷、气促、双下肢水肿等症状，多次入院治疗，好转后出院。2021 年 08 月 29 日晚，患者夜间休息时气促加剧，无法平卧，为求进一步诊治，遂入我院。

3. 既往史

有高血压病史 20 余年，最高血压 180/100mmHg，自诉口服拜新同（硝苯地平控释片）抗高血压药治疗，血压控制在 140/60mmHg 左右；有糖尿病史，自诉曾使用拜糖平（二甲双胍片）控制血糖，未规律监测血糖，血糖波动范围不详。否认肝炎、结核等传染病史及其他密切接触史。否认食物、药物过敏史，无重大外伤及手术史，否认输血史，预防接种不详。

4. 个人史

出生居住于原籍，否认血吸虫疫水接触史，无地方或传染病流行区居住史，无毒物、粉尘及放射性物质接触史，无吸烟、饮酒史，无冶游史。

5. 婚育史

20 岁结婚，育有 1 个女儿，配偶、女儿均体健。

6. 家族史

否认家族性遗传性疾病史，家族成员中无类似患者。

7. 日常生活形态

（1）饮食：平时饮食规律，一日三餐。

（2）睡眠/休息：偶有失眠，一般 21:30 入睡，间断入睡，夜间偶有气促及憋闷感，晨起精神偶尔欠佳。

（3）排泄：大小便正常。

（4）自理及活动能力：入院时 Barthel 指数评定量表评分 90 分，目前评分 95 分，轻度依赖。

8. 心理/情绪状态

情绪低落，对治疗效果期望过高，担心医疗费用承受不起。

9. 对疾病相关知识的了解情况

患者文化程度低（小学学历），缺乏心脏疾病的相关知识。

10. 症状与风险评估

（1）跌倒风险：Morse 跌倒危险因素评估量表评分 35 分，中度危险。

（2）压力性损伤风险：Braden 评估量表评分 16 分，低度危险。

（3）血栓风险：Caprini 风险评估量表评分 4 分，中度危险。

（4）疼痛评估：面部表情分级评分法评分 0 分，无痛。

（5）营养风险筛查：NRS 2002 营养风险筛查表评分 2 分，每周复评 1 次。

（二）体格检查

T 36.8℃，P 46 次/min，R 18 次/min，BP 119/71mmHg，SpO_2 94%，身高 158cm，体重 58kg，BMI 23.2kg/m²。患者神志清楚，自主体位，颈动脉搏动未见异常，颈静脉无充盈，听诊双肺呼吸音清，双下肺可闻及少许啰音，心界无明显扩大，心率 70 次/min，心律不齐，心音可，二尖瓣可闻及全收缩期吹风样杂音 3/6 级，心尖搏动位于第五肋间左锁骨中线内侧 0.5cm，双下肢轻度凹陷性水肿，病理征阴性。

（三）辅助检查

1. 实验室检查

血常规：白细胞计数 $6.4×10^9$/L；红细胞计数 $4.06×10^{12}$/L；血小板 $215×10^9$/L；血红蛋白 134g/L；淋巴细胞百分比 32.1%；单核细胞百分比 7.2%；中性粒细胞百分比 65.4%；淋巴细胞计数 $2.35×10^9$/L；单核细胞计数 $0.57×10^9$/L；

中性粒细胞计数 4.18×10^9/L；嗜酸性粒细胞计数 0.15×10^9/L；嗜碱性粒细胞计数 0.02×10^9/L。

尿常规：尿潜血试验（＋），白细胞（＋＋＋），白细胞酯酶（＋＋＋），葡萄糖（＋＋＋＋），蛋白质（＋），亚硝酸盐（＋）。

凝血常规及相关项目：凝血酶原时间 13.4s，活化部分凝血活酶时间 27.6s，纤维蛋白原 2.86g/L，D-二聚体 0.26mg/L。

B 型钠尿肽前体（NT-proBNP）：1023.0pg/mL。

电解质＋肝肾功能：总胆汁酸 $31.5\mu mol$/L，肌酐 $111.5\mu mol$/L，甘油三酯（TG）3.28mmol/L，高密度脂蛋白（HDL）0.62mmol/L，低密度脂蛋白（LDL）1.2mmol/L，肌酸激酶 37.3U/L。

血糖：空腹 4.99mmol/L，餐后 2h 8.0mmol/L。

2. 影像学检查

腹部彩超：脂肪肝；肝囊肿；膀胱左侧暗液区，膀胱憩室并憩室内沉积可能。

超声心动图：左心房、左心室大，左心功能低值（EF 50%）；主动脉瓣钙化并轻中度反流；二尖瓣中重度反流；三尖瓣轻度反流。

（四）医疗诊断

慢性心力衰竭；心脏瓣膜病（二尖瓣关闭不全）；冠心病；高血压；糖尿病；心房颤动。

（五）治疗措施

1. 调脂
阿托伐他汀 20mg，口服，每晚一次。

2. 降糖
二甲双胍 0.5g，口服，餐中或餐后，每日三次。

3. 抗血小板聚集
阿司匹林 100mg，口服，每天一次；氯吡格雷 50mg，口服，每天一次。

4. 改善心肌重构
美托洛尔缓释片 47.5mg，口服，每天一次。

5. 降压
硝苯地平控释片 30mg，口服，每天一次。

6. 利尿
呋塞米 20～40mg，静脉注射，必要时。

三、护理计划

护理计划见表 2-3-1。

表 2-3-1 护理计划

时间	护理诊断	诊断依据	护理目标	护理措施
2021-08-30 16:47	气体交换受损:与左心衰竭导致肺淤血有关	本案例患者入院主诉气促	气促症状改善,可平卧休息,血氧饱和度提高	①休息与体位:气促明显时尽量卧床休息,减少活动量,以减轻心脏负荷;夜间阵发呼吸困难者,应予以半卧位或坐位,加强夜间巡视;端坐休息时务必拉上双侧床栏,可备小桌,供患者扶桌休息,必要时双下肢下垂。②保持病房安静、整洁,每日开窗通风 1~2 次,每次 30min。③为患者准备宽松柔软的衣物,盖轻软被,减轻憋闷感。④氧疗:遵医嘱持续鼻导管低流量(2~4L/min)吸氧 6~16h/d;根据病情更换氧疗方式,如面罩给氧、无创正压通气。⑤控制输液速度:滴速以 20~30 滴/min 为宜,可使用输液泵精确控制,尤其是强心、利尿等治疗性药物。⑥病情监测:持续心电监测,观察患者气促、胸闷症状有无改善。⑦嘱患者避免用力排便,必要时可采用开塞露通便。⑧心理护理:与家属一起安慰鼓励患者,帮助其树立信心,稳定情绪,降低交感神经兴奋性,有利减轻呼吸困难症状
2021-08-30 16:47	体液过多:与右心衰竭导致体循环淤血、水钠潴留有关	本案例患者入院查体双下肢轻度凹陷性水肿	双下肢水肿消退	①饮食护理:低盐低脂食物,少食多餐,适当增加优质蛋白的摄入。②控制液体入量:补液应遵循"量入为出"原则,严格控制输液速度。③遵医嘱正确使用合适的利尿药,及时复查患者血钾、血钠水平,利尿药的使用时间应选择日间,避免夜间频繁排尿影响休息。④病情监测:每日清晨空腹测体重,准确记录 24h 尿量,发现异常时及时报告医师。⑤皮肤护理:保持床单位清洁、柔软、干燥,水肿情况严重者或卧床时间较久者可使用气垫床,定时协助或指导患者变换体位,保持会阴清洁干燥,使用便盆时勿强行推、拉,防止擦伤皮肤,半坐位或坐位休息时,可预防性使用减压敷料保护骶尾部

续表

时间	护理诊断	诊断依据	护理目标	护理措施
2021-08-30 16:47	活动无耐力：与心律失常发作导致的心悸与心排血量减少有关	本案例患者稍活动后气促明显；查体患者有心律不齐	主诉活动耐力增加	①评估活动耐力：评估心功能等级，了解患者患病前和现在的活动类型、强度、持续时间和耐受力。②制订活动目标和计划：根据动态评估的心功能等级，鼓励患者循序渐进增加活动量，遵循床上活动、床边活动、病房内活动、病房外活动、上下楼梯的活动步骤，鼓励患者日常生活自理或协助自理，卧床患者应进行被动运动或床上简单的主动运动；当患者出现呼吸困难、发绀等缺氧表现时，及时给予吸氧护理。③活动中如出现明显心前区不适、呼吸困难、头晕、大汗、面色苍白、低血压时应立即停止活动，原地休息，如休息后症状仍持续无缓解，应及时报告医师处理；必要时可在活动时进行心电监测；严格遵医嘱、正确使用抗心律失常药物，用药过程中观察患者意识、神志和生命体征，监测患者用药前后及用药过程中心电图变化，以判断用药疗效和有无不良反应。④协助患者做好生活护理。⑤出院时，了解患者居家生活条件，给予个性化活动指导
2021-08-30 16:47	知识缺乏：缺乏心血管疾病居家护理的相关知识	本案例患者未定期复查疾病进展，有药物漏服情况	掌握居家护理的相关知识	①疾病预防指导：积极干预高危因素，包括但不限于控制血压、血糖、血脂异常，积极治疗原发疾病，避免增加心力衰竭的危险因素（如吸烟、饮酒）；避免各种诱发因素。②疾病知识指导：鼓励患者了解心血管疾病治疗的新发展、新方案，树立信心，保持稳定情绪，积极配合治疗。③用药指导：告知患者或家属所使用药物的名称、剂量、用法、作用和可能出现的不良反应，强调规律服药对控制心力衰竭的重要性，严禁自行停药、改量。④病情监测：建议患者在家晨起空腹时监测血压和体重，并做好记录，当出现不适症状时及时就诊

四、护理记录

护理记录见表 2-3-2。

表 2-3-2 护理记录

日期	时间	护理记录
2021-08-30	16:47	患者,谢某,女,78岁,T 36.8℃,HR 70次/min,P 46次/min,R 18次/min,BP 119/71mmHg,SpO$_2$ 94%。因反复夜间气促10余年,再发加重1天,为进一步治疗,于今日15:30步行入院,诊断为慢性心力衰竭。患者 Barthel 指数评定量表评分90分,为轻度依赖;Morse 跌倒危险因素评估量表评分35分,为中度危险;Braden 评估量表评分16分,为低度危险;Caprini 风险评估量表评分4分,中度危险;患者疼痛评估:面部表情分级评分法评分0分;NRS 2002 营养风险筛查表评分2分,每周复评1次。行入院宣教,介绍科室环境及相关制度、医师、护士,告知床头呼叫铃使用方法,预防跌倒坠床、预防静脉血栓
2021-08-30	17:00	遵医嘱予以心电监测,予以测血压3次/日,吸氧16h/d。向患者及家属宣教使用心电监护仪期间尽量卧床休息,不得随意摘取心电电极、血压袖带及指脉氧探头,告知监护仪显示屏各项数值的正常范围及报警限值,如遇报警及时呼叫
2021-08-30	18:00	协助患者做好生活护理,保持床单位清洁、柔软、干燥,使用气垫床预防压力性损伤。协助患者定时翻身、变换体位,班班交班,关注患者皮肤状况
2021-08-30	18:30	患者有糖尿病、高血压等基础疾病,嘱其低盐、低脂、糖尿病饮食;鉴于近期病情重、胃口欠佳、消耗较大,请营养科会诊,建议适当加餐,增加优质蛋白的摄入
2021-08-30	19:30	患者气促明显,嘱其卧床休息,调节氧流量3L/min,协助患者变换半卧位或坐位,拉上双侧床栏,备小桌,供患者扶桌休息,必要时双下肢下垂。遵医嘱准确记录24h尿量。遵医嘱予呋塞米20mg,口服,告知患者及家属药物的作用及副作用,告知家属协助患者床上或床旁解小便的配合要点,记录用药后尿量变化,遵医嘱复查血钾、血钠水平
2021-08-30	20:00	严格控制输液速度,滴速以20～30滴/min为宜,特殊药物使用输液泵精确控制。嘱患者避免用力排便,可环形按摩腹部,必要时可采用开塞露通便
2021-08-30	20:30	患者气促症状较前缓解,呈高枕位休息
……	……	……
2021-09-01	09:00	与患者讨论休息与活动计划,了解患者患病前和现在的活动类型、强度、持续时间和耐受力。评估患者心功能等级,根据动态评估的心功能等级,鼓励患者循序渐进增加活动量,遵循床上活动、床边活动、病房内活动、病房外活动、上下楼梯的活动步骤;鼓励患者日常生活自理
2021-09-01	10:00	了解患者及家属对疾病知识的了解情况,评估患者遵医嘱依从性高低。帮助患者了解心血管疾病的病因、症状及治疗的相关知识,帮助患者树立信心,保持稳定情绪
2021-09-01	11:00	了解患者及家属对药物知识的了解情况,告知患者或家属目前正在使用的药物的名称、剂量、用法、作用和可能出现的不良反应;强调规律服药对控制心力衰竭的重要性;严禁自行停药、改量

续表

日期	时间	护理记录
2021-09-01	17:00	患者呼吸困难症状好转,夜间可平卧休息,血氧饱和度98%
2021-9-03	17:30	患者呼吸困难症状好转,夜间可平卧休息,血氧饱和度98%~99%。双下肢水肿明显改善,双下肢踝关节及胫前指压无凹陷。可下床活动,平地行走距离>50m。患者及家属熟悉疾病的相关知识
……	……	……
2021-9-08	08:00	T 36.8℃,P 57次/min,HR 77次/min,R 19次/min,BP 110/72mmHg,血氧饱和度99%,夜间能平卧休息

五、小结

本案例以护理程序为理论框架,对一例老年慢性心力衰竭患者进行了系统的案例分析。通过本案例学习,能掌握慢性心力衰竭患者的主要评估内容及方法、护理问题及护理措施、病情观察要点及潜在并发症防治等,为临床护理工作提供实践参考。

【案例使用说明】

一、教学目标

通过本案例的学习,希望学生了解慢性心力衰竭的病情特点以及完整的护理评估、诊断、计划、实施、评价的护理程序。引导学生分析慢性心力衰竭的诊断依据及鉴别要点,运用帕累托法则明确该患者护理问题,制订相应的护理措施。建议教师采用讨论或情景模拟的方式呈现。结合本案例学习,希望学生达到:

(1)掌握对老年心力衰竭患者进行问诊、体格检查等评估方法,资料收集具有逻辑性,详尽且全面。

(2)识别老年心力衰竭典型症状和体征以及辅助检查结果,分析病例特点,找出诊断依据。

(3)基于护理程序理论框架,运用帕累托法则对患者作出合适的护理诊断,并制订相应的护理计划。

(4)掌握老年心力衰竭患者的治疗要点、药物副作用及病情观察要点。

二、涉及知识点

（1）本案例涉及老年心力衰竭的诊断依据及鉴别诊断要点。

（2）本案例涉及老年心力衰竭患者的护理评估、护理诊断、护理目标。

（3）本案例涉及老年心力衰竭患者的护理措施实施及效果评价。

三、启发思考题

本案例的启发思考题主要对应案例教学的知识传递目标，启发思考题与案例同时布置，另外要求学生在课前阅读熟悉相关知识点。在案例讨论前需要布置学生阅读关于慢性心力衰竭的疾病进展知识。

（1）该患者诊断为慢性心力衰竭的依据是什么？需要与哪些疾病鉴别诊断？

（2）根据帕累托法则及互动达标理论，你认为责任护士对患者制订的护理计划是否准确、全面？

（3）本案例的介入过程，哪些方面分别体现了奥瑞姆自护理论的"替、帮、教"？

（4）针对该患者的护理问题，你认为责任护士应该从哪些方面加强病情观察？

（5）你认为心力衰竭患者的心脏康复涉及哪些内容？

四、分析思路

案例分析的基本思路是将案例相关情景材料通过事先设计好的提问引导和控制案例的讨论过程。本案例聚焦患者，在评估患者需求的基础上，选择恰当的介入目标次序和护理过程中的角色。案例分析步骤见图 2-3-1。

五、理论依据及分析

（一）诊断与鉴别

1. 该患者诊断为慢性心力衰竭的依据是什么？

（1）症状与体征：反复夜间气促 10 余年，再发加重 1 天；双下肺可闻及少许啰音；二尖瓣可闻及全收缩期吹风样杂音 3/6 级，双下肢轻度凹陷性水肿。

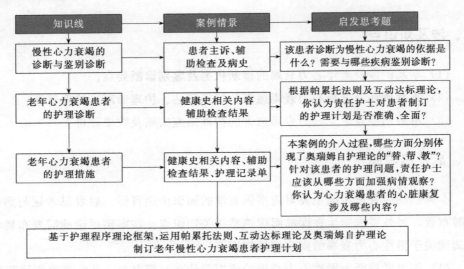

图 2-3-1　慢性心力衰竭案例分析步骤

（2）既往病史：高血压病史、冠心病。

（3）辅助检查：①超声心动图：左心房、左心室大，左心功能低值（EF 50%）；主动脉瓣钙化并轻中度反流；二尖瓣中重度反流；三尖瓣轻度反流。②B型钠尿肽前体（NT-proBNP）：1023.0pg/mL；肌酸激酶 37.3U/L。

（4）起病特点：近 10 年反复出现胸闷、气促、双下肢水肿等症状，本次再发加重 1d。

2. 需要与哪些疾病鉴别诊断？

老年心力衰竭主要应与支气管哮喘、慢性阻塞性肺疾病、心包积液、缩窄性心包炎、肾源性水肿及肝硬化腹水伴下肢水肿等疾病相鉴别。

（1）支气管哮喘或慢性阻塞性肺疾病：急性加重心源性哮喘是左心衰竭和急性肺水肿等引起的发作性喘息，应与支气管哮喘相鉴别。老年心力衰竭多见于有高血压、冠心病或老年退行性心脏瓣膜病史，支气管哮喘始于青少年期，可有发作，发作时可闻及哮鸣音；心源性哮喘发作时常需要端坐呼吸，重症者有干湿啰音或咳粉红色泡沫痰。测定 B 型脑利钠肽或 NT-pro BNP 等生物标志物对鉴别心源性和肺源性呼吸困难有重要价值。

（2）心包积液、缩窄性心包炎：由于腔静脉回流受阻同样可以引起颈静脉怒张、肝大、下肢水肿等表现，可根据病史、心脏及周围血管体征与右心衰竭进行鉴别。超声心动图、心脏 CT 或 MRI 检查有助于确诊。

（3）肾源性水肿、肝硬化腹水伴下肢水肿：应与慢性右心衰竭相鉴别，除基础心脏体征有助于鉴别外，非心源性肝硬化一般不会出现颈静脉怒张等上腔静脉回流受阻的体征。

（二）帕累托法则及互动达标理论在该案例的应用

帕累托法则指 80/20 法则，理论依据详见附录Ⅰ-2。本案例护理干预过程中责任护士在患者入院后全面评估了患者的个人信息、症状、体征、心理/情绪（焦虑烦躁）、Barthel 指数评定量表（90 分）、Morse 跌倒危险因素评估量表（35分）、Braden 评估量表（16 分）、Caprini 风险评估量表（4 分）、NRS 2002 营养风险筛查表（2 分）等，在此基础上做出护理诊断。并运用帕累托法则，将其按首优、次优原则对该患者护理诊断进行了排序。目前谢某存在的主要护理诊断/问题是气体交换受损、体液过多、活动无耐力、知识缺乏。

互动达标理论依据详见附录Ⅰ-6。本案例运用互动达标理论，针对患者的护理问题，护士与患者/家属一起讨论，逐一制订了护理目标，并共同努力、相互影响，不断评价效果，促进护理目标的实现。3d 后，再次评估患者病情，虽然还未实现目标值，但患者各项指标较入院时有了明显改善。患者呼吸困难症状好转，睡眠改善，夜间可平卧休息，血氧饱和度 99％；下肢水肿消退；可下床活动，6min 步行试验 402m，双下肢水肿较前有所减轻，未发生跌倒、静脉血栓等并发症，患者及家属熟悉疾病的相关知识，对疾病治疗充满信心。

（三）奥瑞姆自护理论在该案例的应用

奥瑞姆自护理论依据详见附录Ⅰ-1。本案例护理干预过程中，基于全面的入院评估结果，Barthel 指数评定量表评分 90 分，自理及活动能力为轻度依赖，Morse 跌倒危险因素评估量表 35 分，中度跌倒风险。用奥瑞姆自护理论，以患者的病情严重程度和生活自理能力为依据，入院时选择护理系统中部分补偿系统（帮），后期病情逐渐稳定后，选择辅助教育系统，制订护理计划。

通过对谢某的健康教育进行干预，提升其疾病认识水平与自我护理知识水平，激发其护理参与积极性，减少依赖；同时提供人性化关怀，调动并发挥其主观能动性，主动参与到护理工作中，从而有效促使患者尽快承担自我照护责任，提升其自我照护能力。

（四）病情观察

1. 一般情况

患者食欲、睡眠状况等。

2. 生命体征

观察患者的呼吸频率和节律，夜间阵发性呼吸困难的改善情况，体温，脉搏，血压。

3. 出入水量

监测体重变化，观察有无夜尿增多或尿量是否减少。

4. 皮肤、黏膜颜色和水肿程度。

5. 潜在并发症的评估和护理

主要为水、电解质紊乱，目前患者使用利尿药，应预防低钾血症的发生。护理过程中应做到：①详细观察并记录尿量；②观察患者有无水、电解质、酸碱平衡紊乱的临床症状；③定期监测电解质，监测有无水电解质平衡紊乱。

（五）老年心力衰竭患者的心脏康复

心脏康复即应用各种干预措施，包括康复评估、运动训练、指导饮食、生活方式指导、规律服药、定期监测各项指标和接受健康教育等，可以促使患者改善生活质量，回归家庭与社会，并预防心血管事件的发生。欧洲心脏病学会、美国心脏协会和美国心脏病学会，均将心脏康复列为心血管疾病治疗中最高级别的推荐（Ⅰ级推荐）。

心脏康复的五大处方包括：运动处方、营养处方、药物处方、心理处方及戒烟处方，需求包括心脏康复医师、治疗师、营养师、心理咨询师等组成的多学科团队。

六、案例背景

（一）定义和概述

心力衰竭（heart failure，HF）简称"心衰"，是由于多种原因导致心脏结构或功能的异常改变，使心室收缩和/或舒张功能发生障碍，从而引起的一组复杂临床综合征，其主要临床表现包括呼吸困难、疲乏和液体潴留等，是各种心脏疾病的严重表现或晚期阶段，是常见的老年心血管综合征。根据心衰发生的时间、速度分为慢性心衰和急性心衰。多数急性心衰患者经住院治疗后症状部分缓解，而转入慢性心衰；慢性心衰患者常因各种诱因急性加重而需住院治疗。

心衰的发病率和患病率随着年龄的增长而显著增加。发达国家心衰患病率为1.5%～2.0%，年龄≥70岁人群患病率≥10%。我国流行病学调查显示，35～

74 岁成年人心衰患病率为 0.9%。随着我国人口老龄化加剧，冠心病和高血压发病率上升，医疗水平的提高使心脏疾病患者生存期延长，我国心衰患病率呈持续升高趋势。心衰是老年人住院治疗最常见的原因之一，也是造成老年人死亡的最常见原因，猝死发生率是正常人的 5 倍。老年心衰患者 5 年生存率为 25%～50%，心衰确诊后 1 年和 5 年病死率分别为 20.2% 和 52.6%。

心衰治疗目标是改善临床症状和改善生活质量，预防或逆转心脏重构，降低再住院率和死亡率。治疗原则包括去除诱因，积极治疗原发病；调节代偿机制，降低神经体液因子活性，阻止或延缓心室重塑的进展；缓解症状，改善患者的心功能状态。

（二）心衰的诊断和评估

心衰的诊断和评估依赖于病史、体格检查、实验室检查、心脏影像学检查和功能检查。首先根据病史、体格检查、心电图、胸片判断有无心衰的可能性；之后通过利钠肽检测和超声心电图明确是否存在心衰，再进一步确定心衰的病因和诱因；最后评估病情的严重程度及预后，以及是否存在并发症及合并症。全面准确的诊断是心衰患者有效治疗的前提和基础。

老年人这一特殊群体，其心衰的诊断、评估和治疗又有着特殊性。老年人心衰的不典型症状更为多见，更易发生肺水肿、低氧血症及重要器官灌注不足；常合并冠心病，但临床上易误诊和漏诊，需要高度重视。

（三）心衰危险因素的干预

心衰是慢性、自发进展性疾病，心肌重构是引起心衰发生和发展的关键因素。心肌重构最初可以对心功能产生部分代偿，但随着心肌重构的加剧，心功能逐渐由代偿向失代偿转变，出现明显的症状和体征。引起老年人心衰最常见的原因为高血压、冠心病、心脏瓣膜病和原发病心肌损害。其他原因如急性肾功能衰竭、输液过多过快等，也可导致心衰。有基础心脏病的老人，往往由于一些增加心脏负荷的因素诱发心衰。

通过控制心衰的危险因素有助于延缓或预防心衰的发生。高血压是心衰最常见、最重要的危险因素，长期有效控制血压可以使心衰风险降低 50%。对存在多种心血管疾病危险因素、靶器官损伤或心血管疾病的高血压患者，血压应控制在 130/80mmHg 以下。糖尿病是心衰发生的独立危险因素，尤其是女性患者发生心衰的风险更高，近年来研究显示钠-葡萄糖协同转运蛋白 2 抑制剂能减低具有心血管高危风险的 2 型糖尿病患者的死亡率和心衰住院率。对肥胖、糖代谢异常的控制也有助于预防心衰发生，戒烟和限酒有助于预防或延缓心衰的发生。

(四) 心衰的管理

1. 心衰管理团队

心衰是一种复杂的临床综合征，给予患者规范的诊治和长期管理需要多学科组成的心衰管理团队来完成。心衰的多学科合作团队由心脏专科医师、全科医师、护士、药师、康复治疗师、营养师等组成，按照一定的流程及规范相互协作，对提高心衰诊治水平具有重要作用。

2. 优化心衰管理流程

心衰管理方案应覆盖诊治全程，通过优化流程实现从医院到社区的无缝连接，包括住院期间心衰管理团队对患者进行宣教，鼓励患者和家属参与随访；根据病情和危险分层制订出院计划和随访方案；出院后通过随访和患者教育，提高患者依从性和自我护理能力。

3. 随访的频率和内容

优化慢性心衰的治疗是降低易损期心血管事件发生率的关键，根据患者情况制订随访频率和内容。患者病情不稳定，需要进行药物调整和检测，应适当增加随访频率，2周1次，病情稳定后改为1~2个月1次。随访内容包括：监测症状、血压、心率、心律、体重、肾功能和电解质；神经内分泌拮抗剂是否达到最大耐受或目标剂量；调整利尿药种类和剂量；药物优化后是否有 ICD 和 CRT 指征；针对病因的治疗；治疗依从性和不良反应；必要时超声心动图、动态心电图等检查；焦虑和抑郁情绪。

4. 健康教育

患者缺乏自我管理知识和技巧是心衰反复住院的重要原因之一。通过教育能提高患者的自我管理能力和药物依从性，有助于其改善生活方式，具体内容包括心衰的基础知识、症状的监控、药物治疗及依从性、饮食治疗和生活方式干预等。

5. 运动康复

慢性心衰运动康复的安全性和有效性，可降低慢性心衰患者的病死率和再住院率，改善患者的运动耐量和生活质量。运动康复适应证为 NYHA 心功能Ⅰ~Ⅲ级的稳定型心衰，患者日常可进行适合自己的运动，或在医师的指导下进行专业的运动康复。

七、关键要点

（1）学会在患者的主诉及辅助检查中分析患者目前面临的主要问题，评估其需求，并根据紧急程度将患者需求与问题排序。

（2）在评估需求和分析问题的基础上，学会理清个案介入的思路，按照由易到难、由最主要到次要的介入思路，拟定个案护理方案，并有效实施。

（3）训练护士自身的临床判断思维，在护理患者的过程中，重视临床判断思维的提升，根据患者的病情，不断拓展自己的相关专业知识，不断提升自我的专业修养和业务水平。

八、课堂计划

案例教学效果与学生的知识储备有很大的关联，因此案例教学前，要求学生预习相关知识是十分必要的。根据本案例所涉的知识点，要求学生在课前能够尽可能地预习心力衰竭的流行病学、临床表现、发病原因、治疗方法，心衰患者的需求与评估，Orem 自护理论、帕累托法则等相关知识。

本案例按照 2 课时（90min）进行设计：案例回顾 10min、小组讨论 20min、集体讨论 30min、知识梳理 20min、问答与机动 10min。

课堂讨论案例之前，要求学生至少要读一遍案例全文，对案例启发思考题进行回答。具备条件者可以小组为单位围绕着所给的案例启发思考题进行讨论。

九、课后思考题

（1）你对老年心衰患者护理管理有什么想法？

（2）你认为还有哪些理论可以运用于本案例中？

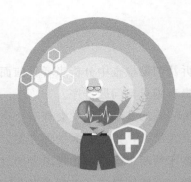

第三章　老年消化系统疾病护理

随着我国社会的不断发展，人口老龄化愈来愈显著，中老年人口比例逐年增高，消化系统疾病在老年人群中具有高患病率、高复发率、高病死率特点，成为威胁老年人健康的主要危险因素之一。因此，做好老年患者消化系统疾病的护理及健康管理非常重要。常见的老年消化系统疾病有老年上消化道出血、消化道溃疡等。本章将以案例分析形式，以老年上消化道出血、消化道溃疡为例，详细阐述老年消化系统疾病的护理与健康管理。

第一节　老年上消化道出血患者的护理

【案例正文】

一、基本信息

姓名：易××　　　　性别：男　　　　年龄：68 岁
婚姻：已婚　　　　籍贯：湖南长沙　　　职业：司机
入院日期：2021 年 08 月 05 日

二、护理评估

（一）健康史

1. 主诉

反复呕血黑粪 3 年，再发呕血 1 天。

2. 现病史

患者 2018 年 8 月饮酒后出现呕血、黑粪，至医院就诊，胃镜结果：胃底、食管静脉曲张（重度）。结肠镜结果：全结肠见大量血液，所见黏膜未见明显改变。诊断考虑：急性消化道大出血（失血性休克），酒精性肝硬化（失代偿期），食管胃底静脉曲张。腹部 CT 结果：肝脏改变，腹水，考虑肝硬化（失代偿期）并门静脉高压症，胃底食管静脉曲张，结肠及部分小肠扩张积液，双侧胸腔积液。于当地医院治疗后稳定出院。患者于 2018 年 9 月食用硬物后再次呕血、便血，入住当地医院治疗后病情稳定出院。患者于 2018 年 9 月、2019 年 4 月、2019 年 5 月、2020 年 6 月、2021 年 1 月多次于我院就诊，并行食管胃底静脉曲张序贯治疗。2021 年 8 月 4 日，患者晚餐后突发上腹部不适，随即出现呕吐，非喷射样，呕吐物为暗红色血液，量多，估算约 500～600mL，无腹痛、出冷汗、头晕、乏力等不适。遂来我院急诊就诊，据病情收抢救室诊治。8 月 5 日 03:00 在急诊胃镜下行食管胃底静脉曲张套扎治疗，为求进一步诊治入住我科。患者起病以来，精神状态差，轻度焦虑，食欲、睡眠欠佳，大便黑，小便正常，近期体重无明显变化。

3. 既往史

否认高血压、冠心病、糖尿病等病史；无肝炎、结核等传染病史及其他密切接触史；无外伤手术史。有输注史。无药物过敏史。预防接种按计划进行。

4. 个人史

出生居住于原籍，无外地长期居住史，否认血吸虫疫水接触史，无地方或传染病，无新冠流行病学接触史及旅居史，无毒物、粉尘及放射性物质接触史。生活规律，能胜任本职工作。无吸烟史，有 30 余年饮酒史，每天 1 斤，度数为 50 度，已戒酒 3 年余。无冶游、性病史。

5. 婚育史

24 岁结婚，育有 1 子，家庭和睦，配偶、儿子体健。

6. 家族史

否认家族性遗传性疾病史，家族成员中无类似患者。

7. 日常生活形态

（1）饮食：平时饮食规律，一日三餐，食欲欠佳。

（2）睡眠/休息：入睡困难，上床后至少 2h 才能入睡，夜间多梦，晨起精神欠佳。午睡 30min 左右，睡眠质量尚可。发病以来，睡眠较之前更难入睡，白天睡眠较多，夜间难入睡。

（3）排泄：大便黑，小便正常。

（4）自理及活动能力：目前 Barthel 指数评定量表评分 80 分，生活不能完全自理，轻度依赖他人，较入院时 45 分（中度依赖）有提高。

8. 心理/情绪状态

由于疾病反复发作，多次住院给家庭带来很大经济负担，患者感到焦虑不安。Zung 氏焦虑自评量表（SAS）评分为 53 分，轻度焦虑状态。Zung 氏抑郁自评量表（SADS）评分为 50 分，无抑郁状态。

9. 对疾病相关知识的了解情况

不了解疾病相关知识；患者留置中心静脉导管，导管维护知识掌握不足。电子胃镜（进口）检查行食管静脉曲张套扎治疗（EVL 术），对手术相关知识了解不足。

10. 风险与症状评估

（1）跌倒风险：Morse 跌倒危险因素评估量表评分 35 分，中度危险。

（2）压力性损伤风险：Braden 评估量表评分 14 分，中度危险。

（3）血栓风险：Caprini 风险评估量表评分 9 分，高度危险。

（4）导管滑脱风险：患者留置中心静脉导管，导管脱落风险评估量表评分 9 分，低度危险。

（5）疼痛评估：患者有上腹部隐痛，面部表情分级评分法评分 2 分，为轻度疼痛。

（6）营养风险筛查：NRS 2002 营养风险筛查量表评分 4 分，有营养风险，需要营养支持。

（7）肝硬化患者 Child-Push 分级：10 分，C 级，提示预后差。

（二）体格检查

T 36.5℃，P 78 次/min，R 15 次/min，BP 89/47mmHg，身高 168 cm，体重 51.5 kg，BMI 18.24 kg/m²。患者发育正常，神志清楚，查体合作，自主体位，慢性病容，贫血貌。皮肤巩膜无黄染，无肝掌及蜘蛛痣，无出血点、瘀斑，无皮疹。全身浅表淋巴结无肿大。头颅无畸形，双侧瞳孔等大等圆 3mm，双侧对光反应灵敏。乳突无压痛，鼻窦无压痛，唇红无发绀。扁桃体无肿大。颈部无抵抗，颈静脉正常，颈动脉搏动正常，气管位置居中，甲状腺无肿大。胸廓无畸形，胸骨无压痛。肺部呼吸运动度对称，肋间隙正常，语颤对称，无胸膜摩擦感，无皮下捻发感，双肺叩诊清音，左肺呼吸音低，双肺呼吸音粗，无干湿啰音。心前区无隆起，心尖搏动正常，位于左侧第 5 肋间锁骨中线内侧 0.5cm。触诊心尖搏动正常，位置同上，无震颤，无心包摩擦感。心率 78 次/min，心律齐，无杂音。腹部膨隆，无胃肠型，无蠕动波，腹壁静脉无曲张，全腹无压痛、反跳痛，腹肌无紧张。腹部无包块，肝脾触诊不满意，双侧肾区无叩击痛，移动型浊音阳性，肠鸣音正常，4 次/min，无气过水声。脊柱四肢无畸形，活动自如，双侧下肢有凹性水肿。肛门外生殖器未查，生理反射存在，双膝反射正常，布鲁津斯基征阴性，克尼格征阴性，巴宾斯基征阴性。

（三）辅助检查

1. 实验室检查

血常规：2021-08-04 20：30 白细胞计数 $2.9×10^9/L$，血红蛋白 35g/L。2021-08-05 01：00 查：白细胞计数 $1.98×10^9/L$，中性粒细胞百分比 57.2%，血红蛋白 46g/L。2021-08-05 08：00 查：白细胞计数 $8.1×10^9/L$，中性粒细胞百分比 78.5%，红细胞计数 $2.27×10^{12}/L$，血红蛋白 49g/L。

肝功能：总蛋白 64.0g/L，白蛋白 29.2g/L，白球比值 0.8，总胆红素 49.8μmol/L，直接胆红素 26.2μmol/L。

乙肝三对检查（2021-08-04）：HBsAb 阳性，HBeAb 阳性，余指标阴性。

凝血常规及相关项目（2021-08-04）：凝血酶原时间 22.3s，凝血酶原百分率 33%，国际标准化比值 2.08，活化部分凝血活酶时间 34.7s，纤维蛋白原 1.01g/L，血浆纤维蛋白（原）降解产物 12.3mg/L，D-二聚体 0.92mg/L，血浆抗凝血酶Ⅲ抗原测定 166.6mg/L。

2. 内镜结果

电子胃镜（进口）检查（2021-08-04 20：00）：食管胃底静脉曲张（重度）。

3. 影像学检查

腹部盆腔 CT 平扫＋双期增强＋三维成像（2021-08-04）：①胃底静脉破裂出血可能，请结合内镜检查；②肝硬化，门静脉高压症（脾大、腹水较前减少、侧支循环开放、胆囊壁及胃肠壁水肿较前减轻）；③左下肺内后基底段炎症。

肝胆脾胰彩超（2021-08-04）：肝硬化；右肝实质性结节，性质待定；脾大；前列腺增生并多发钙化灶。

（四）医疗诊断

酒精性肝硬化（失代偿期），肝硬化伴食管胃底静脉曲张（套扎术后），脾大，失血性重度贫血，低蛋白血症。

（五）治疗措施

1. 止血、降低门静脉高压

生长抑素 3mg 以 250μg/h 的速度泵入，5% 葡萄糖 100mL＋维生素 K_1 30mg

静脉滴注。

2. 输血、补液

输注同型血浆 100mL、同型浓缩红细胞 2U、脂肪乳氨基酸葡萄糖（11%）注射液 1440mL。

3. 抑酸护胃

艾司奥美拉唑 80mg＋生理盐水 100mL 以 8mg/h 的速度持续泵入。

4. 控制感染

头孢他啶 1.5g＋生理盐水 100mL 静脉滴注，每 8h 一次。

5. 纠正低蛋白血症

人血白蛋白 100mL 静脉滴注。

6. 护肝

乙酰半胱氨酸注射液 8g＋10％葡萄糖注射液 250mL，静脉滴注。

7. 其它

心电监测、吸氧等对症支持治疗。

三、护理计划

护理计划见表 3-1-1。

表 3-1-1　护理计划

时间	护理诊断	诊断依据	护理目标	护理措施
2021-8-5 10:40	血容量不足：与失血过多有关	呕血 1d，量约 500～600mL，BP 89/47mmHg；凝血酶原时间延长，肝硬化、门静脉高压症、食管静脉曲张，急诊行 EVL 术后第 1 天，有再出血的风险	血容量恢复，生命体征平稳	①一级护理，医嘱下病重，予以心电监测、吸氧。②密切观察患者生命体征及病情变化，观察有无心率增快、烦躁、呕吐、腹痛、腹胀、肠鸣音亢进等出血先兆表现，根据呕吐物、大便的颜色、性状和量估算出血量；密切监测血常规、凝血功能、粪常规＋OB 等指标。③体位与休息：绝对卧床休息，过床、翻身时动作宜缓慢，不可用力过猛，避免用力咳嗽导致腹内压增加，保持大便通畅；避免频繁呃逆，恶心、呕吐时用药物控制。④准确记录尿量。⑤遵医嘱运用护胃、抑酸、止血、降低门静脉高压等药物。⑥遵医嘱交叉合血、备血，并进行输血护理。⑦遵医嘱禁食。⑧大出血时下肢抬高，增加回心血量；⑨加速输液、输血，快速扩容

续表

时间	护理诊断	诊断依据	护理目标	护理措施
2021-8-5 10:40	窒息风险:与患者呕血有关	患者主要症状为呕血	患者出现呕吐时无窒息表现,患者及家属掌握预防窒息方法	①采取舒适体位,保持呼吸道通畅。②床旁备吸引装置,防窒息或误吸。③发生呕血时头偏向一侧,大出血时下肢略抬高。④健康宣教,使患者和家属知晓发生呕血时如何预防窒息,如何向医护人员求助
2021-8-5 10:40	感染风险:与全血细胞减少有关	患者肝硬化全血细胞减少,机体抵抗力低下,中性粒细胞百分比升高;置入中心静脉导管	能识别感染征象,积极采取预防感染的护理措施,无导管护理不当引起的血流相关感染问题	①加强病情监测,密切观察患者体温。配合医师做好实验室检查标本采集工作。②严格无菌操作,预防血流相关感染。③保持室内空气清新,预防呼吸道感染。④遵医嘱预防性使用抗生素。⑤做好口腔护理,预防口腔感染。⑥做好皮肤、肛周护理。⑦加强营养支持,出血活动期以肠外营养为主
2021-8-5 10:40	潜在并发症:肝性脑病	患者消化道大出血,肠道产氨增加,静脉血氨:25μmol/L,腹部移动性浊音阳性,有腹水	能及时识别肝性脑病表现,积极采取措施预防肝性脑病发生、发展	①积极止血,控制活动性出血。②保持大便通畅,可用生理盐水灌肠促进排便,以利于肠道积血排出。③避免快速大量放腹水,同时补充白蛋白。④避免使用镇静、催眠药物。⑤若血氨过高可遵医嘱使用白醋灌肠,静脉滴注降低血氨药物
2021-8-5 10:40	焦虑:与患者病情危重,反复多次住院有关	患者 SAS 得分 53 分,轻度焦虑	患者情绪稳定,对疾病的治疗信心增加	①责任护士经常巡视病房,了解患者心理动态,予以心理疏导。②指导患者家属给予患者支持与关心,鼓励患者倾诉心中担心,协助其树立治愈疾病的信心;③运用正念干预方法,引导患者接纳现状,采用积极的方法应对目前的问题。④必要时遵医嘱使用抗焦虑药
2021-8-5 10:40	营养失调:低于机体需要量	患者起病以来食欲不佳,由于呕血、黑粪患者要求禁食,导致营养供给不足,白蛋白结果29.2g/L,低蛋白血症	患者体重增加,纠正低蛋白血症,维持水、电解质平衡	①禁食,配合医师准确输血、输液,维持水、电解质平衡。②24h 后若无呕吐可进温凉、清淡、无渣流质食物。③遵医嘱输注新鲜血、白蛋白,做好血液及血液制品输注护理。④定期评估患者饮食和营养状况,包括体重和实验室检查相关指标
2021-8-5 10:40	睡眠形态紊乱	患者入睡困难,白天睡眠较多,夜间难以入睡	患者睡眠改善	①了解睡眠紊乱原因,做好患者的心理疏导。②按摩患者足底的涌泉穴。③调节病房光线,保持病房安静。④夜间患者入睡后,尽量避免操作。⑤必要时遵医嘱用安眠镇静药

续表

时间	护理诊断	诊断依据	护理目标	护理措施
2021-8-5 10:40	有皮肤完整性受损的风险:与长期绝对卧床有关	患者进行食管胃底静脉曲张硬化剂注射治疗24h内绝对卧床休息	患者无压力性损伤并发症	①准确动态评估患者压力性损伤风险。②采取舒适体位,建立翻身卡,定时为患者翻身。③使用气垫床、减压贴等辅助工具预防力性损伤疮。④保持床单位平整、干燥,使用便盆时避免拖、拉、拽,大小便后保持局部皮肤干燥。⑤遵医嘱加强营养支持,补充白蛋白

四、护理记录

护理记录见表 3-1-2。

表 3-1-2 护理记录

日期	时间	护理记录
2021-8-5	10:40	患者,男,68 岁,T 36.5℃,P 72 次/min,R 16 次/min,BP 89/47mmHg。因反复呕血、黑粪 3 年,再发呕血 1 天,于今日 10:30 入院,诊断为酒精性肝硬化(失代偿期),手术后状态(食管胃底静脉曲张硬化剂注射治疗术后)。患者 Barthel 指数评定量表评分 45 分,中度依赖;Morse 跌倒危险因素评估量表评分为 35 分,中度危险;Braden 评估量表评分 14 分,中度危险;Caprini 风险评估量表评分 9 分,高度危险;疼痛评估,面部表情分级评分法评分 2 分,为轻度疼痛;带入中心静脉导管 CVC,导管滑脱风险评估量表评分 9 分,低度风险;双下肢轻度凹陷性水肿。行入院宣教,介绍科室环境及相关制度、主管医师及责任护士,告知患者床头呼叫铃使用方法,予以中心静脉导管知识宣教,嘱卧床休息,禁食 24h,保持情绪稳定,防跌倒、防坠床、防血栓、勿自行外出。遵守医院防疫、陪护等相关制度,加强病情观察。建立翻身卡,遵医嘱予以上气垫床,预防压力性损伤。协助进行床上预防双下肢血栓被动运动
2021-8-5	10:50	遵医嘱予心电监测,HR 76 次/min,R 16 次/min,BP 86/50mmHg,血氧饱和度98%。遵医嘱予以吸氧、心电监测,备吸引装置于床旁。遵医嘱予以抽血查血常规、交叉配血等。患者 SAS 评分 53 分,轻度焦虑,责任护士加强巡视,了解患者心理动态,给予心理疏导,兼职心理咨询师给予正念干预治疗
2021-8-5	11:10	遵医嘱予以生理盐水 100mL＋生长抑素 3mg 以 250μg/h 的速度持续泵入,予以补液、加强营养等对症支持治疗
2021-8-5	11:40	HR 77 次/min,R 16 次/min,BP 88/54mmHg,血氧饱和度 98%
2021-8-5	12:30	T 36.5℃,HR 77 次/min,R 16 次/min,BP 88/54mmHg,血氧饱和度 98%,病情预警评分(MEWS):3 分。遵医嘱予以生理盐水建立静脉通道,予以输注同型血浆100mL,加强巡视。协助翻身

续表

日期	时间	护理记录
2021-8-5	12:40	T 36.5℃,HR 80 次/min,R 18 次/min,BP 86/58mmHg,血氧饱和度 98%。病情预警评分(MEWS):2 分。输注同型血浆过程中患者无畏寒发热、恶心、瘙痒等不适,未见输血反应,穿刺部位无红肿。协助翻身
2021-8-5	13:40	HR 78 次/min,R 16 次/min,BP 88/58mmHg,血氧饱和度 98%。排出尿量 500mL
2021-8-5	14:40	T 36.5℃,HR 82 次/min,R 18 次/min,BP 86/60mmHg,血氧饱和度 98%。病情预警评分(MEWS):2 分。现同型血浆已输注完毕,未见输血反应,穿刺部位无红肿。协助翻身
2021-8-5	15:40	HR 78 次/min,R 16 次/min,BP 88/58mmHg,血氧饱和度 98%。协助翻身
……	……	……
2021-8-5	17:40	HR 82 次/min,R 18 次/min,BP 92/64mmHg,血氧饱和度 98%。患者本班未解大便,未见呕血等明显出血现象,遵医嘱予以口腔护理,指导患者减少白天睡眠,促进患者舒适。现输液为生长抑素,以 250μg/h 的速度持续泵入。协助翻身。患者排出尿量 560mL
2021-8-6	06:00	HR 84 次/min,R 16 次/min,BP 90/60mmHg,血氧饱和度 99%。协助翻身。患者排出尿量 600mL
……	……	……
2021-8-6	07:00	HR 80 次/min,R 16 次/min,BP 93/62mmHg,血氧饱和度 99%。协助翻身。患者 20.5h 内排出的总尿量为 1660mL
……	……	……
2021-8-6	17:30	HR 78 次/min,R 18 次/min,BP 96/68mmHg,血氧饱和度 99%。生命体征平稳,遵医嘱予以停吸氧、心电监护仪以及血氧饱和度监测。患者口服营养补充剂,未见呕吐等不良反应。本班解暗红色大便 1 次,量约 100g。现输液为生长抑素以 250μg/h 的速度持续泵入。中心静脉导管(CVC)通畅,穿刺处无红肿,敷料干燥。排出尿量 500mL
……	……	……
2021-8-8	17:00	T 36.8℃,HR 80 次/min,R 18 次/min,BP 108/68mmHg,血氧饱和度 98%。精神食欲尚可,本班解黄色不成形大便 1 次,量约 100g。留置中心静脉导管通畅固定,敷料干燥
……	……	……
2021-8-11	11:00	遵医嘱予以拔除中心静脉置管,穿刺处予以按压止血后 24h 覆盖透明敷料,向患者及家属交代拔管后注意事项
2021-8-12	11:00	患者 T 36.8℃,HR 85 次/min,R 18 次/min,BP 100/68mmHg,血氧饱和度 98%。精神食欲睡眠尚可,大小便正常。体重较入院时增加 1kg。CVC 拔管处敷料干燥。患者病情好转,情绪较前好转。予以饮食、生活、用药等出院宣教,发放出院指导手册,指导居家自护要点

五、小结

本案例以护理程序为理论框架，按照评估、诊断、计划、实施、评价五个步骤，对一例肝硬化食管胃底静脉曲张患者进行了系统的案例分析。通过本案例学习，能掌握肝硬化食管胃底静脉曲张患者的主要评估内容及方法、护理问题及护理措施、病情观察要点及潜在并发症防治原则，为今后的临床护理工作提供实践参考。

------------------------ 【案例使用说明】 ------------------------

一、教学目标

通过本案例的学习，希望学生了解肝硬化食管胃底静脉曲张破裂出血的病情特点以及完整的护理评估、诊断、计划、实施、评价的护理程序。引导学生分析肝硬化食管胃底静脉曲张破裂出血的诊断依据及鉴别要点，运用帕累托法则明确该患者护理问题，制订相应的护理措施。建议教师采用讨论或情景模拟的方式呈现。结合本案例学习，希望学生达到：

（1）了解上消化道出血、肝硬化的流行病学。

（2）熟悉肝硬化食管胃底静脉曲张破裂出血的临床表现、辅助诊疗手段、治疗方法，熟练掌握硬化剂注射治疗术前术后护理措施。

（3）掌握老年肝硬化食管胃底静脉曲张破裂出血患者进行问诊、体格检查等评估方法。

（4）掌握上消化道大出血急危重症抢救措施，熟练判断再出血发生指征。

（5）了解帕累托法则、互动达标理论的概念，并能将护理理论与该患者病情相融合，提出肝硬化食管胃底静脉曲张破裂患者的护理问题。

（6）了解舒适护理理论概念，并能运用舒适护理理论给患者提供适宜的护理措施。

（7）掌握护理肝硬化食管胃底静脉曲张破裂出血患者的个案护理方法和程序，能对患者不同疾病时期进行风险评估与预防。

二、涉及知识点

（1）本案例涉及肝硬化食管胃底静脉曲张破裂出血的诊断依据、治疗要点。

（2）本案例涉及肝硬化食管胃底静脉曲张破裂出血的护理评估、护理诊断、护理目标。

（3）本案例涉及肝硬化食管胃底静脉曲张破裂出血的护理措施实施及效果评价。

三、启发思考题

本案例的启发思考题主要对应案例教学的知识传递目标，启发思考题与案例同时布置，另外要求学生在课前阅读熟悉相关知识点。在案例讨论前需要布置学生阅读材料中关于肝硬化食管胃底静脉曲张破裂的内容，主要包括流行病学、临床表现、发病原因、治疗方法、上消化道大出血急救护理措施，肝硬化食管胃底静脉曲张破裂出血患者的个案方法和程序等内容。

（1）该患者诊断为肝硬化失代偿期的依据是什么？肝硬化引起上消化道大出血需要与哪些疾病鉴别诊断？

（2）根据帕累托法则和互动达标理论，你认为责任护士对患者制订的护理计划是否准确、全面？

（3）哪些方面体现了舒适护理理论？

（4）责任护士应该从哪些方面加强病情观察预防并发症？

（5）肝硬化食管胃底静脉曲张破裂出血反复发作如何进行延续护理？

四、分析思路

案例分析的基本思路是将案例相关情景材料通过事先设计好的提问引导和控制案例的讨论过程。本案例聚焦患者，在评估患者需求的基础上，选择恰当的介入目标，并确立优先次序和护理过程中的角色。案例分析步骤见图 3-1-1。

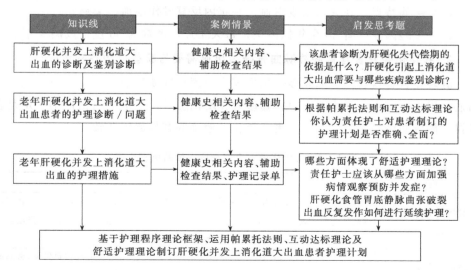

图 3-1-1 肝硬化并发上消化道大出血案例分析步骤

五、理论依据及分析

(一) 诊断与鉴别

1. 该患者诊断为肝硬化失代偿期的依据是什么？

（1）症状与体征：反复呕血、黑粪 3 年，再发呕血 1 天，腹部移动性浊音阳性，双下肢凹陷性水肿。

（2）既往病史：2018 年诊断为肝硬化，至今反复呕血、黑粪，多次行食管胃底静脉曲张序贯治疗。

（3）辅助检查：①实验室检查，血常规示白细胞计数 8.1×10^9/L，中性粒细胞百分比 78.5%，红细胞计数 2.27×10^{12}/L，血红蛋白 49g/L；乙肝三对检查：HBsAb 阳性，HBeAb 阳性，余指标阴性；凝血常规及相关项目：凝血酶原时间 22.3s，凝血酶原百分率 33%，国际标准化比值 2.08，活化部分凝血活酶时间 34.7s，纤维蛋白原 1.01g/L，血浆纤维蛋白（原）降解产物 12.3mg/L，D-二聚体 0.92mg/L，血浆抗凝血酶Ⅲ抗原测定 166.6mg/L。②电子胃镜（进口）检查：食管胃底静脉曲张（重度）。③腹部盆腔 CT 平扫＋双期增强＋三维成像：胃底静脉破裂出血可能、肝硬化，门静脉高压症（脾大、腹水较前减少、侧支循环开放、胆囊壁及胃肠壁水肿较前减轻）。④肝胆脾胰彩超：肝硬化；右肝实质性结节，性质待定；脾大；前列腺增生并多发钙化灶。

（4）起病特点：晚餐后出现呕血，一年内反复发作呕血、黑粪。

（5）危险因素：有 30 余年饮酒史，每天 1 斤，度数为 50 度，戒酒 3 年余。

2. 肝硬化并发食管胃底静脉曲张破裂出血需要与哪些疾病鉴别诊断？

肝硬化食管胃底静脉曲张破裂出血需要与消化性溃疡出血、急性胃黏膜损害出血、胃癌相鉴别（见表 3-1-3）。确诊为肝硬化患者，上消化道出血不一定是食管胃底静脉曲张破裂，约 1/3 患者是消化性溃疡等其他原因所致。

表 3-1-3　上消化道大出血病因、诊断鉴别要点

病因	鉴别要点
食管胃底静脉曲张破裂出血	有病毒性肝炎、慢性酒精中毒、寄生虫感染等引起肝硬化的病因，且有肝硬化门静脉高压的临床表现，出血以突然呕吐大量鲜红色血液为特征，不易止血，大量出血引起失血性休克，可加重肝细胞坏死，诱发肝性脑病
消化性溃疡	有慢性、周期性、节律性上腹痛，出血以冬春季多见，出血前可有饮食失调、劳累或精神紧张、受寒等诱因，且常有上腹痛加剧，出血后疼痛减轻或缓解

续表

病因	鉴别要点
急性胃黏膜损伤	有复用阿司匹林、吲哚美辛、保泰松、糖皮质激素等损伤胃黏膜的药物史或酗酒史，有创伤、颅脑损伤、休克、严重感染等应激状态
胃癌	大发生在 40 岁以上男性，有进行性食欲缺乏、腹胀、上腹持续疼痛、进行性贫血、体重减轻、上腹部肿块，出血后上腹痛无明显缓解

注：以上疾病多具有典型的临床特征，但并非所有患者都有以上临床表现。

(二) 帕累托法则及互动达标理论在该案例的应用

帕累托法则理论依据详见附录Ⅰ-2。本案例护理干预过程中责任护士在患者入院 4h 内全面评估了患者的个人信息、症状、体征、检查、检验、心理/情绪（焦虑、烦躁）、Barthel 指数评定量表（45 分）、Morse 跌倒危险因素评估量表（35 分）、Braden 评估量表（14 分）、Caprini 风险评估量表（9 分）、导管滑脱风险评估量表（9 分）、NRS 2002 营养风险筛查表（4 分）、肝硬化 Child-Push 分级为 C 级等，然后做出了护理诊断。并运用帕累托法则，将其按首优、次优原则对该患者护理诊断进行了排序。目前易某某存在的主要护理诊断/问题是血容量不足、潜在并发症（窒息、感染、肝性脑病）、营养失调、睡眠形态紊乱、皮肤完整性受损的风险等。

互动达标理论依据详见附录Ⅰ-6。本案例运用互动达标理论，针对患者的护理问题，责任组长与患者/家属一起讨论制订有效的护理计划，并动态评估护理措施实施效果，促进护理目标的实现。3 天后，再次评估患者病情，虽然还未达到目标值，但患者已停止病重通知，出血停止，未发生出血、窒息、感染等并发症，未发生压力性损伤，未发生中心静脉导管脱管、堵管等并发症，对疾病治疗和未来生活充满信心。

(三) 舒适护理理论

舒适护理理论的提出认为护理人员应该除目前的护理活动外，应更加注重患者的舒适度及感受，它是一种具有整体性、个体化、有效性的护理模式，强调在护理过程中将使患者在生理、心理方面都达到愉快的状态或缩短、降低其不愉快的程度作为护理的有效目标。此护理理论更强调"以人为本，以患者为中心"的服务理念，详细介绍见附录Ⅰ-8。该理论主要围绕生理舒适、心理舒适、社会舒适、灵性舒适四个方面对患者展开整体、舒适的护理活动。本案例护理干预过程中运用舒适护理理论，为患者营造轻松、舒适的环境，如：减少噪声，保持房间干净、整洁，可摆放绿植；尤其是患者解大便后房间异味较重，通过清新空气保证患者舒适；同时，做好患者皮肤、口腔、会阴护理，保持患者舒适；予以心理护理，引导患者和家属正确认知疾病，掌握疾病发作的诱因和应急处理办法，提高患者自我效能。

（四）病情观察

1. 避免出血的诱发因素

肝硬化食管胃底静脉曲张破裂出血主要诱因有劳累、饮食不当、腹内压增高、情绪波动及呼吸道感染等，关注患者是否有恶心、呕吐、咳嗽、便秘等引起腹内压突然增高表现，及时遵医嘱进行处理。遵医嘱使用护胃、抑酸的药物减少胃酸反流引起的消化道症状及消化道破裂出血。

2. 诱发肝性脑病的表现

观察患者精神状态，对人物、时间、地点的定向力。是否有精神疲倦、表情淡漠或行为异常等肝性脑病的前驱表现。

3. 体温

大出血后，多在 24h 内发热，一般不超过 38.5℃，可持续 3～5 天。尤其是老年患者，应注意观察出血引起发热外是否有肺部感染等其它感染因素。

4. 肠鸣音

正常情况下肠鸣音每分钟 4～5 次，发生消化道大出血时血液刺激肠道蠕动可产生肠鸣音活跃。

5. 出血量估计

详细询问患者呕血和（或）黑粪的发生时间、次数、量及形状，以便估计出血量。具体出血量的估计见表 3-1-4。

表 3-1-4　出血量的估计

表现	出血量
大便隐血试验阳性	每天出血量＞5～10mL
黑粪	每天出血量 50～100mL 以上
呕血	胃内积血量达 250～300mL
可无全身症状	出血量＞400～500mL
周围循环衰竭表现或休克	出血量超过 1000mL

注：因呕血与黑粪分别混有胃内容物和粪便，出血停止后仍有部分血液未排出，故不能据此准确判断出血量。

6. 周围循环衰竭的表现

观察有无头昏、心悸、乏力、出汗、口渴、晕厥等，出血休克早期可出现脉搏细速，脉压变小，注意观察血压波动。是否出现面色苍白、口唇发绀、呼吸急促、皮肤湿冷、少尿或无尿、精神萎靡、烦躁不安、反应迟钝、意识模糊等休克表现。可用改变体位测量患者心率、血压。先测平卧时的心率与血压，然后测由平卧位改为半卧位时的心率与血压，如改为半卧位即出现心率增快 10 次/min 以上，血压下降幅度＞15～20mmHg，结合循环衰竭症状可判断出血量大，血容量不足。

7. 门静脉血栓形成表现

血栓局限可无症状，如发生门静脉血栓急性完全梗阻时可表现为腹胀、剧烈腹痛、呕血、黑粪、休克，脾脏迅速增大，腹水加速形成，诱发肝性脑病等。

（五）延续护理

1. 出院前准备

以责任护士、管床医师为核心的延续护理小组动态评估患者自理能力、健康知识需求等。从入院到整个住院过程中动态评估。出院时再次评估，并填写居家自护问题量表，发放居家护理健康宣教手册，并评价患者掌握情况。

2. 家庭访视

出院后 1 周内进行电话随访。详细询问并记录居家护理情况，评估患者自我护理能力与问题，评估家庭、社会、经济状况，针对该患者问题进行针对性指导。指导正确服药、饮食、休息与活动、情绪等方面。进行复诊指导。EVL 应每 1～2 周重复一次，直到闭塞后 1～3 个月进行第一次胃十二指肠镜监测，然后每 6～12 个月检查一次食管胃底静脉曲张复发情况。

3. 信息化延续护理

通过微信群建立同病种患者与医护之间交流的空间。通过肝硬化食管胃底静脉曲张内镜治疗全病程管理系统对患者进行全流程化管理。延续护理的内容主要涵盖患者院前、院中、院后的全过程，主要内容包括患者序贯治疗围术期的宣教与准备、出院准备、院后宣教、实时提醒、复查对接、床位预约等。定期给患者推送健康知识，使患者获得权威、实用的疾病知识。还能对接社区与地方医院，当患者病情需要时可实现医院之间无缝隙上转和下转。

六、案例背景

(一) 定义和概述

上消化道出血（upper gastrointestinal bleeding，UGIB）是指屈氏韧带以上消化道病变引起的出血，在引起出血的急症中，由消化性溃疡和食管胃底静脉曲张引发的出血占前几位。据不完全统计，美国因上消化道出血入院的患者超过30万人次，相关花费约25亿美元。尽管过去20年在世界范围内上消化道出血临床诊治及相关策略发生了巨大的改变，但上消化道出血的致死率仍高达8%～13.7%。王锦平等人的研究表明：上消化道出血的临床流行病学变化趋势将变成患者的平均患病年龄增高，消化性溃疡出血减少，再出血的检出率高，消化内镜的治疗效果更好，但总体死亡率无明显降低。

肝硬化（hepatic cirrhosis）是由一种或多种原因引起的、以肝组织弥漫性纤维化、假小叶形成和再生结节为组织学特征的进行性慢性肝病。常并发上消化道出血，尤以食管胃底静脉曲张出血最为凶险。酒精性肝硬化是由于长期大量饮酒诱发广泛肝细胞坏死导致的肝脏疾病，初期通常表现为脂肪肝，可进展为酒精性肝炎、肝纤维化及肝硬化，严重危害人们身体健康和生命安全。肝硬化食管胃底静脉曲张破裂出血（esophageal gastric variceal bleeding，EGVB）主要诱因有劳累、饮食不当、腹内压增高、情绪波动及呼吸道感染等，其临床表现为突发大量呕血、柏油样便，或伴有出血休克等，可危及生命，同时出血时间无法预料，致死率较高。有临床研究报道，门静脉高压是导致曲张静脉出血的主要原因，占50%以上。

(二) 治疗的支持证据

肝硬化食管胃底静脉曲张常出血量大，死亡率高，除给予一般急救措施及积极补充血容量外，止血治疗尤为重要。止血措施有药物保守治疗、三腔二囊管压迫止血治疗、内镜治疗、经颈静脉肝内门体分流术（TIPS）。内镜治疗包括：套扎术、硬化剂注射术、组织胶粘合剂注射术、超声内镜（EUS）引导下治疗及联合治疗。当出血量在中等以下时可经内镜治疗，紧急采用内镜下套扎术（EVL）和内镜下硬化剂注射（EIS），其中内镜下食管胃底静脉曲张的治疗已成为国内外讨论的热点话题，内镜治疗食管胃底静脉曲张出血已具有不可替代的地位。内镜下套扎术（EVL）被美国胃肠内镜学会（ASGE）指南、中华医学会外科学分会发布的肝硬化门静脉高压症、食管胃底静脉曲张破裂出血诊治专家共识（2019 版）推荐作为急性食管静脉曲张破裂出血的内镜首选和一线治疗方法。《2015 年英国肝硬化静脉曲张出血防治指南》推荐内镜下套扎术（EVL）作为肝硬化出血的一级预防最佳方案及二级预防的联合方案之一。2017 年 Mansour 等报道，应用内镜下套扎术治疗食管胃底静脉曲张的临床研究证实内镜下套扎术治疗是安全有效的，再出血率低，复发率低。但对急性大出血应用内镜联合介入治疗，止血成功率达 95%。近期国际共识认为，对于大出血和估计内镜治疗成功率低的患者应在 24h 内行经颈静脉肝内门体分流术，可有效降低门静脉高压。因此，内镜治疗及内镜介入联合治疗为目前治疗肝硬化食管胃底静脉曲张出血的主要方式。

（三）食管胃底静脉曲张破裂出血急救流程

当患者发生呕血时，立即启动上消化道大出血应急预案，急救流程见图 3-1-2。

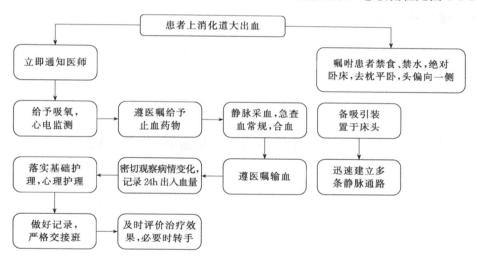

图 3-1-2　上消化道大出血急救应急预案

七、关键要点

（1）根据患者的临床表现、体征及辅助检查等，提出护理问题，并根据紧急程度将问题排序。评估患者心理、生理、情感及疾病照护的需求，并给予相应支持。

（2）在评估需求和分析问题的基础上，学会理清个案介入的思路，按照由易到难、由最主要到次要的介入思路，拟定个案护理方案，并有效实施。

（3）在护理患者的过程中，培养护士的临床思维，提升专科护士的综合素质和业务水平。

八、课堂计划

案例教学效果与学生的知识储备有很大的关联，案例教学前，要求学生预习相关知识。根据本案例所涉及的知识点，要求学生在课前预习肝硬化食管胃底静脉曲张破裂出血的流行病学、临床表现、发病原因、治疗方法，能全面评估老年患者在该病中的高危因素，能灵活运用帕累托法则、舒适护理理论等相关理论知识，指导护理临床实践。

本案例按照 2 课时（90min）进行设计：案例回顾 10min、小组讨论 20min、集体讨论 30min、知识梳理 20min、问答与机动 10min。

课堂讨论案例之前，要求学生对案例进行预习，认真思考案例启发思考题。具备条件者可以小组为单位围绕着所给的案例启发思考题进行讨论。

九、课后思考题

（1）你对老年肝硬化食管胃底静脉曲张破裂出血的延续护理有什么想法？

（2）你认为预防肝硬化食管胃底静脉曲张再出血的措施有哪些？

第二节 **老年消化性溃疡患者的护理**

【案例正文】

一、基本信息

姓名：贺×× 性别：男 年龄：76 岁
婚姻：丧偶 籍贯：湖南长沙 职业：退休
入院日期：2021 年 04 月 08 日

二、护理评估

（一）健康史

1. 主诉

腹痛 5 年余，间断黑粪 5 年，再发加重 1 天。

2. 现病史

患者 5 年前无明显诱因解黑粪 3 次，为柏油样便，每次量约 300mL，伴中下腹部间歇性隐痛，无呕血、便血、头晕、乏力等不适，未予重视和处理，之后再次出现类似症状 4 次，较重 1 次呕出较多暗红色血块，量约 500mL，混有少量食物残渣，遂于外院住院治疗，行胃镜提示消化性溃疡并出血。期间具体治疗不详。2019-01-29 患者再次消化性溃疡出血就诊于我院，完善电子胃镜提示十二指肠球部溃疡。活检病理回报：黏膜中度慢性浅表性活动性，HP（－）。2 天前的凌晨 2 点，患者无明显诱因突然解黑粪 500mL 左右，腹部隐痛、感头晕，未出现冒冷汗、面色苍白等表现，为求进一步诊治，遂入我院急诊就诊，后转入消化内科住院继续治疗。

3. 既往史

有高血压、冠心病等病史，无结核等传染病史及其他密切接触史；无外伤史；无血制品输注史；无过敏史；预防接种史按计划进行。

4. 个人史

出生居住于原籍，否认血吸虫疫水接触史，无地方或传染病流行区居住史，无毒物、粉尘及放射性物质接触史。生活规律，能胜任本职工作。吸烟 45 年余（20 支/d）、饮酒 45 年余（250～500g/d），现已戒烟戒酒 10 余年。无冶游、性病史。

5. 婚育史

22 岁结婚，育有 1 子，儿子体健；配偶去世。

6. 家族史

否认家族性遗传性疾病史，家族成员中无类似患者。

7. 日常生活形态

（1）饮食：平时饮食规律，一日三餐，食欲欠佳。

（2）睡眠/休息：偶有失眠，一般 23:00～00:00 入睡，夜间有时会痛醒，晨起精神偶尔欠佳。无午睡习惯。发病以来，睡眠较之前无明显改变。

（3）排泄：小便正常，大便如前叙述。

（4）自理及活动能力：Barthel 指数评定量表评分 40 分，重度依赖。

8. 心理/情绪状态

情绪低落，SAS 量表评分 48 分，中度焦虑。

9. 对疾病相关知识的了解情况

不了解疾病相关知识和注意事项。

10. 其他

(1) 跌倒风险：Morse 跌倒危险因素评估量表评分 45 分，高度危险。

(2) 压力性损伤风险：Braden 评估量表评分 15 分，低度危险。

(3) 血栓风险：Caprini 风险评估量表评分 5 分，高度危险。

(4) 导管风险：导管滑脱风险评估量表评分 11 分，中度危险。

(5) 疼痛评估：面部表情分级评分法评分 2 分，轻度疼痛。

(6) 营养风险：NRS 2002 营养风险筛查表评分 4 分，有营养风险。

（二）体格检查

T 36.8℃，P 95 次/min，R 18 次/min，BP 141/77mmHg，身高 160cm，现体重 45kg，BMI 17.6kg/m^2，发育正常，营养不良，神志清楚，自主体位，慢性病容，平推送入病房，查体合作。皮肤黏膜色泽正常，皮肤湿度正常，皮肤弹性正常，无肝掌，无蜘蛛痣，无出血点，无瘀斑，无皮疹，无皮下结节或肿块，无溃疡，无瘢痕，毛发分布正常。全身浅表淋巴结无肿大。头颅无畸形，眼睑水肿，巩膜无黄染。双侧瞳孔等大等圆，左 3mm，右 3mm，双侧对光反应灵敏。乳突无压痛，鼻窦无压痛，口唇略红润，扁桃体无肿大。颈部软，颈静脉正常，留置双腔 CVC，颈动脉搏动正常，无颈动脉杂音。气管位置居中，甲状腺正常，甲状腺血管无杂音。呼吸规整，胸廓无畸形，胸壁静脉无曲张，胸骨无压痛。肺部呼吸运动度对称，肋间正常，语颤对称，无胸膜摩擦感，无皮下捻发感，双肺叩诊呈清音，双肺听诊无明显干湿啰音。心前区无隆起，心尖搏动正常，位于左侧第 5 肋间锁骨中线内侧 0.5cm。心前区无震颤，无心包摩擦感。心界叩诊正常。心率 95 次/min，心律整齐，心音正常。未闻及外心音，无杂音，无心包音。腹部平坦，无胃肠型，无蠕动波，腹式呼吸，腹壁静脉无曲张，无手术瘢痕，无疝、脐孔无外突，腹壁柔软，腹部无明显压痛、反跳痛，腹肌无紧张。墨菲征阴性，肝脏、脾脏未触及，腹部无包块。移动型浊音阴性，液波震颤阴性，双肾区无叩击痛。肠鸣音正常，声调正常，4 次/min，无气过水声，无腹部血管杂音，无振水音。脊柱正常，棘突无压腹痛，无叩击痛，四肢活动正常，双下肢无凹陷性水肿，无杵状指（趾）。肛门、外生殖器未查，病理征阴性。

（三）辅助检查

1. 实验室检查

血常规、凝血常规无异常。

尿常规（机器法）＋尿沉渣镜检：正常。

粪常规＋隐血（OB）：潜血（＋）10 个/μL。

2. 电子胃/肠镜检查

（1）2019-01-30 电子胃镜检查：食管黏膜光滑；胃窦，ⅡC，大小 5cm×7mm，黏膜发红；蓝激光成像技术（BLI）：弱放大下与背景黏膜分界清楚，腺体排列不齐，大小不等，强放大下亮蓝脊（LBC）（－），白色不透明物质（WOS）（－），白区部分消失，微血管稍扭曲，大小基本相似，活检 2 块，胃体、胃底黏膜充血肿胀明显，皱襞肿大，覆有较多污秽黏液。十二指肠球部可见一大小约 6cm×6mm 溃疡，底部白色薄苔，可见有血残端。

（2）2021-04-07 电子胃镜检查：球部形态正常，前壁见一溃疡，表面覆新鲜血痂，周围黏膜可见渗血，用钛夹夹闭溃疡周围黏膜后未再有活动性出血，降部可见十二指肠乳头及降部黏膜未见异常。检查结论/诊断：十二指球部溃疡并出血止血术。

（3）2021-04-08 电子胃镜检查：胃窦蠕动好，黏膜充血水肿，小弯侧可见片状糜烂，未见溃疡肿物；球部球腔形态正常，十二指肠球部可见一大小约 6cm×8cm 溃疡，予以 2 个钛夹止血，周围黏膜充血水肿糜烂，冲洗后未见明显活动性出血（图 3-2-1）。

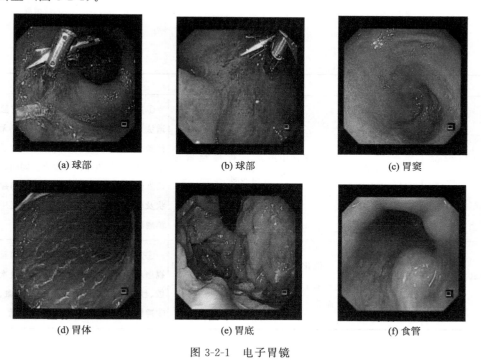

(a) 球部　　　　　　　　(b) 球部　　　　　　　　(c) 胃窦

(d) 胃体　　　　　　　　(e) 胃底　　　　　　　　(f) 食管

图 3-2-1　电子胃镜

(四) 医疗诊断

十二指肠球部溃疡并出血，慢性非萎缩性胃炎球炎伴糜烂。

(五) 治疗措施

1. 止血

生理盐水 250mL＋生长抑素 3mg 以 250μg/h 的速度静脉泵入。

2. 抑酸护胃

艾司奥美拉唑 80mg＋生理盐水 100mL 以 8mg/h 的速度静脉泵入。

3. 营养支持

10%葡糖糖注射液 500mL＋多种维生素 1 支＋10%氯化钾 10mL，静脉滴注，2 次/d；脂肪酸氨基酸（17）葡糖糖注射液（11%）1440mL＋10%氯化钾 120mL，静脉滴注，2 次/d。

4. 其它

对症支持治疗。

三、护理计划

护理计划见表 3-2-1。

表 3-2-1　护理计划

时间	护理诊断	诊断依据	护理目标	护理措施
2021-04-08 11：30	疼痛：与胃酸刺激溃疡面引起上腹部疼痛有关	本案例中患者疼痛 10 余年	疼痛缓解或无痛	①运用视觉数字模拟评分法或脸谱法，评估疼痛程度、性质以及有无伴随症状。②遵医嘱正确使用质子泵抑制剂，促进创面的愈合。③同时认真倾听患者主诉，严密观察腹部症状及体征，排除穿孔后，遵医嘱使用镇痛药，解释并安慰患者
2021-04-08 11：30	潜在并发症：大出血、穿孔	消化性溃疡并发症：穿孔、出血等	未出现出血加重和穿孔等并发症	①加强观察患者的生命体征和重视患者主诉。②注意患者的大便次数、性状和量，观察有无活动性出血。③遵医嘱合理运用止血药和镇痛药

续表

时间	护理诊断	诊断依据	护理目标	护理措施
2021-04-08 11:30	营养失调(低于机体需要量):与便血、呕血、未进食有关	患者体重下降5kg	患者逐渐恢复进食,体重增加	①遵医嘱静脉输液,肠外营养和肠内营养相结合。②出血停止后,规律进食,饮食从流质、半流质、软食等逐渐过渡到正常饮食,定时定量,避免餐间零食和睡前进食,少食多餐,避免过饱。③选择营养丰富,易于消化的食物,如牛奶、鸡蛋及鱼等。④在溃疡活动期,主食应以面食为主,不习惯面食者以软米饭或米粥替代。⑤避免食用对胃黏膜有较强刺激的生、冷、硬的食物及避免粗纤维多的蔬菜、水果,如洋葱、芹菜及韭菜等。⑥忌用强刺激胃酸分泌的食品和调味品,如油炸食物、浓咖啡、浓茶、酸醋及辣椒等
2021-04-08 11:30	跌倒风险:与消化道溃疡、便血、头晕有关	患者跌倒风险评分45分,高度危险	患者未发生跌倒	①医嘱开具预防跌倒医嘱,并在醒目的位置标识。②24h陪护,并告知跌倒风险及预防措施。③指导患者体位转换时速度缓慢,遵循起床"三部曲",即平躺30s,做起30s,站立30s再走
2021-04-08 11:30	深静脉血栓风险:与患者便血、头晕、活动减少有关	患者血栓风险评分5分,高度危险	患者未发生深静脉血栓	①医嘱开具预防深静脉血栓医嘱,并在醒目位置标识。②告知患者血栓风险、预防措施。③指导患者病情允许下,尽早下床活动,卧床期间可做肢体踝泵运动,必要时遵医嘱使用间歇性气压治疗
2021-04-08 11:30	焦虑:与病情长、反复有关	患者SAS量表评分48分,中度焦虑	患者焦虑缓解,对疾病的治疗信心增加	①指导和帮助患者调整自身情绪,正确认识和对待消化性溃疡,并保持良好的精神状态。②指导患者采取放松技术,积极争取家庭和社会的支持,保持良好心态,运用奥瑞姆自护理论,与患者共同探讨他可能获得的各种优势和资源

四、护理记录

护理记录见表 3-2-2。

表 3-2-2　护理记录

日期	时间	护理记录
2021-04-08	10:10	患者,男,75 岁,T 36.8℃,P 95 次/min,R 18 次/min,BP 141/77mmHg。因腹痛 5 年余,间断黑粪 5 年,再发加重 1d,为进一步治疗,于今日 08:30 急诊入院,诊断为十二指肠球部溃疡并出血。患者疼痛评估 2 分,轻度疼痛,Barthel 指数评定量表评分 40 分,重度依赖,Morse 跌倒危险因素评估量表评分 45 分,高度危险,Braden 评估量表评分 15 分,轻度危险,Caprini 风险评估表评分 5 分,高度危险,导管滑脱风险评估量表评分 11 分,中度危险。行入院宣教,介绍科室环境及相关制度、医师、护士,告知床头呼叫铃使用方法,嘱其卧床休息,保持情绪稳定,防坠床、防跌倒、防血栓、防导管脱出,勿自行外出。留置 CVC 固定通畅在位,留置胃肠减压管固定通畅在位,共引流出褐色胃内容物约 50mL。遵医嘱予以吸氧、心电监测。合理调整监护仪的报警参数
2021-04-08	10:30	嘱患者穿着棉质、宽松的病服,协助患者取半坐卧位,抬高床头,抬高下肢。保持床单位整洁、干燥,勤擦浴勤换洗,定时翻身、防止压力性损伤发生。告知患者家属防止患者坠床措施,拉好床栏,做好防护。告知患者暂禁食,加强下肢踝泵运动,预防深静脉血栓发生。告知患者及家属防止导管脱出宣教,以及发生意外脱管的紧急处理方法
2021-04-08	11:00	患者诉上腹部疼痛,运用数字评分法,评估患者疼痛为上腹部胀痛,无放射痛和其他合并症状,疼痛评分为 3 分,予以分散注意力和听音乐;遵医嘱予以生理盐水 100mL+艾斯奥美拉唑 80mg,以 8mg/h 的速度维持泵入。遵医嘱予以生理盐水 250mL+生长抑素 3mg 以 250μg/h 的速度维持泵入
2021-04-08	16:30	患者解黑色稀水便 3 次,拟行胃镜下钛夹止血治疗。嘱患者卧床休息,暂禁食,遵医嘱予以静脉营养,全胃肠外营养。注意观察患者大便情况,是否有活动性出血,注意采取合适的体位,麻醉清醒后,予以抬高床头 30°,如出现呕血,注意头偏向一侧或采取侧卧位。予以气压治疗,预防血栓
2021-04-09	17:30	遵医嘱予以进食少量温凉的流质食物,然后逐渐过渡至软食。继续予以止血和静脉营养治疗。护理操作尽量集中,尽量避开午休和夜间睡眠时段操作,晚上监护仪报警声音调低,制造安静的睡眠环境
2021-04-10	10:30	指导患者下床活动,遵循起床"三部曲"
……	……	……
2021-04-13	08:00	患者病情好转,医嘱予以出院,予以出院后用药、活动、休息、心理等相关知识宣教

五、小结

本案例以护理程序为理论框架，按照评估、诊断、计划、实施、评价五个步骤，对一例老年消化性溃疡患者进行了系统的案例分析。通过本案例学习，能掌握消化性溃疡患者的主要评估内容及方法、护理问题及护理措施、病情观察要点及潜在并发症防治原则，为今后的临床护理工作提供实践参考。

【案例使用说明】

一、教学目标

通过本案例的学习，希望学生了解消化性溃疡的病情特点以及完整的护理评估、诊断、计划、实施、评价的护理程序。引导学生分析消化性溃疡的诊断依据及鉴别要点，运用帕累托法则明确该患者护理问题并进行排序，运用奥瑞姆自护理论制订相应的护理措施，并在实施护理措施的过程中，融入其他护理理论等。建议教师采用讨论或情景模拟的方式呈现。结合本案例学习，希望学生达到：

（1）了解消化性溃疡的诊断与鉴别要点。

（2）熟悉 Orem 自护理论、帕累托法则、互动达标理论。

（3）熟悉消化性溃疡的临床表现、辅助诊疗手段、治疗方法。

（4）掌握相关护理评估量表的使用方法。

（5）掌握护理消化性溃疡患者的个案方法和程序。

二、涉及知识点

（1）本案例涉及老年消化性溃疡疾病的诊断依据及鉴别诊断要点。

（2）本案例涉及老年消化性溃疡患者的护理评估、护理诊断、护理目标。

（3）本案例涉及老年消化性溃疡患者的护理措施实施及效果评价。

三、启发思考题

本案例的启发思考题主要对应案例教学的知识传递目标，启发思考题与案例同时布置，另外要求学生在课前阅读熟悉相关知识点。在案例讨论前需要布置学生阅读材料中关于消化性溃疡的内容，主要包括消化性溃疡的流行病学、临床表现、发病原因、治疗方法、护理，消化性溃疡患者的个案方法和程序等内容。

（1）该患者诊断为消化性溃疡的依据是什么？需要与哪些疾病进行鉴别诊断？

（2）根据帕累托法则及互动达标理论，你认为责任护士对患者制订的护理计划是否准确、全面？

（3）本案例的介入过程，哪些方面分别体现了奥瑞姆自护理论的"替、帮、教"？

（4）针对该患者的护理问题，你认为责任护士应该从哪些方面加强病情观察？

四、分析思路

案例分析的基本思路是将案例相关情景材料通过事先设计好的提问引导和控制案例的讨论过程。本案例聚焦患者，在评估患者需求的基础上，选择恰当的介入目标，并确立优先次序和护理过程中的角色。案例分析步骤见图 3-2-2。

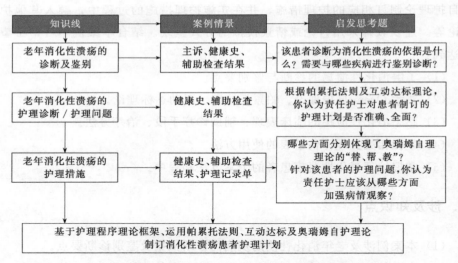

图 3-2-2　消化性溃疡案例分析步骤

五、理论依据及分析

（一）诊断与鉴别诊断

1. 该患者诊断为消化性溃疡的依据是什么？

（1）症状与体征：因腹痛 5 余年，间断黑粪 5 年，再发加重 1d 入院。

（2）既往病史：2019 年 01 月在湖南某三甲医院诊断为十二指肠球部溃疡。

（3）辅助检查：胃镜及胃黏膜活检是确诊消化性溃疡首选的检查方法，直接观察、摄像，确定病变部位及分期；直视下取活组织行病理学检查，鉴别良恶性；胃镜提示十二指肠球部溃疡；活检病理回报黏膜中度慢性浅表性活动性溃疡，HP（－）。

（4）起病特点：2d 前凌晨 2 点，患者无明显诱因突然解黑粪 300mL 左右。

（5）危险因素：有十二指肠溃疡病史，高血压和冠心病病史，长期服用阿司匹林。

2. 需要与哪些疾病鉴别诊断？

消化性溃疡与其他腹痛/出血疾病、胃癌、胃泌素瘤鉴别（见表 3-2-3）。

表 3-2-3 消化性溃疡与其他疾病的鉴别要点

疾病	胃镜	活检
消化性溃疡	溃疡表现	未见肿瘤细胞
腹痛/出血疾病	无胃溃疡及十二指肠溃疡	
胃癌	菜花溃疡或肿块	见癌细胞
胃泌素瘤	肿块	胰腺非 B 细胞瘤分泌大量胃泌素

注：以上疾病多具有典型的临床特征，但并非所有患者都有以上临床表现。

（二）帕累托法则及互动达标理论在该案例的应用

帕累托法则理论依据详见附录Ⅰ-2。本案例护理干预过程中责任护士在患者入院 4h 内全面评估了患者的个人信息、症状、体征、心理/情绪（SAS 评分 48 分）、Barthel 指数评定量表（60 分）、Morse 跌倒危险因素评估量表（45 分）、Braden 评估量表（15 分）、Caprini 风险评估量表（5 分）、导管滑脱风险评估量表（11 分）等，然后做出了护理诊断。并运用帕累托法则，将其按首优、次优原则对该患者护理诊断进行了排序。目前贺某存在的主要护理诊断/问题是疼痛，主要与胃酸刺激溃疡面引起上腹部疼痛有关；潜在并发症（大出血、穿孔）；营养失调（低于机体需要量）；心理问题（焦虑）。

互动达标理论详见附录Ⅰ-6。本案例运用互动达标理论，针对患者的护理问题，护士与患者/家属一起讨论，逐一制订了护理目标，并共同努力、相互影响，不断评价效果，促进护理目标的实现。出院前再次评估患者病情，均实现目标值，患者各项指标较入院时有了明显改善，出血停止，疼痛、焦虑缓解，未发生跌倒/坠床、深静脉血栓及胃管、CVC 脱出等并发症，对疾病治疗和未来生活充满信心。

(三) 奥瑞姆自护理论在该案例的应用

奥瑞姆自护理论详见附录Ⅰ-1。本案例护理干预过程中，基于全面的入院评估结果，Barthel 指数评定量表评分 40 分。运用奥瑞姆（Orem）自护理论，以患者的病情严重程度和自理能力为依据，入院时选择护理系统中完全补偿系统（替），病情逐渐稳定后，逐渐过渡到部分补偿系统（帮），后期病情稳定于康复期，可选择辅助教育系统（教），制订护理计划如下。

1. 完全补偿系统（替）

溃疡出血活动期。患者完全不能满足自理需求，此时完全由护士和照护者提供生活照顾，护士密切观察病情及生命体征的变化，及时准确执行医嘱。

（1）了解病史，评估病情，观察呼吸、循环、意识状态。

（2）开放 2 条静脉通路，抽血查血常规、凝血常规、交叉配血。

（3）动态观察生命体征，进行心电监测等。

（4）预选择治疗方法，需要内镜下治疗即进行术前准备，送至内镜中心。

（5）病情稳定，术后回病房。

（6）进行认知行为干预，给予心理护理，制订护理方案。

2. 部分补偿系统（帮）

（1）患者病情趋于稳定，护士和患者及其家属共同制订护理计划，进行健康指导和心理护理。

（2）协助实施护理措施，帮助其尽快掌握消化性溃疡的知识及自理技能。

（3）运用激励机制，让其树立信心，主动配合护理。

3. 支持和教育系统（教）

（1）病情稳定康复期，在疾病整个过程中提供治疗、康复及专业护理，使患者及家属积极参与进来，教会其健康知识，指导合理饮食与休息，与患者分析出血风险因素，主动进行预防，充分调动患者的积极性。

（2）避免药物对胃黏膜的损害，告知患者养成良好的生活习惯，戒烟忌酒。做好饮食、服药等健康教育工作。

（3）运用奥瑞姆（Orem）自护理论对患者进行评估，能准确地找出患者或家属大的自理缺陷，提出针对性的护理措施，并随着病情变化或自理能力的改变，用 3 种不同的护理系统提供不同的帮助、指导和教育，将奥瑞姆自护理论的三种基本护理方法贯穿于疾病护理的全过程，充分调动和激发了患者的主观能动性，使他从被动接受治疗、护理转为主动参与治疗和护理。

（四）病情观察

1. 脉搏、血压、呼吸、体温

（1）脉搏、血压：脉搏是活动性出血最敏感的指标，血压是血容量是否充足、是否出现活动性出血的敏感指标之一。

（2）体温：消化道出血，会引起体温的变化，一般不超过 38.5℃，称为出血热，如果体温超过 38.5℃，应并发了感染。

（3）呼吸：血容量不足，可出现呼吸增快；大出血时，需警惕和预防窒息。

2. 皮肤、黏膜颜色

（1）由于慢性出血，患者常常出现贫血貌，嘴唇和甲床泛白。

（2）观察患者水肿的部位、程度、皮肤颜色和温度。

3. 疼痛

观察患者疼痛的特点，包括疼痛的部位、程度、持续时间、诱发因素，与饮食的关系，有无放射痛，有无恶心、呕吐等伴随症状出现。

4. 大便情况

观察大便的颜色、性状、量及伴随症状等。

5. 潜在并发症的评估和护理

（1）出血的观察：注意呕血及便血的颜色、性状、次数及量，以便估计出血量。潜血试验阳性提示每日出血 5～10mL 以上；出现黑粪提示出血在 50～100mL 以上；胃内积血量达 250～300mL 时出现呕血；出血 400～500mL 出现头晕、心悸、乏力等全身症状；出血 1000mL 以上可出现休克。继续再次出血的评估：①反复呕血，呕吐物由咖啡色转鲜红色；②黑粪次数呈增加，由黑色转红色；③输液、输血，血压、脉搏不稳；④血红蛋白、红细胞计数继续下降；⑤补充液、尿量正常下，尿素氮持续或再次升高。

（2）穿孔的观察：突然发生的持续上腹剧痛是其典型临床表现，可延及全腹，出现肌紧张、全腹压痛等腹膜刺激症状。

（3）幽门梗阻的观察：顽固性呕吐，呕吐宿食，上腹部有胃型蠕动波及振水声，警惕电解质紊乱，特别是低钾血症、代谢性碱中毒。

（4）癌变的观察：疼痛性质和规律发生改变，药物治疗无效，体重下降明显，出现反复呕血和黑粪，并且发生严重贫血，胃溃疡可能正在恶变为癌症。腹部出现包块。

六、案例背景

消化性溃疡是临床上常见的消化系统疾病，其可引起较严重的并发症，如消化道穿孔和上消化道出血等，而上消化道出血是消化系统急症，消化性溃疡是最为常见病因，占31%～67%，病死率5%～10%。消化性溃疡可发生于任何年龄段，多见于中老年人，临床常表现为上腹痛，可并发出血、穿孔、癌变、梗阻，且病程相对较长、复发率较高，严重影响了患者的生命健康和生活质量。消化性溃疡是常见病、多发病，具有显著的地理环境差异性，发病率与季节、性别、年龄等有关，春季消化性溃疡发病率较高，我国尚缺乏消化性溃疡发病率的确切资料，文献报道欧美等国家患病率为6%～15%。

(一) 定义和概述

消化性溃疡 (peptic ulcer，PU) 是临床常见的慢性疾病之一，是胃肠道黏膜被胃酸和胃蛋白酶等自身消化产生的慢性溃疡，主要发生在胃和十二指肠，即胃溃疡 (gastric ulcer，GU) 和十二指肠溃疡 (duodenal ulcer，DU)，亦可发生于食管下段、胃空肠吻合附近及憩室。

(二) 诊断和初始评估

慢性病程、周期性发作的节律性上腹疼痛，且上腹痛可为进食或抗酸药所缓解的临床表现是诊断消化性溃疡的重要临床线索。胃镜检查可确诊。X线钡餐检查发现龛影亦有确诊价值。

(三) 预防和维持治疗的支持证据

1. 抗血栓药物使用者预防出血性溃疡，推荐使用哪些药物?

(1) 对于接受双联抗血小板治疗 (DAPT) 的患者，推荐联合使用质子泵抑制剂 (proton-pump inhibitor，PPI) 预防上消化道出血 (upper gastrointestinal bleeding，UGIB)。

推荐强度：强；100%同意。证据等级：A。

(2) 如果服用华法林，建议联合服用抗血小板药物或非甾体类抗炎药 (non steroidal anti-inflammatory drugs，NSAID) 的患者使用PPI预防UGIB。

推荐强度：弱；100%同意。证据等级：C。

2. 十二指肠溃疡初始非根除治疗的一线药物是什么?

(1) 推荐使用PPI或钾离子竞争性酸阻滞剂 (potassium-competitive acid

Blocker，P-CAB）。

推荐强度：强；100％同意。证据等级：A。

（2）如果不能开具 PPI 和 P-CAB 处方，推荐使用组胺 2 受体拮抗剂（H2-receptor antagonist，H2RA）。

推荐强度：强；100％同意。证据等级：B。

（3）如果不能开具 PPI 和 P-CAB 处方，建议使用哌仑西平、硫糖铝和米索前列醇。

推荐强度：弱；100％同意。证据等级：B。

3. 低剂量阿司匹林（low dose aspirin，LDA）相关消化性溃疡应该如何治疗？

对于 LDA 相关消化性溃疡，推荐联合使用 PPI 与连续 LDA 治疗。

推荐强度：强；100％同意。证据等级：A

4. 哪种联合用药可有效降低 LDA 相关消化性溃疡的发生率和患病率？

推荐使用 PPI 或组胺 2 受体拮抗剂（H2RA）降低 LDA 相关消化性溃疡的发生率和患病率。

推荐强度：强；100％同意。证据等级：A。

5. 哪种联合用药可有效降低 LDA 相关消化性溃疡出血（peptic ulcer bleeding，PUB）的发生率和患病率？

推荐使用 PPI 或伏诺拉生（VPZ）降低 LDA 相关 PUB 的发生率和患病率。

推荐强度：强；100％同意。证据等级：A。

6. 哪种联合用药可有效降低 LDA 相关 PUB 复发的发生率和患病率？

（1）除根除幽门螺杆菌感染外，还推荐使用 PPI 降低 LDA 相关 PUB 的发生率和患病率。

推荐强度：强；100％同意。证据等级：B。

（2）除根除幽门螺杆菌感染外，还建议使用 H2RA 降低 LDA 相关 PUB 的发生率和患病率。

推荐强度：弱；100％同意。证据等级：C。

7. 有消化性溃疡病史的患者，应如何预防 LDA 相关消化性溃疡的复发？

（1）推荐使用 PPI 或 VPZ 降低 LDA 相关消化性溃疡的复发率。

推荐强度：强；100％同意。证据等级：A。

（2）建议使用 H2RA 降低 LDA 相关消化性溃疡的复发率。

推荐强度：弱；100％同意。证据等级：C。

七、关键要点

（1）学会在患者的主诉及辅助检查中分析患者目前面临的主要问题，评估其需求，并根据紧急程度将患者需求与问题排序。

（2）在评估需求和分析问题的基础上，学会理清个案介入的思路，按照由易到难、由最主要到次要的介入思路，拟定个案护理方案，并有效实施。

（3）训练护士自身的临床判断思维，在护理患者的过程中，重视临床判断思维的提升，根据患者的病情，不断拓展自己的相关专业知识，不断提升自我的专业修养和业务水平。

八、课堂计划

案例教学效果与学生的知识储备有很大的关联，因此案例教学前，要求学生预习相关知识是十分必要的。根据本案例所涉及的知识点，要求学生在课前能够尽可能地预习消化性溃疡的流行病学、临床表现、发病原因、治疗方法，消化性溃疡患者的需求与评估，Orem 自护理论等相关知识。

本案例按照 2 课时（90min）进行设计：案例回顾 10min、小组讨论 20min、集体讨论 30min、知识梳理 20min、问答与机动 10min。

课堂讨论案例之前，要求学生至少要读一遍案例全文，对案例启发思考题进行回答。具备条件者可以小组为单位围绕着所给的案例启发思考题进行讨论。

九、课后思考题

（1）你对老年消化性溃疡的健康教育的方式有什么新的想法？

（2）你认为还有哪些理论可以运用于本案例中？

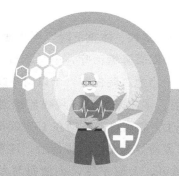

第四章 老年内分泌系统疾病护理

内分泌系统疾病指内分泌腺或内分泌组织本身的分泌功能和/或结构异常、激素来源异常、激素受体异常和由于激素或物质代谢失常引起的生理紊乱所发生的症候群。老年人常见的内分泌疾病有糖尿病、甲状腺疾病等。本章将以案例分析形式，详细阐述老年糖尿病和老年甲状腺功能亢进患者的护理与健康管理。

第一节 老年糖尿病患者的护理

【案例正文】

一、基本信息

姓名：黄××	性别：男	年龄：86 岁
婚姻：已婚	籍贯：湖南长沙	职业：退休人员
学历：大专		

入院日期：2021 年 7 月 29 日

二、护理评估

（一）健康史

1. 主诉

发现血糖升高 30 年，双下肢水肿、麻木、发冷 1 个月余入院。

2. 现病史

患者自诉 30 年前因口干、多饮、体重下降，至当地医院检查发现血糖升高，诊断为 2 型糖尿病，予以二甲双胍降糖治疗，患者未规律监测血糖。1 年后偶测血糖发现血糖控制不佳再次于当地医院住院，予以门冬胰岛素三餐前各 10U、睡前甘精胰岛素 12U 皮下注射。多年来患者未规律监测血糖及门诊复查，自诉空腹血糖波动在 10～12mmol/L，餐后血糖波动在 15～20mmol/L。近 1 个月以来，患者出现下肢水肿、麻木、发冷。为求进一步诊治，遂来我院就诊。患者自起病以来，精神、食欲、睡眠尚可，大便正常，小便每日约 1500mL，体重无明显变化。

3. 既往史

高血压病史 2 年余，血压最高 205/95mmHg，服用药物控制后基本达标；糖尿病病史 30 年，使用胰岛素效果欠佳；15 年前行胆囊切除术；8 年前行经皮冠状动脉支架植入术。否认乙型肝炎、艾滋病、结核等传染病史，否认外伤史，否认食物、药物过敏史，预防接种史不详。

4. 个人史

出生居住于原籍，无外地久居史，否认血吸虫疫水接触史，无地方或传染病流行区居住史，无毒物、粉尘及放射性物质接触史。生活规律，无不良嗜好，无吸烟史、饮酒史，无冶游及性病史。

5. 婚育史

22 岁结婚，育有 1 女，配偶、女儿均体健。

6. 家族史

否认家族性遗传性疾病史，家族成员中无类似患者。

7. 日常生活形态

（1）饮食：平时饮食规律，食欲可。

（2）睡眠/休息：睡眠可。

（3）排泄：大小便正常。

（4）自理及活动能力：轻度依赖，少部分需他人照护，Barthel 指数评定量表评分 80 分。

8. 心理/情绪状态

情绪稳定。

9. 对疾病相关知识的了解情况

患者对血糖监测、足部护理及定期复诊的重要性认识不足。

10. 家庭社会支持情况

退休干部，家庭支持可。

11. 风险与症状评估

（1）跌倒风险：Morse 跌倒危险因素评估量表评分 45 分，高度危险。

（2）压力性损伤风险：Braden 评估量表评分 23 分，无风险。

（3）血栓风险：Caprini 风险评估量表评分 4 分，中度危险。

（4）疼痛评估：面部表情分级评分法评分 0 分，无痛。

（5）营养评分：简易营养状态评估量表 MNA-SF 评分 12 分，正常营养状况。

（6）衰弱评分：衰弱筛查量表评分 2 分，衰弱前期。

（二）体格检查

T 36.5℃，P 78 次/min，R 16 次/min，BP 164/94mmHg，身高 165cm，体重 60kg，BMI 22.0kg/m^2。患者发育正常，营养中等，自主体位，神志清楚。全身皮肤、巩膜无黄染，小腿皮肤可见皮肤色素沉着及红色斑块，足底皮肤可见边界清楚红斑、色素沉着及脱屑，全身浅表淋巴结未触及。头颅五官形态正常，颈软，气管居中，甲状腺无肿大，无深大呼吸，未闻及烂苹果味，颈动脉搏动未见明显异常，颈静脉无充盈。胸廓对称，大小正常，呼吸平稳，双肺语颤正常，叩诊清音，双肺未闻及干湿啰音。心前区无隆起，心尖搏动正常，位于左侧第五肋间左锁骨中线内侧 0.5cm，触及无震颤，无心包摩擦感，叩诊双侧浊音界正常，心率 78 次/min，律齐，无杂音，心功能Ⅲ级。腹部平坦，未见胃肠型和蠕动波，腹软，无压痛及反跳痛，肠鸣音 4 次/min。肝脾肋下未扪及，移动性浊音阴性，双肾区和肝区无叩击痛。脊柱正常，棘突无压痛，无叩击痛。双足背动脉搏动减弱，无杵状指头（趾），双足踝部轻度凹陷性水肿。四肢肌力 5 级，肌张力正常，双膝反射正常，病理征阴性。

（三）辅助检查

1. 实验室检查

血常规（2021-07-30）：白细胞计数 3.5×10^9/L，红细胞计数 3.71×10^{12}/L，血红蛋白 117.0g/L，血细胞比容 34%，淋巴细胞分类计数 0.8×10^9/L。

电解质、肝肾功能及心肌酶等项目（2021-07-30）：钠 135.4mmol/L，氯 96.9mmol/L，肌酐 111.8μmol/L，高密度脂蛋白 0.8mmol/L，肌红蛋白 96.0μg/L。

糖化血红蛋白检测（2021-07-30）：8.2%。

肾病全套（2021-08-02）：24h 尿量 2.5L，24h 微量白蛋白 62.5mg，尿总蛋白定量 0.18g/24h，NAG 酶 16.07U/L，β2 微量球蛋白 0.5mg/L，α1 微量球蛋白 18.2mg/L，尿 mALB/尿肌酐 52.55mg/g。

尿 17-KS、17-OH（2021-08-08）：17-酮类固醇 116.3umol/24h，17-羟皮质类固醇 30.3umol/24h。

新冠肺炎核酸检测（2021-07-27）：新型冠状病毒核酸检测阴性（未检出），ORF1ab 基因阴性（未检出），N 基因阴性（未检出）。

心电图（2021-07-29）：T 波改变，V_1 导联 R/S＞1。

尿常规、粪常规、凝血常规、CA19-9、甲胎蛋白、癌胚抗原、尿碘、甲状腺功能三项、睾酮、雌二醇及尿香草扁桃（VMA）无明显异常（2021-07-30）。

2. 专科检查

眼底检查：双眼屈光介质欠清，双眼底呈豹纹状改变。

神经肌电图检查：右正中、双胫神经运动纤维受累，四肢皮肤交感反应异常。

10g 尼龙单丝测试检查：阳性。

3. 影像学检查

肝胆脾前列腺彩超：脂肪肝、脾大、前列腺增生并多发钙化。

甲状腺彩超：甲状腺左侧叶多发结节 3 类。

双下肢血管彩超：双下肢动脉内多发斑块形成、双侧前动脉部分节段闭塞。

心脏彩超：主动脉瓣退行性变、主动脉瓣和肺动脉瓣轻度反流。

骨密度：脂肪量正常、四肢骨骼肌肉含量减少。

（四）医疗诊断

2 型糖尿病、2 型糖尿病肾病、2 型糖尿病周围血管病、2 型糖尿病周围神经病；冠心病；下肢动脉硬化闭塞症；颈动脉斑块；脂肪肝；高血压。

（五）治疗措施

1. 降糖

门冬胰岛素 14U，餐前皮下注射，3 次/d＋睡前皮下注射甘精胰岛素 18U，睡前皮下注射，每晚一次。

2. 降压

口服厄贝沙坦片 0.15g，每日两次。

3. 营养神经

口服依帕司他片 50mg，每日三次；口服硫辛酸片 0.6g，每日一次。

4. 改善循环

肌内注射胰激肽原酶 40U，每日一次。

5. 调脂

口服阿托伐他汀钙片 20mg，每晚一次。

6. 抗凝

口服氯吡格雷片 75mg，每日一次。

7. 其他

对症支持治疗。

三、护理计划

护理计划见表 4-1-1。

表 4-1-1　护理计划

时间	护理诊断	诊断依据	护理目标	护理措施
2021-07-29 15:30	有血糖不稳定的危险：与胰岛素分泌不足和使用降糖药物有关	患者入院测血糖为 15.8mmol/L,且自诉空腹血糖波动在 10～12mmol/L	患者血糖达标:空腹血糖 4.4～7.0mmol/L,非空腹血糖＜10.0 mmol/L,糖化血红蛋白(%)≤7.0%	①监测血糖每日 7 次,监测点分别为空腹、中餐前、晚餐前、三餐后 2h 及夜间血糖。②了解患者的进食及运动情况,分析血糖结果,与医师沟通治疗方案。③指导患者正确使用胰岛素治疗。④为患者制订饮食方案,督促患者定时、定量进餐
2021-07-29 15:30	有低血糖的风险：与患者高龄使用胰岛素有关	患者使用胰岛素治疗,且患者高龄,发生低血糖的风险相对增加	患者不发生低血糖或发生低血糖后得到及时处理	①给患者进行低血糖预防、识别、处理等相关知识宣教,告知发生低血糖时的伴随症状,提高风险防范意识。②密切监测患者血糖,发现血糖偏低或低血糖及时处理。③当患者晚餐后血糖低于 5.6mmol/L,指导患者适当进食,避免夜间低血糖的发生。④作息规律,保证充足的休息、睡眠,保持患者情绪稳定
2021-07-29 15:30	潜在并发症：高血压危象	发现高血压 2 年余,血压最高达 205/95mmHg	保持血压稳定,血压控制目标:BP＜140/85mmHg	①每日监测血压 3 次,发现血压升高,报告医师酌情处理。②遵医嘱按时服用厄贝沙坦片 0.15g,每日两次,勿随意增减剂量。③保证充足的睡眠,保持情绪稳定。④指导患者掌握三步起床法,避免体位性低血压的发生

续表

时间	护理诊断	诊断依据	护理目标	护理措施
2021-07-29 15:30	潜在并发症：糖尿病足	下肢麻木、发冷；双下肢动脉内多发斑块形成、双侧前动脉部分节段闭塞；右正中、双胫神经运动纤维受累；小腿及足底皮肤可见红斑、脱屑	足部皮肤状况好转，不发生感染，下肢麻木、发冷较前好转	①向患者及家属讲解预防糖尿病足的相关知识，每日检查并清洗足部，勤换鞋袜。②密切观察患者足部皮肤情况。③遵医嘱使用扩张血管、改善循环、营养神经等药物治疗
2021-07-29 15:30	知识缺乏：缺乏糖尿病用药、血糖监测、足部护理等相关知识	患者未规律监测血糖及定期复诊	患者掌握糖尿病用药、血糖监测和足部护理等自我护理知识	①指导患者参加糖尿病健康教育讲座，让患者了解血糖管理的重要性。②每日有计划地给予健康教育指导。③与患者和家属共同分析血糖波动的原因，解释目前的治疗方案及配合要求。④运用互动达标理论，鼓励患者主动参与到健康教育中，与患者和家属共同制订糖尿病自我管理方案。⑤帮助患者掌握血糖监测及胰岛素注射等技术，定期检查和指导，发现问题及时纠正
2021-07-29 15:30	体液过多：与肾功能不全有关	患者近期出现双下肢水肿	患者双下肢水肿减轻或消退	①进行心肾功能、电解质及尿常规监测。②记录患者24h出入水量。③每班密切观察患者双下肢水肿情况。④指导患者卧床时抬高下肢及进行踝泵运动，以促进血液回流，减轻水肿。⑤监测患者血糖、血压情况，保证患者血糖、血压达标。⑥遵医嘱使用消肿、护肾、改善循环等药物
2021-07-29 15:30	有感染的风险：与机体抵抗力下降有关	患者高龄，罹患糖尿病30余年，机体抵抗力下降	患者不发生感染	①加强病情监测，注意患者体温、脉搏等变化，发现异常及时报告医师。②向患者讲解预防感染的重要性和方法，保持口腔、皮肤、足部清洁，注意防寒保暖

四、护理记录

护理记录见表 4-1-2。

表 4-1-2 护理记录

日期	时间	护理记录
2021-07-29	15:30	患者,男,86 岁,因血糖升高 30 余年,近期出现下肢水肿及麻木、发冷,为进一步治疗,于今日 15:30 步行入院。T 36.5℃,P 78 次/min,R 16 次/min,BP 157/77mmHg,血糖 15.8mmol/L,血酮 0.2mmol/L。患者双下肢轻度水肿,双足可见皮肤色素沉着、红色斑块及脱屑。患者疼痛评估 0 分,Barthel 指数评定量表评分 80 分,Braden 评估量表评分 23 分,简易营养状态评估量表 MNA-SF 评分 12 分,衰弱评分 2 分,衰弱前状态 Morse 跌倒危险因素评估量表评分 45 分,高度危险,Caprini 风险评估量表评分 4 分,中度危险。跌倒风险评估高危,和家属签署高危跌倒知情同意告知书,向患者及家属进行预防跌倒宣教及改变体位、如厕、运动指导,并指导患者正确使用床栏、扶手等辅助用具,预防跌倒的发生。嘱患者卧床时抬高下肢,指导进行踝泵运动,给予预防血栓相关知识宣教。给予入院宣教,介绍科室环境及相关制度,介绍负责医师、责任护士,告知床头呼叫铃使用方法。血压偏高,嘱其卧床休息,保持情绪稳定,勿自行外出
2021-07-29	16:30	复测 BP 147/70mmHg,血压较前下降,指导患者学习三步起床法,避免体位性低血压的发生。因患者近期血糖控制欠佳,遵医嘱常规测血糖 6 次/日外加测 3am 血糖,予三餐前注射门冬胰岛素 14U+睡前注射甘精胰岛素 18U,与营养师共同制订营养计划,告知患者正确饮食的重要性,指导患者订糖尿病餐,给患者进行低血糖预防、识别和处理相关知识宣教,告知定时、定量进餐,按时注射胰岛素,告知发生低血糖时的伴随症状,提高患者自我管理能力及风险防范意识
2021-07-29	17:30	患者双下肢轻度水肿,每班观察下肢水肿情况,指导患者卧床时抬高下肢及进行踝泵运动,以促进血液回流,减轻水肿。指导患者饮水量以每日 2000mL 为宜,记录患者的 24h 出入水量
2021-07-30	10:30	患者双足可见边界清楚红斑及脱屑,经皮肤科医师会诊后予以萘替芬酮康唑软膏涂擦患处。指导患者注意个人卫生,用 37℃ 左右的温水洗脚,禁泡脚,穿宽松透气的鞋袜,每日检查双脚皮肤,观察是否出现水泡、红肿等情况,防止糖尿病足的发生
2021-07-30	16:00	血糖控制目标为空腹血糖控制在 6～7mmol/L,餐后血糖<10mmol/L,HbA1c≤7%。与患者及家属共同制订糖尿病管理方案。与患者协商并制订日间休息与活动计划,每日进行有氧运动半小时,运动量以微微出汗为宜
2021-08-02	08:15	患者双下肢麻木、发冷情况较前好转,双下肢水肿较前减退,继续予以改善微循环、营养神经、降压、调脂、降糖等对症支持治疗
2021-08-03	15:00	鼓励患者及家属主动参加健康教育活动,指导患者正确监测血糖及注射胰岛素
......	......	......
2021-08-07	10:15	患者测早餐后血糖为 3.3mmol/L,无伴随症状,嘱其立即进食 15g 含糖食物。与患者沟通,查明低血糖原因为食欲不佳,早餐进餐量减少,告知患者定时定量进餐,在自觉食欲减退时,及时与医师沟通,再次予以低血糖相关知识宣教

日期	时间	护理记录
2021-08-07	10:30	复测血糖为 5.8mmol/L
……	……	……
2021-08-10	10:00	患者 T 36.8℃,P 65 次/min,R 18 次/min,BP 130/78mmHg,血糖血压控制良好,双下肢麻木、发冷及双足红斑脱屑较前好转,双下肢无水肿,一般情况可。告知患者出院后予以低盐低脂糖尿病饮食,注意休息,生活规律,避免劳累,建议餐后 1h 开始锻炼,以散步、慢跑、游泳、打太极拳等项目为主,按时监测血糖及血压,按时服药,定期复查,如有不适,及时就诊

五、小结

本案例以护理程序为理论框架,按照评估、诊断、计划、实施、评价五个步骤,对一例老年糖尿病患者进行了系统的案例分析。通过本案例学习,能掌握老年糖尿病患者的主要评估内容及方法、护理问题及护理措施、治疗方法、健康教育要点及并发症的预防,为今后的临床护理工作提供实践参考。

【案例使用说明】

一、教学目标

通过本案例的学习,希望学生了解糖尿病的病因、分类及发病机制,掌握老年糖尿病患者的病情特点以及完整的护理评估、诊断、计划、实施、评价的护理程序。引导学生分析老年糖尿病的诊断依据及鉴别要点,运用奥马哈问题分类系统全面评估患者存在的护理问题,制订相应的护理措施。建议教师采用讨论或情景模拟的方式呈现。结合本案例学习,希望学生达到:

(1)了解糖尿病的病因、分类及发病机制。

(2)识别老年糖尿病患者的症状以及辅助检查结果,找出诊断依据。

(3)掌握老年糖尿病患者的评估要点、治疗原则、治疗目标及并发症的护理。

(4)基于护理理论框架,掌握护理老年糖尿病患者的个案管理方法和程序。

(5)掌握老年糖尿病患者的病情观察要点。

二、涉及知识点

(1)本案例涉及老年糖尿病的诊断依据及鉴别诊断要点。

（2）本案例涉及老年糖尿病患者的护理评估、护理诊断、护理目标。

（3）本案例涉及老年糖尿病患者的护理措施实施及效果评价。

三、启发思考题

本案例的启发思考题主要对应案例教学的知识传递目标，启发思考题与案例同时布置，另外要求学生在课前阅读熟悉相关知识点。在案例讨论前需要布置学生阅读关于老年糖尿病的疾病进展知识，包括但不限于老年糖尿病的流行病学、发病原因、临床表现、治疗方法、控制目标、护理老年糖尿病患者的个案方法和程序等内容。

（1）该患者诊断为 2 型糖尿病及相关并发症的依据是什么？需要与哪些疾病鉴别诊断？

（2）根据互动达标理论，你认为责任护士对患者制订的护理计划是否合理、准确？

（3）本案例的介入过程，通过奥马哈问题分类系统发现了哪些护理问题？

（4）针对该患者的护理问题，你认为责任护士应该从哪些方面加强病情观察？

（5）结合本案例，你认为老年糖尿病患者的管理涉及哪些内容？

四、分析思路

案例分析的基本思路是将案例相关情景材料通过事先设计好的提问，引导和控制案例的讨论过程。本案例聚焦患者，在评估患者需求的基础上，选择恰当的介入目标，并确立优先次序和护理过程中的角色。案例分析步骤见图 4-1-1。

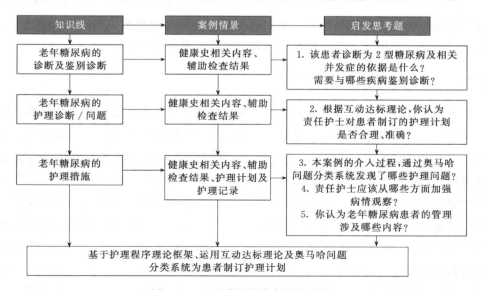

图 4-1-1　2 型糖尿病案例分析步骤

五、理论依据及分析

(一) 诊断与鉴别诊断

1. 该患者诊断为 2 型糖尿病及相关并发症的依据是什么?

(1) 症状与体征:发现血糖升高 30 年,双下肢水肿、麻木、发冷 1 个月。入院时查体双足踝部轻度凹陷性水肿,腿部皮肤可见皮肤色素沉着及红色斑块,足底皮肤可见边界清楚红斑、色素沉着及脱屑,足背动脉搏动减弱。

(2) 既往病史:30 年前诊断为 2 型糖尿病。

(3) 辅助检查:①实验室检查,入院测随机血糖为 15.8mmol/L,糖化血红蛋白检测 8.2%,肌酐 111.8μmol/L,尿 mALB/尿肌酐 52.55mg/g,微量白蛋白 62.5mg/24h。②专科检查:神经肌电图检查显示右正中、双胫神经运动纤维受累,四肢皮肤交感反应异常。③影像学检查:双下肢血管彩超显示双下肢动脉内多发斑块形成、双侧前动脉部分节段闭塞。

(4) 起病特点:该老年患者临床症状不典型,无明显的"三多一少"症状。

(5) 危险因素:发现高血压 2 年余,冠状动脉支架植入术后 8 年。

2. 需要与哪些疾病鉴别诊断,有哪些鉴别要点?

2 型糖尿病的诊断应与 1 型糖尿病进行鉴别。1 型糖尿病患者年龄通常小于 30 岁,"三多一少"症状明显,常以酮症或酮症酸中毒起病;谷氨酸脱羧酶抗体、抗胰岛细胞抗体 (ICA)、胰岛抗原 2 抗体常呈阳性,胰岛素或 C 肽释放试验显示曲线低平。而 2 型糖尿病常中年发病,伴胰岛素抵抗,胰岛素相对缺乏,也可发生酮症酸中毒,胰岛素或 C 肽释放试验显示曲线增高。

(二) 互动达标理论在该案例的应用

互动达标理论依据详见附录I-6。本案例护理干预过程中运用互动达标的目标设定和互动达标理论进行健康教育,通过访谈,了解影响患者自我管理行为的因素,与患者及家属建立良好的护患关系,并共同制订可靠的阶段性目标,充分调动患者的积极性和主观意识。目标设定包含饮食管理、运动管理、用药管理、自我血糖监测、足部护理、低血糖防治等方面,住院期间加强以上宣教并邀请患者及家属参与健康知识小讲课,根据患者自我管理能力不断调整目标,循序渐进。同时在不断互动过程中发现新问题,设定目标并解决,从而增进患者对疾病的认知,提高患者自我管理能力及生活质量。出院前 1 天予以效果评价,患者自我管理能力明显提升,已掌握胰岛素使用方法、自我血糖监测方案、低血糖预防及处理等糖尿病相关知识，患者表示出院后积极控制血糖，按时用药，定期复查。

（三）奥马哈问题分类系统理论在该案例的应用

奥马哈问题分类系统理论介绍详见附录Ⅰ-7。本案例在护理评估中借鉴了奥马哈问题分类系统理论，发现患者存在以下的护理问题：①在健康相关行为领域的护理问题为：未坚持监测血糖及未记录血糖结果；缺乏足部护理相关知识，未定期检查足部；意识到饮食的重要性，但对于如何营养搭配等知识仍欠缺。②生理领域的护理问题为：高血糖、高血压；双下肢轻度水肿、下肢麻木、发冷、足背动脉搏动减弱、足底皮肤红斑及脱屑；听力下降。③在社会心理领域的护理问题为：在出现疾病问题时不知道如何及时获取帮助。④无环境领域的护理问题。医护人员通过该系统以更全面的视角评估患者存在的护理问题，发现了患者的健康问题及危险因素，为患者提供了个性化的指导。

（四）病情观察

1. 生命体征和神志

（1）呼吸：观察患者呼吸频率、节律及气味等，糖尿病酮症酸中毒患者以呼吸深快并有烂苹果气味为主要表现。

（2）血压：老年糖尿病患者常合并高血压，一般情况下，老年糖尿病合并高血压患者血压控制目标为＜130/80mmHg，糖尿病酮症酸中毒后期和高渗高血糖综合征可因严重失水出现低血压。本案例患者有高血压病史，在护理过程中应做到：①积极控制血压和血糖；②每日监测血压、血糖及尿量情况；③指导患者正确服药，加强血压管理。

（3）体温和脉搏：观察患者体温情况，防止感染的发生。当发生低血糖时患者可出现心率加快，糖尿病酮症酸中毒后期和高渗高血糖综合征也可因严重失水而出现心率加快、四肢厥冷。

（4）神志：观察患者是否出现淡漠、烦躁、嗜睡、意识障碍等情况。糖尿病酮症酸中毒可出现意识障碍，如头痛、烦躁、嗜睡等；高渗高血糖综合征时，由于失水导致病程进展逐渐加重，出现精神神经症状，可有嗜睡、幻觉、定向障碍等情况；当出现严重低血糖时，常伴有意识障碍甚至昏迷。

2. 皮肤情况

老年糖尿病患者由于周围神经病变，可出现皮肤干燥、脱屑、瘙痒、麻木、针刺、烧灼甚至刀割样疼痛等症状。足部是重点关注的部位，观察足部皮肤是否完整，有无感觉异常或足背动脉搏动减弱等，可依赖皮肤温痛觉、针刺觉、压力觉、音叉震动觉、踝反射和肌电图等来明确诊断。出现肾损伤的老年糖尿病患者可出现皮肤水肿，需观察水肿的部位、程度及水肿处皮肤的颜色。本案例双足踝部轻度凹陷性水肿，足部麻木、发冷，足底部皮肤有色素沉着及脱屑，护理过程中应做到：①监测心功能、肾功能、电解质及尿常规；②仔细观察并记录患者尿量；③每班密切观察患者水肿情况及足部皮肤情况；④进行足部皮肤护理的健康宣教；⑤监测患者血糖、血压情况，争取患者血糖、血压达标；⑥使用护肾、改善循环、营养神经等药物。

3. 急性并发症的观察和护理

老年糖尿病患者需尽可能控制血糖在可接受的范围内，以避免潜在并发症的发生。

（1）糖尿病酮症酸中毒的观察：老年患者常因感染、外伤、手术、脑卒中、心肌梗死等诱发糖尿病酮症酸中毒。常急性起病，病死率高，发病前以高血糖为主要表现，部分患者可出现恶心、呕吐、腹痛、神志障碍等情况，较严重的情况可见呼吸深快、呼气出现烂苹果味。因此应重点观察患者血糖、血酮、电解质情况及神志的改变，如发生酮症酸中毒，应及时纠正酮症酸中毒及水电解质紊乱，消除诱因，防治并发症。

（2）高渗高血糖综合征的观察：院内老年糖尿病患者常继发于心血管疾病，严格限制水量后，常以严重高血糖、明显脱水、黏膜干燥、皮肤弹性差及低血压为特征，较严重的情况可见嗜睡、淡漠等精神神经症状。因此应重点观察患者血糖、血浆渗透压、血压、神志等情况，积极纠正脱水和高血糖，消除诱因和治疗并发症。

（3）低血糖的观察：老年糖尿病患者肠促胰岛素分泌减低，肝糖原储存和释放功能减弱，自身调节低血糖的能力下降，肝肾功能减退且服用多种药物，在糖尿病治疗过程中更易出现低血糖，由于老年人交感神经功能的减退，更容易出现无症状性低血糖。在护理过程中应做到：①密切监测血糖；②为老年糖尿病患者进行低血糖相关知识、饮食和运动指导；③制订合理的血糖控制目标；④遵医嘱合理使用降糖药物。

4. 慢性并发症的观察和护理

（1）糖尿病大血管病变：由于长期高血糖使相应器官和细胞功能受损而产生的一系列病变，常见于心脑血管病变和外周血管病变。本案例患者合并冠心病，且彩超显示双下肢动脉内多发斑块形成、双侧前动脉部分节段闭塞，提示患者已发生糖尿病大血管病变。在护理中应做到：①监测血压、血糖、血脂、血尿酸等指标；②制订合适的血糖控制目标；③进行生活方式干预，指导戒烟、限酒、规律运动等；④遵医嘱予以扩冠、调脂、稳定斑块等综合治疗。

（2）糖尿病微血管病变：发病机制复杂，病变主要发生在视网膜、肾脏、神经、心肌组织，常表现为蛋白尿、水肿、高血压、视物模糊、皮肤感觉异常、心律失常、足部溃疡等症状。糖尿病微血管病变分为糖尿病肾病、糖尿病视网膜病、糖尿病周围神经病变及糖尿病足等。本案例患者已诊断 2 型糖尿病肾病、2 型糖尿病周围血管病、2 型糖尿病周围神经病。护理中应：①加强饮食指导，包括限制盐及蛋白质的摄入，患者盐的摄入量为＜5g/d，患者优质蛋白的摄入量为量 0.8g/（kg·d）；②制订合理的血压、血糖及血脂控制目标；③积极对症治疗；④指导患者进行日常足部护理和观察。

（五）老年糖尿病患者的护理管理

糖尿病的管理包括饮食管理、运动治疗、药物治疗、健康教育、自我监测、预防并发症及心理护理。糖尿病的自我管理教育方式多样，如：小组讨论、大课堂、个体化指导和远程教育等。小组讨论和个体化指导的针对性更强，教育内容可以参考上述几个方面进行。

老年糖尿病患者的饮食管理可根据患者的年龄、身高、体重、代谢指标、日常活动量、喜好等为患者制订个体化的饮食方案，帮助患者改变不良饮食习惯和饮食结构，可指导患者改变进餐顺序，先汤菜后主食，以降低餐后血糖。糖尿病的运动治疗也需要个体化，为患者选择易于进行和坚持的运动方式，该患者在住院期间可进行糖尿病运动操、太极拳、快走等活动，还可指导患者进行抗阻力运动，以延缓肌肉的衰减。在运动过程中需要注意预防跌倒和骨折，建议运动的最佳时段为餐后 1h，每天运动时间约为 30min，每周锻炼 3～5 天。在住院期间教会患者正确进行血糖监测，并为患者制订出院后血糖监测方案，该患者出院后使用甘精胰岛素＋门冬胰岛素治疗，指导患者每日进行血糖监测 2～4 次，主要涵盖空腹及睡前血糖，必要时可以测餐后血糖。有研究显示糖尿病合并焦虑、抑郁的情况非常普遍，对治疗和预后影响很大，需给予患者更多的关注，可通过心理干预、同伴支持模式缓解心理压力。

老年糖尿病患者个体差异性大，同样需为患者进行个体化的目标管理。本案例可参考《中国老年 2 型糖尿病临床防治指南（2022 版）》，为患者制订血糖及代谢相关控制目标。目前为患者制订的血糖控制目标为：空腹血糖控制在 6～7mmol/L，餐后血糖＜10mmol/L，HbA1c≤7%。鉴于患者有高血压史、冠心病史，且糖尿病合并糖尿病肾病，代谢指标的控制目标为：血压＜140/85mmHg，低密度脂蛋白＜1.8mmol/L，甘油三脂＜1.7mmol/L，血尿酸＜420μmol/L。

六、案例背景

随着社会老龄化加剧，老年人已成为糖尿病主要人群。目前糖尿病防治已纳入"健康中国2030"规划纲要，《中国老年2型糖尿病防治临床指南（2022版）》以优化老年糖尿病防治理念，规范防治措施，不断提升老年糖尿病总体管理水平为主要目标。

（一）定义和概述

糖尿病（diabetes mellitus，DM）是由胰岛素分泌不足和/或作用缺陷引起，以高血糖为主要特征的一组多病因所致的代谢性疾病。长期的高血糖状态会对患者的健康带来各方面的影响，包括眼、肾脏、心脏以及神经系统等各个方面的问题。近年来，我国糖尿病的患病率明显增加，其中老龄化是我国糖尿病流行的影响因素之一。2019年的数据显示，中国≥65岁的老年糖尿病患者数约3550万，居世界首位，占全球老年糖尿病患者的1/4。研究结果显示，60～69岁糖尿病患病率为28.8%，在≥70岁的人群中患病率为31.8%，女性患病率高于男性。老年人群具有较高的糖尿病患病率，且伴随着我国人口老龄化的加剧，老年人群成为糖尿病防治的重点对象。

糖尿病病因与发病机制复杂，至今未完全阐明。但有证据显示遗传因素及环境因素共同参与其发病过程。《中国老年糖尿病诊疗指南（2021年版）》中根据糖尿病病因学分型体系，将老年糖尿病分为T1DM、T2DM和特殊类型糖尿病（如单基因糖尿病、胰腺外分泌疾病、药物或化学品所致的糖尿病）等。我国老年糖尿病患者主要以2型糖尿病患者为主，1型糖尿病和其它类型糖尿病占比较小。多数老年糖尿病患者的临床症状不典型，起病隐匿，无明显的"三多一少"症状（即烦渴多饮、多尿、多食、不明原因体重下降），易于漏诊或误诊。老年糖尿病患者差异性大，由于其基础疾病、年龄、病程、用药情况、经济状况及治疗效果等不同，展现出不同的疾病表现。老年糖尿病患者并发症和/或伴发病较多，甚至以并发症或伴发病为首发表现。高渗高血糖综合征、糖尿病酮症酸中毒、低血糖是最常见的急性并发症，需要快速识别、及时处理。老年糖尿病患者发生低血糖的风险增加且对低血糖的耐受性差，更容易发生无意识低血糖、夜间低血糖和严重低血糖，如果不及时处理，会造成严重的心血管事件、认知功能障碍、甚至死亡等风险。糖尿病慢性并发症主要包括糖尿病肾病、糖尿病相关眼病、糖尿病神经病、糖尿病下肢动脉病变以及糖尿病足等。同时老年糖尿病患者易合并肿瘤、呼吸及消化系统等疾病，常多病共存，且老年糖尿病患者易于出现包括跌倒、痴呆、尿失禁、谵妄、晕厥、抑郁症、疼痛、睡眠障碍、药物滥用、衰弱综合征等在内的老年综合征。老年糖尿病患者病情复杂、年龄大、病程长，较非老年患者而言，具有较高的致死率和致残率，需要关注除疾病表现以外的整体健康状况及生活质量。

（二）诊断和初始评估

糖尿病的诊断标准不受年龄影响，但对于老年患者，血糖水平与临床症状有差别，需综合考虑患者采血时间、身体状况及影响血糖代谢疾病的情况。空腹血糖、标准餐负荷 2h、口服葡萄糖（OGTT）2h 血糖或随机血糖、HbA1c 是糖尿病诊断的主要依据，当无糖尿病典型临床症状时必须复检，以明确诊断。目前仍采用 WHO 糖尿病诊断标准，具备典型糖尿病症状（多饮、多尿、多食、不明原因的体重下降）＋空腹静脉血浆血糖≥7.0mmol/L，或＋随机血糖或静脉血浆血糖≥11.1mmol/L，或 OGTT 2h 血糖≥11.1mmol/L，或 HbA1c ≥6.5％。

（三）血糖管理策略

目前生活干预是老年糖尿病患者的基本治疗方案，健康教育、合理的饮食、安全有效的运动应该贯穿老年糖尿病管理的全程。同时应根据患者的健康情况，给予个性化的血糖控制目标和治疗方案。尽可能地选择低血糖风险较低的降糖药物，对于合并严重并发症或者健康状况不佳的患者，可以适当放宽血糖控制目标，并在治疗方案上慎重地思考治疗的风险与获益程度，减少急慢性并发症导致的伤残和死亡，改善生存质量，提高预期寿命。

（四）老年糖尿病患者的慢病管理

目前糖尿病成为我国主要的慢性病之一，并随着患病率的升高，已成为重要的公共卫生问题。糖尿病的慢病管理已纳入国家基本公共卫生服务，是卫生保健和预防的重点工作内容。糖尿病的慢病管理以三级防治策略为指导，对糖尿病高危人群进行健康教育，对确诊糖尿病患者的各项指标进行综合控制，对长期糖尿病患者加强并发症的筛查与管理。目前糖尿病的慢病管理模式有医疗机构提供的全病程管理服务，社区为中心提供的健康管理服务，或互联网＋医院社区一体化的管理模式等。医务人员需大力推广并探索合适的慢病管理模式，使更多的糖尿病患者受益。

（五）新型冠状病毒疫情防控期间老年糖尿病患者的管理

老年糖尿病患者伴发病较多，且机体免疫力下降，是易感新型冠状病毒的高危人群。在疫情防控期间，老年糖尿病患者需要积极控制血糖，积极控制好糖尿病相关疾病，科学饮食，合理运动，科学防护，减少暴露于病毒的机会。如果血糖控制不达标或其他客观条件不方便去医院就诊的，可以通过互联网医院、微信平台等，来获得医护人员的指导和帮助。但如果出现糖尿病急性并发症、空腹或餐前血糖水平持续超过 16.7mmol/L、频发不明原因的低血糖等情况，应及时去医院就诊。

七、关键要点

（1）学会结合患者的主诉及辅助检查分析患者目前面临的主要问题，并根据紧急程度将护理问题排序。

（2）在评估需求和分析问题的基础上，学会理清个案介入的思路，按照由易到难、由最主要到次要的介入思路，拟定个案护理方案，并有效实施。

（3）训练护士的临床思维，在护理患者的过程中，重视临床思维的培养，根据患者的病情，不断拓展自己的相关专业知识，不断提升自我的专业修养和业务水平。

八、课堂计划

案例教学效果与学生的知识储备有很大的关联，因此案例教学前，要求学生预习相关知识是十分必要的。根据本案例所涉及的知识点，要求学生在课前能够尽可能地预习糖尿病的发病原因、发病机制、治疗方法、控制目标、常见并发症及护理方法，以及互动达标理论、奥马哈问题分类系统理论和糖尿病防治指南等相关知识。

本案例按照 2 课时（90min）进行设计：案例回顾 10min、小组讨论 20min、集体讨论 30min、知识梳理 20min、问答与机动 10min。

课堂讨论案例之前，要求学生至少要读一遍案例全文，对案例启发思考题进行回答。具备条件者可以小组为单位围绕着所给的案例启发思考题进行讨论。

九、课后思考题

（1）患者出院后应该如何做好延续性护理？

（2）针对老年患者多发生无症状低血糖，有哪些措施可以预防并及早干预？

（3）还有哪些可以提高老年糖尿病患者自我管理能力的护理干预方法？

第二节　老年甲状腺功能亢进症患者的护理

---【案例正文】---

一、基本信息

姓名：黎××　　　　　性别：女　　　　　年龄：66 岁

婚姻：已婚　　　　　籍贯：株洲　　　　　职业：农民

入院日期：2021 年 12 月 07 日

二、护理评估

(一) 健康史

1. 主诉

心悸、气促 10 余年，进行性加重 10 余天。

2. 现病史

患者 10 余年前因心悸、怕热、消瘦、易怒、气促、失眠等于当地医院诊断为甲状腺功能亢进症，服用抗甲状腺药物（具体不详）后症状缓解。10 余年来未规律服药及复查。10 余天前劳动后突发气促，端坐呼吸，并出现濒死感，当地医院诊断为急性左心衰竭，予瑞舒伐他汀钙片、替格瑞洛片、富马酸比索洛尔片、氯沙坦钾氢氯噻嗪片、吲哚布芬片、甲巯咪唑片等对症治疗。2 天前无明显诱因出现恶心、呕吐，呕吐物为胃内容物，伴气促、胸闷和心悸，遂来我院就诊。起病以来，患者精神不佳，食欲和睡眠差，大便每天 3～4 次，无腹泻，小便正常，近 10 天体重减轻约 5kg。

3. 既往史

否认高血压、糖尿病病史，否认肝炎、结核等传染病史，否认手术、外伤及输血史，无药物及食物过敏史，预防接种史不详。

4. 个人史

出生居住于原籍，否认血吸虫疫水接触史，无毒物、粉尘及放射性物质接触史，无地方或传染病史，无新冠流行病学接触史及旅居史。生活规律，无烟酒不良嗜好。无冶游、性病史。工作及居住环境良好。

5. 婚育史

已婚，育 1 子 1 女，其女体健，儿子 20 岁时患甲状腺功能亢进症；配偶体健。

6. 家族史

患者母亲有甲状腺功能亢进症病史；无家族性遗传病、传染病史，无冠心病早发家族史，无高血压家族史，无糖尿病家族史。

7. 日常生活形态

（1）饮食：恶心、食欲差，三大营养素摄入少。

（2）睡眠/休息：入睡困难。

（3）排泄：大便每天 3～4 次，无腹泻，小便正常。

（4）自理及活动能力：Barthel 指数评定量表评分 35 分，生活不能自理，重度依赖。

8. 心理/情绪状态

情绪稳定，配合治疗。

9. 对疾病相关知识的了解情况

只了解饮食相关知识。

10. 风险与症状评估

（1）跌倒风险：Morse 跌倒危险因素评估量表评分 45 分，高度危险。

（2）压力性损伤风险：Braden 评估量表评分 14 分，中度危险。

（3）血栓风险：Caprini 风险评估量表评分 4 分，中度危险。

（4）疼痛评估：面部表情分级评分法评分 0 分，无痛。

（5）营养风险筛查：NRS 2002 营养风险筛查表评分 4 分，处于高风险。

（6）心功能：纽约心功能分级Ⅳ级。

（二）体格检查

T 36.6℃，P 59 次/min，R 22 次/min，B 132/60mmHg，身高 155cm，体重 45kg，BMI 18.73kg/m²。发育正常，营养中等，意识清晰，自动体位，检查合作。全身皮肤、巩膜黄染，无发绀，皮肤温度正常，无皮疹、出血点、紫癜及瘢痕，无皮下结节、肝掌及蜘蛛痣。全身浅表淋巴结未触及肿大。头颅无畸形，眼睑、结膜正常，双眼球突出，施特尔瓦格（Stellwag）征、冯·格雷费式（Von Graefe）征、若夫鲁瓦（Joffroy）征、默比优斯（Mobius）征阴性，双侧瞳孔等大等圆，左3mm，右 3mm，双侧对光反应灵敏。颈软，无抵抗，气管居中，甲状腺Ⅱ°肿大，质地韧，无压痛，无包块，可闻及血管杂音；颈静脉充盈，肝-颈静脉回流征阳性。胸廓无畸形，胸骨无压痛，胸壁静脉无曲张，肋间隙正常，双侧呼吸运动正常，叩诊呈清音，呼吸音粗，未闻及干湿啰音，无胸膜摩擦音。心前区无隆起，心界大，心尖搏动位于第五肋间左锁骨中线内侧 0.5cm，第一心音强弱不等，律不齐，心率 75 次/min，S_1 亢进，二尖瓣听诊区可闻及明显收缩期吹风样Ⅲ级杂音，无心包摩擦音，脉搏短绌。腹部平坦，未见胃肠型和蠕动波，腹软，肝区有压痛及叩击痛，无反跳痛。墨菲征阴性，肝脾未触及，腹部未扪及包块，双肾区无叩击痛，移动性浊音阴性，肠鸣音正常，4 次/min，无腹部血管杂音。脊柱四肢无畸形，四肢活动自如，无关节红肿及活动障碍，双下肢轻度凹陷性水肿，双足背动脉搏动正常，双膝反射正常，肌张力正常，无四肢肌肉压痛，四肢肌力 5 级。

（三）辅助检查

1. 实验室检查

血常规：12 月 7 日查白细胞计数 $3.0×10^9$/L，血红蛋白 114g/L，血小板计数 $79×10^9$/L，血细胞比容 33.6%，淋巴细胞分类计数 $0.6×10^9$/L。12 月 10 日复查，白细胞计数 $3.1×10^9$/L，红细胞计数 $3.79×10^{12}$/L，血红蛋白 111.0g/L，血小板计数 $80×10^9$/L，血细胞比容 33.7%，淋巴细胞分类计数 $0.6×10^9$/L。

尿常规（机器法）+尿沉渣镜检（12 月 7 日）：潜血 1+（10）个/μL，维生素 C 1+（0.2）mmol/L。

肝功能+肾功能：12 月 7 日查，总蛋白 61.1g/L，白蛋白 29.9g/L，白球比值 1.0，总胆红素 153.6μmol/L，直接胆红素 88.55μmol/L，总胆汁酸 15.5μmol/L，丙氨酸氨基转移酶 204.6U/L，天冬氨酸氨基转移酶 121.9U/L；12 月 10 日，白蛋白 32.7g/L，白球比值 0.9，总胆红素 17.9μmol/L，直接胆红素 78.0μmol/L，丙氨酸氨基转移酶 92.1U/L，天冬氨酸氨基转移酶 49.4U/L。

心肌酶+血清离子+血脂+C 反应蛋白+肌钙蛋白定量+降钙素原（12 月 7 日）：乳酸脱氢酶 257.4U/L；钠 137mmol/L，钾 2.82mmol/L，钙 2.07mmol/L，磷 0.77mmol/L，镁 0.61mmol/L，高密度脂蛋白 0.29mmol/L，低密度脂蛋白 1.22mmol/L，C 反应蛋白 9.39mg/L，肌钙蛋白定量 0.124ng/ml，降钙素原 0.195ng/mL。

新冠肺炎核酸检测（12 月 6 日）：新型冠状病毒核酸检测阴性，ORF1ab 基因阴性，N 基因阴性。

凝血常规（12 月 7 日）：凝血酶原时间 14.4s，凝血酶原百分率 64%，凝血酶原时间国际标准化比值 1.26，纤维蛋白原 1.83g/L，血浆纤维蛋白原降解产物

5.2mg/L，D-二聚体 0.53mg/L。

甲状腺功能三项＋抗甲状腺球蛋白（A-TG）＋甲状腺过氧化物酶抗体（A-TPO)＋25 羟维生素 D＋促甲状腺激素受体抗体（TRAB）(12 月 7 日)：游离三碘甲状腺原氨酸（FT$_3$）25.1pmol/L，游离甲状腺激素（FT$_4$）87.26pmol/L，超敏促甲状腺激素（TSH）<0.005μIU/mL，A-TG 1072IU/mL，A-TPO 336.3IU/mL，TRAB 23.33 IU/L。

肝炎全套、糖化血红蛋白、红细胞沉降率、免疫全套、脑钠肽测定等无异常。

2. 影像学检查

甲状腺及颈部淋巴结彩超：甲状腺实质弥漫性肿大并声像改变，甲状腺多发混合性结节，TI-RADS 3 类。

甲状腺 SPECT：甲状腺增大，摄取功能良好；甲状腺代谢欠均匀。

心脏彩超：左心房、左心室、右心房大，右心室高值；肺动脉增宽，肺动脉高压；二尖瓣轻度脱垂并重度反流，三尖瓣中度反流，主动脉瓣轻中度反流，肺动脉瓣轻度反流，下腔静脉稍宽；心律失常。

胸腹部 B 超（外院）：肝脏多发囊肿，胆囊炎？胸腔及盆腔少量积液。

(四) 医疗诊断

甲状腺功能亢进症，甲状腺功能亢进性心脏病；心力衰竭、心功能Ⅳ级、心房颤动；肝功能不全；全血细胞减少症；肺动脉高压；肝脏多发囊肿；胸腔积液；盆腔积液。

(五) 治疗措施

1. 护心

静脉滴注生理盐水 100mL＋尼可地尔注射液 12mg，每日一次。

2. 护肝

静脉滴注 5％葡萄糖 100mL＋谷胱甘肽注射液 2.4g，每日一次；口服双环醇片 25mg，每日三次。

3. 抑制甲状腺激素释放

口服碳酸锂片 0.25g，每日一次。

4. 抑制免疫反应

静脉滴注 5％葡萄糖 100mL＋氢化可的松 100mg，每日一次；口服泼尼松片 15mg，每日一次。

5. 利尿

口服螺内酯片 20mg、呋塞米片 20mg，每日一次。

6. 升白细胞

口服利可君片 20mg，每日三次。

7. 护胃

口服泮托拉唑肠溶片 40mg，每日两次。

8. 调理肠道菌群

口服双歧杆菌三联活菌胶囊 210mg，每日三次。

9. 抑制血小板聚集

口服氯吡格雷片 75mg，每日一次。

10. 补钙

碳酸钙维生素 D_3 0.6g，每日一次。

11. 其他

对症支持治疗。

三、护理计划

护理计划见表 4-2-1。

表 4-2-1 护理计划

时间	护理诊断	诊断依据	护理目标	护理措施
2021-12 07-10:30	气体交换受损:与心力衰竭有关	患者劳动后气促明显,左心房、左心室、右心房大	积极纠正心力衰竭,减轻患者不适症状	①立即协助患者取半卧位,双下肢下垂;②予以高流量（6~8L/min）氧气吸入;③迅速遵医嘱予扩血管、抗甲状腺功能亢进等治疗;④观察患者面色口唇是否红润,心悸、胸闷、气促等有无改善;⑤监测心律、心率、呼吸、血氧饱和度、血压、尿量、24 h 出入液量、血气分析等的变化;⑥熟练运用沟通技巧安抚患者,以解释、鼓励性语言与患者交谈,安慰患者,减轻其心理负担
2021-12 07-10:30	自理能力缺陷:与患者心悸、气促,病情较重有关	患者 Barthel 指数评定量表评定量表得分为35 分	患者出院前自理能力重度依赖	①保证患者充分的休息,休息时尽量减少不必要的护理操作并保持病室环境的安静和舒适。②协助患者进食、翻身、擦浴及大小便等。③及时更换床单位和衣服,保持整洁。④将呼叫器放在患者能够拿到的地方。⑤每小时巡视,及时发现患者有无生活需求。⑥如病情允许,在家属的陪伴下下床活动,以不感到疲劳为宜

续表

时间	护理诊断	诊断依据	护理目标	护理措施
2021-12-07-10:30	营养失调:低于机体需要量,与代谢率增高及进食减少有关	患者自起病以来,食欲差,伴恶心、呕吐,体重减轻约5kg,体重指数较低;血红蛋白及白蛋白均偏低	患者出院前无恶心、呕吐,食欲好转,能够按照要求进食	①告知患者和家属营养支持的重要性。②指导患者进食高热量、高蛋白、高维生素及无机盐丰富的食物,增加优质蛋白摄入,多吃水果蔬菜,不吃海产品、油腻及刺激性强的食物。③少量多餐。④给患者充足的时间进餐。⑤保持病房环境整洁,无异味。⑥定期测量体重
2021-12-07-10:30	有跌倒的危险:与患者年龄较大、病情较重有关	患者Morse跌倒危险因素评估量表评分45分,高度危险	患者住院期间不发生跌倒	①告知患者和家属跌倒的风险和预防措施,并签署风险告知书。②在患者床头做好风险标识。③卧床时拉好双侧床栏。④病情允许下床活动时,遵循起床三步曲:躺30s,坐30s,站30s;并有家属陪伴,穿合适的衣服和鞋子
2021-12-07-10:30	有发生深静脉血栓的危险:与患者病情较重、活动减少有关	患者Caprini风险评估量表评分为4分,中度危险	患者住院期间不发生深静脉血栓	①向医生报告患者深静脉血栓风险级别。②告知患者和家属深静脉血栓的风险和预防措施,并签署风险告知书。③在患者床头做好风险标识。④避免下肢穿刺。⑤嘱患者每天饮水1000mL左右。⑥指导及协助患者做踝泵运动。⑦每天早晚交接班时进行规范的肢体检查,包括询问主诉和测量小腿周径。⑧病情允许,协助患者下床活动。⑨遵医嘱予氯吡格雷抑制血小板聚集
2021-12-07-10:30	潜在并发症:甲状腺危象	患者目前因白细胞下降和肝功能异常,影响抗甲亢治疗	住院期间不发生甲状腺危象	①定时通风,保持合适温湿度(室温保持在18~20℃,湿度保持在50%~70%);减少探视。②关心安慰患者,减轻其心理负担。③嘱患者注意保暖,预防感冒。④讲解甲状腺功能亢进相关知识,指导患者遵医嘱用药,不可随意减量、停药。⑤监测生命体征,观察有无甲状腺危象
2021-12-07-16:30	有感染的危险:与白细胞下降有关	患者白细胞指数3.0×10^9/L	患者出院前白细胞上升,不发生感染	①保持病房环境整洁,定时通风,减少探视。②遵守无菌原则,注意手卫生。③嘱患者注意个人卫生,勤漱口,沐浴和更衣,注意保暖,防止受凉。④遵医嘱予利可君升白细胞治疗。⑤监测生命体征和血常规变化

四、护理记录

护理记录见表 4-2-2。

表 4-2-2 护理记录

日期	时间	护理记录
2021-12-07	10:00	患者,女,66 岁,T 36.6℃,P 59 次/min,HR 75 次/min,R 22 次/min,BP 132/60mmHg,因心悸、气促 10 余年,进行性加重 10 余天入院。于今日 9:30 轮椅入院,诊断为甲状腺功能亢进症;甲状腺功能亢进性心脏病;心力衰竭、心功能Ⅳ级、心房颤动;肝功能不全;全血细胞减少症;肺动脉高压;肝脏多发囊肿;胸腔积液;盆腔积液。患者 Barthel 指数评定量表评分 35 分,重度依赖,Morse 跌倒危险因素评估量表评分 45 分,高度危险,Braden 评估量表评分 14 分,中度危险,Caprini 风险评估量表评分 4 分,中度危险,NRS 2002 营养风险筛查表评分 4 分,高风险,双下肢轻度凹陷性水肿。患者取半卧位,鼻导管给氧。行入院宣教,介绍科室环境及相关制度、主管医师及责任护士,告知患者床头呼叫铃使用方法,嘱卧床休息,保持情绪稳定,防跌倒、防坠床、防血栓、勿自行外出,遵守医院疫情防控要求、陪护等相关制度
2021-12-07	11:00	患者 HR 77 次/min,P 63 次/min,R 20 次/min,BP 121/75mmHg,SpO₂ 97%。遵医嘱予以心电监测(包括血氧饱和度监测),记录 24h 出入水量
2021-12-07	12:00	患者 HR 53 次/min,P 53 次/min,R 23 次/min,BP 130/63mmHg,SpO₂ 98%。
2021-12-07	13:00	患者 HR 73 次/min,P 55 次/min,R 24 次/min,BP 116/63mmHg,SpO₂ 98%。持续吸氧,协助患者翻身
2021-12-07	14:00	患者 HR 82 次/min,P 69 次/min,R 22 次/min,BP 107/67mmHg,SpO₂ 98%。患者解黄色成型大便 1 次,解清亮小便 300mL
2021-12-07	15:00	患者 HR 90 次/min,P 72 次/min,R 24 次/min,BP 128/46mmHg,SpO₂ 99%。遵医嘱予生理盐水注射液 100mL+尼可地尔注射液 12mg 以 17mL/h 的速度静脉泵入
……	……	……
2021-12-10	17:00	患者 T 36.7℃,HR 96 次/min,P 69 次/min,R 16 次/min,BP 129/58mmHg,SpO₂ 99%。精神食欲尚可,无恶心、呕吐,稍感胸闷、气促,双下肢仍轻度水肿,大便每天 2~3 次,无腹泻,小便正常,停止心电监测,可下床活动,嘱患者改变体位时动作缓慢,预防跌倒,继续予以对症治疗

续表

日期	时间	护理记录
……	……	……
2021-12-13	17:00	患者 T 36.6℃，HR 94 次/分，P 76 次/min，R 17 次/min，BP 136/72mmHg，精神食欲尚可，无恶心、呕吐，稍感胸闷、气促，双下肢仍轻度水肿，大便每天 2～3 次，无腹泻，小便正常，可下床活动，嘱患者改变体位时动作缓慢，预防跌倒，继续予以对症治疗
2021-12-15	11:00	患者 T 36.5℃，HR 95 次/分，P 62 次/min，R 16 次/min，BP 122/65mmHg，精神食欲尚可，无恶心、呕吐，无明显胸闷、气促，双下肢仍轻度水肿，大便每天 2～3 次，无腹泻，小便正常，于今日出院，回当地医院继续治疗。嘱患者按时服药，定期复查血常规、电解质、肝功能和甲状腺功能，一般情况好转后，行放射性^{131}I治疗

五、小结

本案例以护理程序为理论框架，按照评估、诊断、计划、实施、评价五个步骤，对一例老年甲状腺功能亢进症患者进行了系统的案例分析。通过本案例学习，能掌握甲状腺功能亢进症患者的主要评估内容及方法、护理问题及护理措施、病情观察要点及潜在并发症防治原则，为今后的临床护理工作提供实践参考。

【案例使用说明】

一、教学目标

通过本案例的学习，希望学生了解甲状腺功能亢进症的病情特点以及完整的护理评估、诊断、计划、实施、评价的护理程序。引导学生分析老年甲状腺功能亢进症的诊断依据及鉴别要点，运用帕累托法则明确该患者护理问题，制订相应的护理措施。建议教师采用讨论或情景模拟的方式呈现。结合本案例学习，希望学生达到：

（1）掌握对老年甲状腺功能亢进症患者进行问诊、体格检查等评估方法，资料收集具有逻辑性，详尽且全面。

（2）识别老年甲状腺功能亢进症典型症状和体征以及辅助检查结果，分析病例特点，找出诊断依据。

（3）基于护理程序理论框架，运用帕累托法则对患者作出合适的护理诊断，并制订相应的护理计划。

（4）掌握老年甲状腺功能亢进症患者的治疗措施、药物副作用和病情观察要点。

二、涉及知识点

（1）本案例涉及老年甲状腺功能亢进症的诊断依据及鉴别诊断要点。

（2）本案例涉及老年甲状腺功能亢进症的治疗措施及药物副作用。

（3）本案例涉及老年甲状腺功能亢进症患者的护理评估、护理诊断、护理目标。

（4）本案例涉及老年甲状腺功能亢进症患者的护理措施实施及效果评价。

三、启发思考题

本案例的启发思考题主要对应案例教学的知识传递目标，启发思考题与案例同时布置，另外要求学生在课前阅读熟悉相关知识点。在案例讨论前需要布置学生阅读关于甲状腺疾病进展知识，包括但不限于甲状腺功能亢进症的流行病学、发病原因、临床表现、治疗方法、护理甲状腺功能亢进症患者的个案方法和程序等内容。

（1）该患者诊断为甲状腺功能亢进症的依据是什么？需要与哪些疾病鉴别诊断？

（2）该患者白细胞减少和肝功能异常的原因是什么？你认为目前适合该患者的治疗方案是什么？

（3）根据帕累托法则及互动达标理论，你认为责任护士对患者制订的护理计划是否准确、全面？

（4）哪些方面分别体现了奥瑞姆自护理论的"替、帮、教"？

（5）责任护士应该从哪些方面加强病情观察？

四、分析思路

案例分析的基本思路是将案例相关情景材料通过事先设计好的提问引导和控制案例的讨论过程。本案例聚焦患者，在评估患者需求的基础上，选择恰当的介入目标，并确立优先次序和护理过程中的角色。案例分析步骤见图4-2-1。

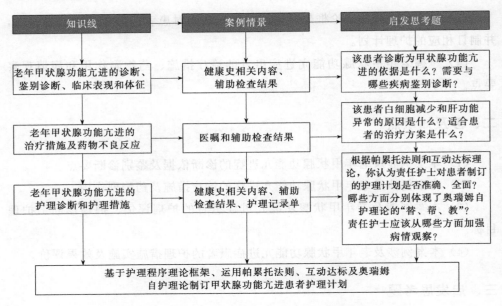

图 4-2-1　甲状腺功能亢进症案例分析步骤

五、理论依据及分析

(一) 诊断与鉴别

1. 该患者诊断为甲状腺功能亢进症的依据是什么?

(1) 症状与体征:该患者 10 余年前有多食易饥、疲乏无力、怕热多汗等高代谢综合征表现,有焦虑易怒、失眠不安、手抖等精神神经系统表现,并有心悸、大便次数多等循环和消化系统症状,予抗甲状腺功能亢进治疗后症状好转。此次发病,以胸闷、心悸、气促为主要表现,且伴有失眠和大便次数多。体格检查发现患者双眼球突出,甲状腺 Ⅱ°肿大。

(2) 辅助检查:①甲状腺功能六项,FT_3 25.1pmol/L,FT_4 87.26pmol/L,TSH<0.005μIU/mL,A-TG 1072IU/mL,A-TPO 336.3IU/mL,TRAB 23.33 IU/L。②B超:甲状腺实质弥漫性肿大。

(3) 起病特点:10 余前诊断甲状腺功能亢进症,症状好转后未规律复查,此次无明显诱因出现劳力后呼吸困难。

2. 需要与哪些疾病鉴别诊断?

甲状腺功能亢进症应与非毒性甲状腺肿、神经症、心脏病及糖尿病等鉴别。非毒性甲状腺肿无甲状腺功能亢进症状与体征,四碘甲状腺原氨酸 (T_4) 正常或偏低，三碘甲状腺原氨酸（T_3）、TSH正常或偏高。神经症患者可以出现心悸、出汗、失眠等表现，但无食欲亢进、甲状腺肿及突眼，甲状腺功能正常。老年人甲状腺功能亢进症有些症状不典型，常以心脏症状为主，易误诊为冠心病或原发性高血压，但甲状腺功能亢进症引起的心力衰竭、心房颤动对地高辛治疗不敏感。糖尿病的"三多一少"与甲状腺功能亢进症的多食、易饥有相似之处，但糖尿病无心悸、怕热、烦躁等症状，甲状腺不肿大，甲状腺部位无血管杂音，化验血糖或糖化血红蛋白可以鉴别。此外，甲状腺功能亢进症可致肠蠕动加快，消化吸收不良，大便次数增多，需与慢性结肠炎鉴别。结肠炎患者可有恶心、呕吐、腹痛、里急后重等表现，大便镜检有红、白细胞。

（二）白细胞减少和肝功能异常的原因与治疗方案

1. 该患者白细胞减少和肝功能异常的原因是什么？

可能是甲巯咪唑的不良反应，因为抗甲状腺药物治疗的常见不良反应包括粒细胞减少和药物性甲状腺功能减退症，偶可引起药物性肝损害。该患者住院期间停止服用甲巯咪唑后，白细胞逐渐上升，转氨酶逐渐下降，且肝炎全套检验也排除了病毒性肝炎的可能。

2. 你认为目前适合该患者的治疗方案是什么？

甲状腺功能亢进症的治疗措施包括药物治疗、放射性[131]I治疗、手术治疗和介入栓塞治疗，各有优缺点。该患者服用甲巯咪唑后出现肝功能异常和白细胞减少，不适合继续服用抗甲状腺药物；患者心力衰竭，不适合手术；且患者甲状腺摄取良好，故待患者肝功能好转后可考虑行放射性[131]I治疗。

（三）帕累托法则及互动达标理论在该案例的应用

帕累托法则介绍详见附录Ⅰ-2。本案例护理干预过程中责任护士在患者入院1h内全面评估了患者的个人信息、症状、体征、心理/情绪（焦虑烦躁）、Barthel指数评定量表（35分）、Morse跌倒危险因素评估量表（45分）、Braden评估量表（14分）、Caprini风险评估量表（4分）、NRS 2002营养风险筛查表（4分）等，然后做出了护理诊断。并运用帕累托法则，对该患者的护理诊断按首优、次优原则进行了排序：气体交换受损、自理能力缺陷、营养失调、有跌倒的危险、有发生深静脉血栓的危险、潜在并发症（甲状腺危象）、有感染的危险。

互动达标理论依据详见附录Ⅰ-6。本案例运用互动达标理论，针对患者的护理问题，护士与患者/家属一起讨论，逐一制订了护理目标，并共同努力、相互影响，不断评价效果，促进护理目标的实现。3 天后，再次评估患者病情，虽然还未实现目标值，但患者各项指标较入院时有了明显改善，胸闷、气促较前明显好转，自理及活动能力评分由 35 分上升到 65 分，肝功能好转，恶心、呕吐消失，可进食牛奶、鸡蛋、瘦肉等食物，双下肢水肿较前有所减轻，未发生跌倒/坠床、深静脉血栓及感染等并发症。

（四）奥瑞姆自护理论在该案例的应用

奥瑞姆自护理论依据详见附录Ⅰ-1。本案例护理干预过程中，基于全面的入院评估结果，Barthel 指数评定量表评分 35 分，心功能Ⅳ级，症状非常严重。运用奥瑞姆自护理论，以患者的病情严重程度和自理及活动能力为依据，入院时选择护理系统中全补偿系统（替），后期病情逐渐稳定后，可选择部分补偿系统（帮），制订护理计划如下：①帮助患者做好生活护理，勤擦浴、勤更换、勤翻身，定期拍背按摩，保持床单位整洁、身体舒适状态，预防压力性损伤发生；②与患者共同制订饮食计划，给予高热量、高蛋白、高维生素饮食，补充机体营养；③指导患者进行力所能及的踝泵运动、床上下肢锻炼等，预防深静脉血栓等并发症；④病情好转后，在家属的陪伴下完成自理活动。

通过对黎某的健康教育以及心理状况进行干预，提升其疾病认识水平与自我护理知识水平，激发其护理参与积极性，减少依赖，同时提供人性化关怀，给予充分的耐心与信心，纠正并帮助患者渡过的心理危机，调动并发挥其主观能动性，促使患者尽快承担自我照护责任，进而提升其自我照护能力。

（五）病情观察

1. 患者主诉

询问患者有无胸闷、气促、心前区疼痛、咽喉不适、恶心、呕吐等症状，评估患者睡眠情况。

2. 心率、脉搏、呼吸、体温、血压

（1）心率、脉搏：两人同时测量心率和脉搏，由测量心率的护士发指令，同时数 1min，准确记录，如有心动过速，及时报告医师。

（2）呼吸：观察患者是否有呼吸困难、三凹征、鼻翼扇动等，同时观察是否有呼吸节律的改变。

（3）体温：观察患者体温变化。

（4）血压：该患者静脉滴注尼可地尔注射液，需注意输液速度和密切关注血压变化。

3. 饮食、皮肤及大小便

（1）饮食：了解患者食欲，查看患者进食情况，嘱患者进食牛奶、豆浆、瘦肉、鸡蛋，不喝浓茶、咖啡等刺激性饮料，进食无碘盐，饮食清淡。

（2）皮肤：观察患者骨隆突处及受压部位有无破损，每天测量双下肢周径。

（3）大小便：甲状腺功能亢进症患者肠蠕动加快，大便次数增多。观察小便颜色，记录小便量。

4. 甲状腺危象的观察与预防

（1）甲状腺危象也称甲亢危象，是甲状腺毒症急性加重致多系统损伤的一组综合征，主要见于重症甲状腺功能亢进，尤其多见于老年人和合并其他疾病者。

（2）主要病因包括甲状腺功能亢进未治疗或治疗不力或自行停药，常见诱因有感染、应激（急性创伤、精神刺激、过度劳累、脑血管意外等）、^{131}I 治疗及术前准备不充分等。

（3）典型症状为高热（体温可达 40℃或更高）、大汗、心动过速（心率常在 140 次/min 以上）、呕吐、腹泻、谵妄，甚至心力衰竭、休克及昏迷等。

（4）患者应合理休息、劳逸结合，预防感染，避免过度劳累。坚持定期服药，定期门诊复查血常规、肝功能和甲状腺功能，调整药物剂量，避免突然停药后出现"反跳"现象而诱发甲亢危象。手术治疗者应完善术前准备，术后遵医嘱补充适量的糖皮质激素。

六、案例背景

甲状腺功能亢进症（hyperthyroidism）指甲状腺腺体不适当地持续合成和分泌过多甲状腺激素而引起的内分泌疾病，简称甲亢。

按照发病部位和病因可分为原发性甲亢和中枢性甲亢。原发性甲亢属于甲状腺腺体本身病变，包括自身免疫性甲亢——弥漫性毒性甲状腺肿（GD）、多结节性毒性甲状腺肿（TMNG）、甲状腺自主高功能腺瘤、碘致甲状腺功能亢进症。中枢性甲亢又称为垂体性甲亢，是由于垂体促甲状腺激素腺瘤分泌过多 TSH 所致甲亢。在甲亢分类中，以 GD 为最多见，约占所有甲亢的 80％。甲状腺自身抗体、甲状腺^{131}I 摄取率、核素扫描、超声检查等是鉴别甲亢病因的重要指标。

按照甲亢程度可分为临床甲亢和亚临床甲亢，临床甲亢的甲状腺功能特点是血清 TSH 降低，血清总甲状腺素（TT_4）、FT_4、总三碘甲状腺原氨酸（TT_3）、FT_3 升高；亚临床甲亢仅血清 TSH 降低，甲状腺激素水平正常。

临床甲亢的发病率和病因构成随年龄而变化，但在不同碘营养地区变化趋势不同。碘充足地区，随年龄增加甲亢发病率降低，60～69 岁人群临床甲亢和 GD 的患病率分别是 0.65％和 0.46％，≥70 岁老年人临床甲亢和 GD 的患病率分别是 0.47％和 0.28％，而＜50 岁年轻人甲亢和 GD 的患病率在 0.8％和 0.5％以上。在碘缺乏人群中，临床甲亢的发生率随着年龄的增长而增加，原因是老年人 TMNG 发病率增加。此外，老年人使用含碘造影剂、服用抗心律失常药物胺碘酮等均可能导致甲亢风险增加，特别对于来自碘缺乏地区者、结节性甲状腺肿或甲状腺自身免疫异常患者。

老年甲亢患者起病隐匿，缺乏典型的高代谢症候群，表现为淡漠型甲亢，主要表现为消瘦、肌肉无力、震颤、心动过速、心房颤动（房颤）、收缩期高血压、脉压差增宽、心力衰竭、神经质或神志淡漠、腹泻、厌食等症状，但老年患者更容易发生心血管并发症，老年甲亢患者房颤的风险是同龄甲状腺功能正常者的 3 倍。此外，甲状腺激素对成骨细胞和破骨细胞有直接作用，骨代谢转换率升高，增加骨质疏松和骨折风险。临床甲亢还与注意力减退、情绪和知觉改变有关。老年患者甲亢危象发生率较低，但病死率高，临床表现多为淡漠型危象，缺乏高热、大汗症状，特征是极度虚弱、情绪冷漠、体温升高不明显，可发生充血性心衰、肝衰竭、肾衰竭、呼吸衰竭、脑梗死等多器官系统受累。

鉴于甲状腺激素对心脏、骨骼和认知功能等机体各方面的负面影响，老年患者更需要积极治疗。老年甲亢的治疗措施与普通甲亢相同，包括抗甲状腺药物（antithyroid drugs，ATD）、放射性 ^{131}I（RAI）和手术治疗。粒细胞缺乏和肝毒性是 ATD 治疗的两大严重不良反应，通常发生在开始治疗后的 3 个月内，RAI 治疗后可出现甲状腺毒症的一过性恶化，即使无症状的老年甲亢患者也可能增加并发症的风险，RAI 治疗和手术治疗前应用 ATD 和 β 受体阻滞剂控制甲状腺功能和心率。选择何种治疗方法，要根据患者的病情、治疗意愿等决定，以达到提高甲亢缓解率并减少复发率的目标。

七、关键要点

（1）学会在患者的主诉及辅助检查中分析患者目前面临的主要问题，评估其需求，并根据紧急程度将患者需求与问题排序。

（2）在评估需求和分析问题的基础上，学会理清个案介入的思路，按照由易到难、由最主要到次要的介入思路，拟定个案护理方案，并有效实施。

（3）训练护士自身的临床判断思维，在护理患者的过程中，重视临床判断思维的提升，根据患者的病情，不断拓展自己的相关专业知识，不断提升自我的专业修养和业务水平。

八、课堂计划

案例教学效果与学生的知识储备有很大的关联，因此案例教学前，要求学生预习相关知识是十分必要的。根据本案例所涉及的知识点，要求学生在课前预习甲亢的流行病学、临床表现、发病原因、治疗方法、老年甲亢患者的需求与评估、护理程序理论框架、Orem 自护理论、互动达标理论、帕累托法则等相关知识。

本案例按照 2 课时（90min）进行设计：案例回顾 10min、小组讨论 20min、集体讨论 30min、知识梳理 20min、问答与机动 10min。

课堂讨论案例之前，要求学生至少要读一遍案例全文，对案例启发思考题进行回答。具备条件者可以小组为单位围绕着所给的案例启发思考题进行讨论。

九、课后思考题

（1）放射性 ^{131}I 治疗注意事项有哪些？

（2）如何指导患者服用糖皮质激素？

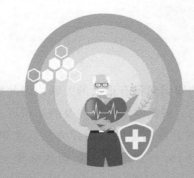

第五章　老年泌尿生殖系统疾病护理

泌尿生殖系统功能和（或）结构异常发生的疾病称为泌尿生殖系统疾病。老年人常见的泌尿生殖系统疾病有慢性肾功能衰竭、前列腺增生等。本章将以案例分析形式，以老年慢性肾衰竭、前列腺增生为例详细阐述老年泌尿生殖系统疾病的护理与健康管理。

第一节　老年慢性肾衰竭腹膜透析患者的护理

【案例正文】

一、基本信息

姓名：李××　　　　　性别：男　　　　　年龄：65 岁

婚姻：已婚　　　　　籍贯：湖南　　　　　职业：退休人员

入院日期：2022 年 01 月 12 日

二、护理评估

（一）健康史

1. 主诉

血肌酐升高 13 年，加重伴恶心呕吐 1 个月。

2. 现病史

患者 2008 年体检发现左肾结石，血肌酐 $130\mu mol/L$，予肾切开取石术，术后予肾造瘘管引流，复查血肌酐降至 $100\mu mol/L$。出院予护肾、排毒、控制血压等治疗。$2008\sim2020$ 年患者规律复查肾功能，血肌酐维持在 $150\sim190\mu mol/L$，蛋白尿波动在（＋＋）～（＋＋＋），期间曾予中药治疗，无特殊不适。2020 年 8 月复查血肌酐升至 $420\mu mol/L$，血红蛋白 $90g/L$，继续予以中药治疗。患者在 2020 年 10 月感恶心、乏力，无呕吐，活动后感胸闷气促，伴双下肢水肿，无咳嗽、咳痰，查血肌酐 $653\mu mol/L$，血红蛋白 $108g/L$。泌尿系彩超：双肾积水，左肾萎缩。遂于 2020 年 11 月 4 日在当地医院住院治疗，诊断为慢性肾功能不全（CKD 5 期）、高血压 3 级极高危、冠心病，予以排毒护肾、改善循环、降压等对症治疗。患者自诉症状无明显好转，于 2020 年 12 月 8 日入我院完善相关检查，予以护肾排毒、纠正贫血、降脂、降压、降磷等对症支持治疗，于 2020 年 12 月 15 日在局部麻醉下行腹膜透析置管术，术后患者无特殊不适，患者及照护者经过规范培训，考核合格后予以出院。

出院后患者使用 1.5% 腹膜透析液 2000mL 做腹膜透析，4 次/d。反复出现双下肢水肿，偶感恶心，无其他不适，近 1 个月来患者感恶心、呕吐，食欲下降，无胸闷、气促，无头痛、头晕等不适，为求进一步诊治来我院治疗。患者自本次起病以来，精神、睡眠欠佳，食欲下降，大便正常，小便量稍少，体重无明显变化，情绪不稳定、焦虑、烦躁不安。

3. 既往史

1997 年诊断高血压，2014 年诊断冠心病，2008 年左肾结石行肾切开取石术，2020 年行腹膜透析置管术。否认糖尿病等慢性病史、否认肝炎、结核等传染病史，否认外伤及输血史，无药物及食物过敏史，预防接种史不详。

4. 个人史

出生居住于原籍，否认血吸虫疫水接触史，无毒物、粉尘及放射性物质接触史，无地方或传染病史，无新冠流行病学接触史及旅居史。生活规律，吸烟 20 余年，10 支/天，已戒烟 20 年，偶有饮酒史，已戒酒。无治游、性病史。

5. 婚育史

22 岁结婚，育有 1 女，家庭和睦，配偶、女儿体健。

6. 家族史

否认家族性遗传性疾病史，家族成员中无类似患者。

7. 日常生活形态

（1）饮食：平时饮食规律，食欲欠佳。

（2）睡眠/休息：偶有失眠，一般晚上 23:00～00:00 入睡，精神欠佳。午睡 30min 左右，睡眠欠佳。

（3）排泄：大便正常，小便量约 600～800mL。

（4）自理及活动能力：生活自理，无依赖，Barthel 指数评定量表评分为 100 分，较入院时 95 分（轻度依赖）稍有提高。

8. 心理/情绪状态

情绪低落，患者觉得生活没有希望。

9. 对疾病相关知识的了解情况

患者留置腹膜透析导管，对导管维护知识不足。

10. 风险与症状评估

（1）跌倒风险：Morse 跌倒危险因素评估量表评分 35 分，中度危险。

（2）压力性损伤风险：Braden 评估量表评分 23 分，无压力性损伤风险。

（3）血栓风险：Caprini 风险评估量表评分 4 分，中度危险。

（4）导管滑脱风险：留置腹膜透析管，患者导管滑脱风险评估量表多次评分均为 10 分，低度风险。

（5）疼痛评估：面部表情分级评分法评分 0 分。

（6）营养风险筛查：NRB 2002 营养风险筛查表评分 2 分，无营养风险。

（二）体格检查

T 36.3℃，P 66 次/min，R 20 次/min，BP 131/73mmHg，身高 176cm，体重 85kg，BMI 22kg/m²。营养正常，神志清楚，自主体位，慢性病容，表情自如，头颅无畸形，眼睑轻度水肿，腹部平坦，左侧腹部见一长约 15cm 手术瘢痕，腹壁静脉无曲张，腹壁柔软、无压痛，无反跳痛。双下肢中度凹陷性水肿。

（三）辅助检查

1. 实验室检查

血常规（2022-01-13）：血红蛋白 82g/L。

尿常规（机器法）＋尿沉渣镜检（2022-01-12）：蛋白质 ＋＋(1.0g/L)。

心肌酶＋肝功能＋血清离子＋血脂＋肾功能＋超敏 C 反应蛋白＋电解质

（2022-01-13）：血肌酐 1110.2μmmol/L，血尿素 22.68mmol/L；白蛋白 31.6g/L；钙 1.79mmol/L，钾 3.78mmol/L，其余无异常。

新冠肺炎核酸检测（2022-01-12）：新型冠状病毒核酸检测阴性（未检出），ORF1ab 基因阴性（未检出），N 基因阴性（未检出）。

凝血常规及相关项目、糖化血红蛋白、脑钠肽测定（急诊科）＋降钙素原＋肌钙蛋白测定大致正常。

2. 影像学检查

胸部（肺及纵隔）CT 平扫＋三维成像：双肺新见感染病变。

肝胆脾胰＋门静脉系＋泌尿系＋双肾输尿管超声：双肾肾实质病变（C 级），右肾多发囊肿。

心脏彩色超声心动图：左心房、左心室大，主动脉瓣钙化并中度反流，三尖瓣及主动脉瓣轻中度反流。

3. 心电图

窦性心律，T 波改变。

4. 电子胃镜

慢性非萎缩性（浅表性）胃炎伴胆汁反流。

（四）医疗诊断

慢性肾功能不全（CKD 5 期）；肾囊肿；高血压 3 级极高危组；冠心病（缺血性心肌病型）；手术后状态（左肾结石术后，腹膜透析置管术）。

（五）治疗措施

（1）予以奥美拉唑静脉滴注护胃。

（2）予以 1.5％腹膜透析液 2000mL 做腹膜透析治疗，4 次/d。

（3）予以呋塞米静脉注射利尿。

（4）予以氨氯地平口服降压。

（5）予以防治感染、纠正水和电解质紊乱、纠正贫血、加强营养等对症治疗。

三、护理计划

护理计划见表 5-1-1。

表 5-1-1　护理计划

时间	护理诊断	诊断依据	护理目标	护理措施
2022-1-12-10:06	体液过多:与肾小球滤过功能下降致水钠潴留、大量蛋白尿致血浆白蛋白浓度下降有关	患者颜面部、眼睑水肿、双下肢水肿	患者水肿消退	(1)休息:避免劳累,适当卧床休息,以增加肾血流量和尿量,缓解水钠潴留 (2)饮食护理:①钠盐,限制钠盐的摄入,予以少盐饮食,每天以2~3g为宜。指导患者避免进食腌制食品、罐头食品、啤酒、汽水、味精、面包、豆腐干等含钠丰富的食物,并指导其使用醋和柠檬等增进食欲。②液体:量出为入,每天液体入量不应超过前一天的24h尿量加上不显性失水量(约500mL)加上腹膜透析超漏量。液体入量包括饮食、饮水、服药、输液等以各种形式或途径进入人体内的水分。③蛋白质:低蛋白血症所致水肿者,可给予0.8~1.0g/(kg·d)的蛋白质,优质蛋白质占比50%以上,优质蛋白指富含必需氨基酸的动物蛋白如牛奶、鸡蛋、鱼肉及大豆制品(如:黄豆、青豆和黑豆的制品)等。④热量:补充足够的热量以免引起负氮平衡,每天摄入的热量不低于30kcal/(kg·d) (3)病情观察:记录24h出入液量,密切监测尿量变化;定期测量患者体重;观察身体各部位水肿的消长情况;观察有无胸腔积液、腹腔积液和心包积液;监测患者的生命体征,尤其是血压;观察有无急性左心衰竭和高血压脑病的表现;密切监测实验室检查结果,包括尿常规、肾小球滤过率、血尿素氮、血肌酐、血浆蛋白、血清电解质等 (4)用药护理:遵医嘱使用利尿药,观察药物的疗效及不良反应。长期使用利尿药时,应监测血清电解质和酸碱平衡情况,观察有无低钾血症、低钠血症、低氯性碱中毒
2022-1-12-10:30	知识缺乏:腹膜透析相关知识不足有关	患者留置腹膜透析管	患者腹膜透析相关知识增加,不发生腹透导管相关并发症	①由腹膜透析专职护士按照新置管患者培训计划进行腹透相关理论知识及换液操作详细讲解,提高患者知识水平。②培训结束,对患者进行相关知识考核,确保患者规范、安全地进行居家腹膜透析。③通过电话、微信、短信等方式加强与患者沟通和指导,预防并发症的发生

续表

时间	护理诊断	诊断依据	护理目标	护理措施
2022-1-12-10:30	有感染的危险:与机体免疫功能低下、居家透析等有关	患者腹膜透析换液操作不熟练	患者不发生腹透出口处及腹腔感染	(1)监测感染征象:监测患者有无体温升高、寒战、疲乏无力、食欲下降、咳嗽、咳脓性痰,有无腹痛、腹腔积液混浊,出口处有无红、肿、痛、分泌物等情况 (2)预防感染:①病室定期通风并用紫外线灯管进行空气消毒。②腹膜透析换液时严格进行无菌操作。③定期进行腹透管出口处护理,如有红、肿、痛、分泌物等情况及早处理。④关注患者肠道情况,如有无便秘、腹泻。⑤患者应尽量避免去人多聚集的公共场所 (3)用药护理:遵医嘱合理使用对肾无毒性或毒性低的抗生素,并观察药物的疗效和不良反应
2022-1-13-11:30	潜在并发症:贫血	患者血红蛋白82g/L	患者贫血情况能够被早期发现并得到纠正	①评估贫血情况:评估患者有无疲乏、心悸、气促、呼吸困难、心动过速、甲床或黏膜苍白、红细胞计数和血红蛋白有无下降。②寻找贫血的原因:评估患者有无消化道出血,有无叶酸、维生素 B_{12} 缺乏;有无药物不良反应引起的贫血,如免疫抑制剂的应用;有无因体液过多引起红细胞、血红蛋白稀释效应;有无合并血液系统疾病或恶性肿瘤,如骨髓增生异常综合征、珠蛋白生成障碍性贫血(地中海贫血)等。③用药护理:积极纠正患者的贫血,遵医嘱应用促红细胞生成素(EPO),每次皮下注射应更换注射部位。治疗期间需严格控制血压,Hb>110g/L时应减少 EPO 的使用剂量,观察有无高血压、头痛、血管通路栓塞、肌病或流感样症状、癫痫、高血压脑病等不良反应。每月定期监测血红蛋白和血细胞比容、血清铁、转铁蛋白饱和度、铁蛋白等。④休息与活动:患者应卧床休息,避免过度劳累。活动时要有人陪伴,以不出现心悸、气喘、疲乏为宜。一旦有不适症状,应暂停活动,卧床休息。有出血倾向者活动时应注意安全,避免皮肤黏膜受损

续表

时间	护理诊断	诊断依据	护理目标	护理措施
2022-1-13-11:30	情绪低落	患者情绪低落,对治疗缺乏信心,觉得生活没有希望	患者情绪好转,对疾病的治疗信心增加	①主动向患者介绍环境,消除陌生和紧张感,分享治疗成功的案例。②耐心向患者解释病情,嘱其积极配合治疗和充分休息。③经常巡视病房,及时对患者的进步给予正面鼓励等。④通过连续性护理与患者建立良好的护患关系。⑤指导患者使用放松技术,如缓慢深呼吸,全身肌肉放松、练气功、听音乐等。⑥指导患者家属给予其支持与关心,鼓励患者倾诉心中不满,协助其树立治愈疾病的信心

四、护理记录

护理记录见表5-1-2。

表5-1-2　护理记录

日期	时间	护理记录
2022-01-12	11:30	患者,男,65岁,T 36.3℃,P 66次/min,R 20次/min,BP 131/73mmHg。因肌酐升高13年,加重伴恶心呕吐1个月入院于今日10:06步行入院,诊断为慢性肾功能不全(CKD 5期)。患者Barthel指数评定量表评分95分,Morse跌倒危险因素评估量表评分35分,Braden评估量表评分23分,Caprini风险评估量表评分4分,NRS 2002营养风险筛查表评分2分,双下肢中度凹陷性水肿。行入院宣教,介绍科室环境及相关制度、主管医师及责任护士,告知患者床头呼叫铃使用方法;嘱卧床休息,保持情绪稳定,进行防跌倒、防坠床、防血栓等相关知识宣教;嘱勿自行外出,遵守医院疫情防控要求、陪护等相关制度
2022-01-13	10:30	患者仍感恶心、呕吐,白蛋白低,给予患者肾病营养状况评估及营养咨询,制订营养计划,给予低盐、低脂、优质蛋白饮食,指导患者每日记录体重、尿量、超滤量、饮水量,量出为入保持水平衡
2022-01-14	14:30	患者腹膜透析换液操作不熟练,指导患者掌握规范的换液流程,并给予腹膜透析相关知识宣教,协同制订居家透析方案,防止腹膜透析相关腹膜炎的发生
2022-01-15	16:00	与患者协商并制订活动计划,以不感觉胸闷、疲乏为宜,有计划地循序渐进增加每天活动量,并鼓励患者尝试一些适宜的有氧运动,如床旁走动、原地踏步等,注意预防跌倒的发生
……	……	……
2022-1-23	17:00	T 36.5℃,P 82次/min,R 20次/min,BP 136/85mmHg,精神、食欲尚可,无恶心、呕吐不适,双下肢水肿消退,能独立完成腹膜透析换液操作并知晓相关并发症的预防;指导患者定期复查

五、小结

本案例以护理程序为理论框架，按照评估、诊断、计划、实施、评价五个步骤，对一例老年慢性肾衰竭腹膜透析患者进行了系统的案例分析。通过本案例学习，能掌握老年慢性肾衰竭腹膜透析患者的主要评估内容及方法、护理问题及护理措施、病情观察要点及潜在并发症防治原则，为今后的临床护理工作提供实践参考。

【案例使用说明】

一、教学目标

通过本案例的学习，希望学生了解老年慢性肾衰竭腹膜透析疾病的病情特点以及完整的护理评估、诊断、计划、实施、评价的护理程序。引导学生分析老年慢性肾衰竭腹膜透析疾病诊断依据及鉴别要点，运用奥马哈问题分类系统理论明确该患者护理问题，制订相应的护理措施。建议教师采用讨论或情景模拟的方式呈现。结合本案例学习，希望学生达到：

（1）了解慢性肾脏病的流行病学。

（2）熟悉慢性肾衰竭的临床表现、辅助检查方法、诊断依据、治疗方法等。

（3）掌握护理老年慢性肾衰竭腹膜透析患者的个案护理方法和程序。

二、涉及知识点

（1）本案例涉及慢性肾衰竭的诊断依据及流行病学。

（2）本案例涉及老年慢性肾衰竭腹膜透析疾病患者的护理评估、护理诊断、护理目标。

（3）本案例涉及老年慢性肾衰竭腹膜透析疾病患者的护理措施及效果评价。

三、启发思考题

本案例的启发思考题主要对应案例教学的知识传递目标，启发思考题与案例同时布置，另外要求学生在课前阅读熟悉相关知识点。在案例讨论前需要布置学生阅读关于慢性肾衰竭相关知识，包括但不限于慢性肾衰竭的流行病学、发病原因、临床表现、治疗方法、慢性肾衰患者的个案护理方法和程序等内容。

(1) 该患者诊断为慢性肾衰竭的依据是什么？需要与哪些疾病鉴别诊断？

(2) 本案例中如何运用奥马哈问题分类系统理论介入？

(3) 针对该患者的护理问题，你认为责任护士应该从哪些方面加强病情观察？

四、分析思路

案例分析的基本思路是将案例相关情景材料通过事先设计好的提问引导和控制案例的讨论过程。本案例聚焦患者，在评估患者需求的基础上，选择恰当的介入目标，并确立优先次序和护理过程中的角色。案例分析步骤见图 5-1-1。

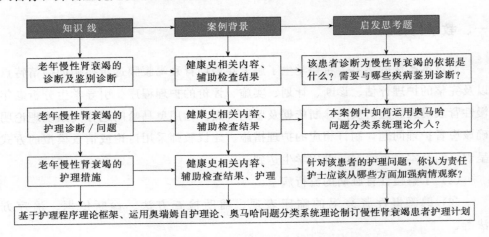

图 5-1-1 慢性肾衰竭案例分析步骤

五、理论依据及分析

(一) 诊断与鉴别诊断

1. 该患者诊断为慢性肾衰竭的依据是什么？

(1) 症状与体征：恶心呕吐、食欲下降，双下肢中度凹陷性水肿。

(2) 既往病史：肌酐升高 13 年。

(3) 辅助检查：①血常规，血红蛋白 82g/L。②血生化：肌酐 1110.2μmmol/L，尿素 22.68mmol/L，钙 1.79mmol/L。③腹部 B 超：双肾肾实质病变 C 级，右肾多发囊肿。

(4) 危险因素：有高血压病史。

2. 需要与哪些疾病鉴别诊断？

慢性肾衰竭应与肾前性氮质血症、急性肾损伤进行鉴别。

慢性肾衰竭与肾前性氮质血症的鉴别并不困难，在有效补充血容量48～72h后，肾前性氮质血症患者肾功能即可恢复，而慢性肾衰竭患者肾功能难以恢复。

慢性肾衰竭与急性肾损伤的鉴别，需依据患者的病史，借助影像学检查（如B超、CT等），如双肾明显缩小，则提示慢性病变，支持慢性肾衰竭的诊断。需注意，慢性肾脏病有时可能发生急性加重或伴发急性肾损伤。

（二）奥马哈问题分类系统理论在该案例的应用

奥马哈问题分类系统理论由相互联系的三部分组成，包括问题分类系统、干预系统、结局评价系统，具体内容详见附录Ⅰ-7。本案例护理干预过程中，按照奥马哈问题分类系统理论，主要分四个步骤来进行的。①问题评估：入院时进行详细全面的评估，尤其从患者社会、身心状况、所处环境、患者行为四个方面。②问题陈述：针对结果，分析患者存在的护理问题。③确认问题：根据患者护理问题，明确患者目前问题及严重程度，以确认问题所在的层级及优先程度。④护理计划及执行：结合患者问题评估结果，按照层级情况逐渐深入，制订护理干预措施，采取针对性的个案护理方案进行护理干预。⑤护理过程中的评估：针对评估结果进行护理干预措施的内容及优先层级进行调整。⑥评价：进行干预后，评价患者健康问题改善情况。

（三）病情观察

1. 生命体征的观察

（1）体温：监测患者体温变化，如果出现发热，予以降温处理。体温在39℃以上者给予物理降温，如温水擦浴，擦拭颈部、四肢；冰袋或冷毛巾置于额、枕后、腋下或腹股沟处等。

（2）脉搏、血压：大部分患者存在不同程度的高血压，多由水、钠潴留，肾素-血管紧张素增高所致。如果出现发热等情况，可出现脉搏增快。

（3）呼吸：观察患者有无气短、气促等症状，严重酸中毒时可致呼吸深长。体液过多、心功能不全可引起肺水肿或胸腔积液，可出现胸闷、夜间不能平卧等症状。

2. 皮肤、黏膜颜色和水肿程度

（1）由于肾性贫血、出血倾向，慢性肾衰竭患者面色、眼睑苍白，有轻度出血倾向的患者可出现皮下或黏膜出血点、瘀斑，重者则可发生胃肠道出血、脑出血。

（2）观察患者水肿的部位、程度、水肿处皮肤颜色和温度。凹陷性水肿常发生在腿部、骶尾部及会阴部等处，呈对称性。用手指指腹按压水肿部位 5s，然后放开，以凹陷深度来衡量水肿的程度。Ⅰ度：轻微凹陷，几乎测量不到。Ⅱ度：凹陷深度<5mm。Ⅲ度：凹陷深度介于 5~10mm。Ⅳ度：凹陷深度>10mm。

3. 潜在并发症的评估和护理

（1）水、钠紊乱的防治：为及时发现水肿，对于肾衰竭腹膜透析患者，须指导患者详细登记腹膜透析日记，包括体重、血压、尿量、超滤量及饮水量，当出现体重递增式增长需查找水肿的原因，并严格限制钠盐摄入，2~3g/d。

（2）潜在并发症（贫血）

① 评估贫血情况：评估患者有无疲乏、心悸、气促、呼吸困难、心动过速、甲床或黏膜苍白、红细胞计数和血红蛋白浓度有无下降。

② 分析贫血的原因：评估患者有无消化道出血、月经过多等；有无叶酸、维生素缺乏；有无药物不良反应引起的贫血，如免疫抑制剂的应用；有无因体液过多引起红细胞、血红蛋白稀释效应；有无合并血液系统疾病或恶性肿瘤，如骨髓增生异常综合征、地中海贫血等。嘱患者适当活动，如室内散步、在力所能及的情况下自理生活等，但应避免劳累和受凉。活动时要有人陪伴，以不出现心慌、气喘、疲乏为宜。一旦有不适症状，应暂停活动，卧床休息。贫血严重时应卧床休息，并告诉患者坐起、下床时动作宜缓慢，以免发生头晕。有出血倾向者活动时应注意安全，避免皮肤黏膜受损。

（3）有感染的危险

① 监测感染征象：监测患者有无体温升高。慢性肾衰竭腹膜透析患者尤其注意导管出口处及腹腔感染的发生。如导管出口处出现红、肿、痛、分泌物，则考虑感染的发生，及时留取分泌物培养，增加换药频率，遵医嘱外用莫匹罗星软膏；如出现腹痛、腹水浑浊，发热，需留取腹水常规、腹水培养等，并遵医嘱使用抗生素。

② 预防感染：采取切实可行的措施，预防感染的发生。具体措施如下：有条件时将患者安置在单人房间，病室定期通风并空气消毒；各项检查治疗严格无菌操作，避免不必要的侵入性治疗与检查；加强生活护理，尤其是口腔及会阴部皮肤的卫生；卧床患者应定期翻身，指导有效咳痰；患者应尽量避免去人多聚集

的公共场所；腹膜透析的患者严格按照换液原则进行腹膜透析操作。

六、案例背景

（一）定义和概述

慢性肾衰竭（chronic renal failure，CRF）是各种慢性肾脏病（chronic kidney disease，CKD）持续进展至后期的共同结局。它是以代谢产物潴留，水、电解质及酸碱平衡失调和全身各系统症状为表现的临床综合征。

CKD 由美国肾脏病基金会（National Kidney Foundation，NKF）制定的肾脏病预后生存质量指导（Kidney/Disease Outcomes Quality Initiative，K/DOQI）提出的定义，是指各种原因引起的肾脏结构或功能异常≥3 个月，伴或不伴肾小球滤过率（glomerular filtration rate，GFR）下降，表现为肾脏病理学检查异常或肾脏损伤（血、尿成分异常或影像学检查异常）；或不明原因的 GFR 下降（$<60mL/min \cdot 1.73m^2$）≥3 个月。

慢性肾脏病的防治已成为世界各国所面临的重要公共卫生问题，近年来慢性肾脏病的患病率有明显上升趋势。据 2020 年《柳叶刀》公布全球慢性肾脏病流行病学报告，2017 年全球 CKD 患者人数达 6.975 亿，其中中国患者数达 1.323 亿。慢性肾脏病的病因主要包括：糖尿病肾病、高血压肾小动脉硬化、原发性与继发性肾小球肾炎、肾小管间质疾病等。在发达国家，糖尿病肾病、高血压肾小球动脉硬化是慢性肾衰竭的主要病因；在中国等发展中国家，慢性肾衰竭的最常见病因仍是原发性肾小球肾炎，近年来糖尿病肾病导致的慢性肾衰竭明显增加，有可能将成为导致我国慢性肾衰竭的首要病因。

依据 K/DOQI 制定的指南将 CKD 分为 1～5 期（见表 5-1-3）。

表 5-1-3　慢性肾脏病分期

分期	特征	GFR[mL/(min·1.73m²)]	治疗计划
1 期	肾损害,GFR 正常或稍高	≥90	查找病因,缓解症状,延缓 CKD 进展
2 期	肾损害,GFR 轻度降低	60～89	评估、延缓 CKD 进展,降低心血管病风险
3a 期	GFR 轻到中度降低	45～59	延缓 CKD 进展
3b 期	GFR 中到重度降低	30～44	治疗并发症
4 期	GFR 重度降低	15～29	准备肾脏替代治疗
5 期	终末期肾病(ESRD)	<15	肾脏替代治疗

慢性肾衰竭起病缓慢，呈渐进性发展，在早期，患者可以无任何症状，或仅表现为乏力、夜尿增多、食欲减退等轻度不适。当进展至 CKD 5 期（终末期肾病）时会出现全身多个系统的功能紊乱：水电解质代谢紊乱，蛋白

质、糖类、脂类和维生素代谢紊乱，消化系统、呼吸系统、血液系统、神经系统等紊乱。终末期肾病是各种病因导致的肾脏疾病发展到最终的阶段。血液透析、腹膜透析、肾脏移植是目前临床上治疗终末期肾病的三种主要方法。

腹膜透析（peritoneal dialysis，PD），简称腹透，是利用人体腹膜作为半透膜，以腹腔作为交换空间，通过弥散和对流作用，清除体内过多水分、代谢产物和毒素，达到净化血液、替代肾脏功能的治疗技术。

腹膜透析是治疗急性肾损伤和慢性肾衰竭的有效肾脏替代治疗方法之一，与血液透析相比具备下列特点：①持续性溶质交换，血液渗透压变化平稳，心血管状态稳定，更适用于合并心血管疾病，特别是血流动力学不稳定的患者。②持续性超滤，患者血容量变化平稳，可以避免肾脏灌注不足和缺血，有利于患者残余肾功能的保护。③对中分子尿毒症毒素的清除效果好。④乙型病毒性肝炎、丙型病毒性肝炎等传染病的交叉感染危险性低。⑤采取持续不卧床腹膜透析（CAPD）的治疗方式，经培训后可由患者自己完成治疗，不需要护士完成，只需定期门诊复查。⑥持续不卧床腹膜透析不需要特殊的医疗仪器，可以节省血液透析所需的透析室、透析机、透析器和医护人力成本，降低治疗费用。因此，腹膜透析更适合经济欠发达或交通不便地域，以及基层医疗单位开展；腹膜透析可居家进行，不用往返医院，可自由地安排时间进行治疗，不影响工作、学习和旅游，能很好地回归社会，继续上学和工作。常见的腹膜透析方式包括：持续不卧床腹膜透析（continuous ambulatory peritoneal dialysis，CAPD）、间歇性腹膜透析（intermittent peritoneal dialysis，IPD）、持续循环腹膜透析（continuous cycle peritoneal dialysis，CCPD）、夜间间歇性腹膜透析（nocturnal intermittent peritoneal dialysis，NIPD）和自动腹膜透析（automated peritoneal dialysis，APD）等。目前以双连袋可弃式"Y"形管道系统（简称双联系统）的持续不卧床腹膜透析在临床应用最广。

（二）诊断和初始评估

在慢性肾脏病和慢性肾衰竭的不同阶段，其临床表现各异。CKD 1～3 期患者可以无任何症状，或仅有乏力、腰酸、夜尿增多、食欲减退等轻度不适。到 CKD 5 期时，可出现急性左心衰竭、严重高钾血症、消化道出血等。慢性肾衰竭的诊断并不困难，主要依据病史、肾功能检查及其相关临床表现。但其临床表现复杂，各系统均可成为首发症状，因此临床工作中应当十分熟悉慢性肾衰竭的病史特点，仔细询问病史和查体，重视肾功能的检查，以尽早明确诊断，防止误诊。

（三）预防和维持治疗的支持证据

早期诊断，积极有效治疗原发疾病，避免和纠正造成肾功能进展、恶化的危险因素，是慢性肾衰竭防治的基础，也是保护肾功能和延缓慢性肾脏病进展的关键。其基本对策如下：①坚持病因治疗，如对高血压、糖尿病肾病、肾小球肾炎等坚持长期合理治疗。②避免和消除肾功能急剧恶化的危险因素。③阻断和抑制肾单位损害渐进性发展的各种途径，对患者血压、血糖、尿蛋白定量、血肌酐上升幅度等指标，都应控制在"理想范围"。

（四）慢性肾衰竭的营养治疗

限制蛋白饮食是营养治疗的重要环节，能够减少含氮代谢产物生成，减轻症状及相关并发症，甚至能延缓病情进展。CKD 1～2 期患者无论是否有糖尿病，推荐蛋白摄入量 0.8～1g/(kg·d)。CKD 3 期至没有进行透析治疗的患者，推荐蛋白质摄入量为 0.6～0.8g/(kg·d)。血液透析及腹膜透析患者蛋白质的摄入量为 1.0～1.2g/(kg·d)。在低蛋白饮食中，约 50% 的蛋白质应为高生物价蛋白，如蛋、瘦肉、鱼、牛奶等。无论应用何种饮食治疗方案，都必须摄入充足的热量，一般为 30～35kcal/(kg·d)，此外，还需注意补充维生素及叶酸等营养素以及控制钾、磷等摄入。磷摄入量一般应≤800mg/d。

七、关键要点

（1）学会在患者的主诉及辅助检查中分析患者目前面临的主要问题，评估其需求，并根据紧急程度将患者需求与问题排序。

（2）在评估需求和分析问题的基础上，学会理清个案介入的思路，按照由易到难、由最主要到次要的介入思路，拟定个案护理方案，并有效实施。

（3）训练护士自身的临床判断思维，在护理患者的过程中，重视临床判断思维的提升，根据患者的病情，不断拓展自己的相关专业知识，不断提升自我的专业修养和业务水平。

八、课堂计划

案例教学前，要求学生预习相关知识，根据本案例所涉及的知识点，要求学生在课前能够预习老年慢性肾衰竭的流行病学、临床表现、发病原因、治疗方法，老年慢性肾衰竭腹膜透析患者的需求与评估，护理程序理论框架、奥马哈问题分类系统理论等相关知识。

本案例按照 2 课时（90min）进行设计：案例回顾 10min、小组讨论 20min、集体讨论 30min、知识梳理 20min、问答与机动 10min。

课堂讨论案例之前，要求学生至少要读一遍案例全文，对案例启发思考题进行回答。具备条件者可以小组为单位围绕着所给的案例启发思考题进行讨论。

九、课后思考题

(1) 结合本案例，你对老年慢病管理有什么想法？

(2) 你认为还有哪些理论可以运用于本案例中？

第二节 老年前列腺增生患者的护理

【案例正文】

一、基本信息

姓名：张××　　　　　　性别：男　　　　　　年龄：65 岁

婚姻：已婚　　　　　　籍贯：湖南长沙　　　　职业：农民

入院日期：2021 年 06 月 29 日

二、护理评估

(一) 健康史

1. 主诉

反复尿频、尿急、排尿困难 6 年，加重 2 个月。

2. 现病史

患者自诉 6 年前无明显诱因出现尿频、尿急，尿线较前变细，排尿射程较前明显缩短，每次排尿尿量少，无尿痛及肉眼血尿，无畏寒、发热，无心悸、胸闷，无咳嗽、气促，无恶心、呕吐，无腹泻、便秘，无腹痛、腹胀，无头晕、乏力。2个月前无明显诱因出现症状加重，遂来我院门诊就诊，行前列腺穿刺活检，病理诊断为良性前列腺增生伴慢性活动性炎症，患者为行手术治疗入院。

3. 既往史

否认高血压、冠心病、糖尿病等病史，无乙型肝炎、艾滋病、结核等传染病病史及其他密切接触史。无外伤史，无血制品输注史，无过敏史，预防接种史按计划进行。

4. 个人史

出生居住于原籍，否认血吸虫疫水接触史，无地方或传染病流行区居住史，无毒物、粉尘及放射性物质接触史。生活较规律。吸烟30余年，20支/天，无饮酒史。无冶游及性病史。

5. 婚育史

28岁结婚，育有1女，家庭和睦，配偶及女儿体健。

6. 家族史

无家族性遗传性疾病史、传染病史，无冠心病、无高血压、糖尿病家族史。

7. 日常生活形态

(1) 饮食：平时饮食规律，食欲欠佳。

(2) 睡眠/休息：失眠，入睡困难，夜间多梦，夜尿次数多，晨起精神偶尔欠佳。午睡30min左右，睡眠质量尚可。发病以来，睡眠较之前无明显改变。

(3) 排泄：大便正常，尿频，夜尿增多，无尿痛及肉眼血尿。

(4) 自理及活动能力：入院当天，患者生活自理，无需他人帮助，Barthel指数评定量表评分100分。手术当天，Barthel指数评定量表评分10分，重度依赖。术后3天，Barthel指数评定量表评分65分。术后5天，Barthel指数评定量表评分100分。

8. 心理/情绪状态

担心疾病预后，情绪焦虑。

9. 对疾病相关知识的了解情况

对疾病相关知识不了解。

10. 风险与症状评估

(1) 跌倒风险：Morse跌倒危险因素评估量表评分35分，中度危险。

(2) 压力性损伤风险：Braden评估量表评分21分，低度风险。

(3) 血栓风险：Caprini风险评估量表评分4分，中度危险。

(4) 疼痛评分：面部表情分级评分法评分1分，轻度疼痛。

（5）导管风险评估：导管滑脱风险评估量表评分 10 分，低度风险。

（二）体格检查

T 36.4℃，P 80 次/min，R 18 次/min，BP 123/64mmHg，身高 170cm，体重 60kg，BMI 20.7kg/m²。患者发育正常，营养中等，神志清楚，主动体位，步态自如。皮肤黏膜色泽正常，全身皮肤巩膜无黄染及出血点，全身浅表淋巴结未触及。头颅五官形态正常，双侧瞳孔等大等圆，直径约 3mm，对光反应灵敏。气管居中，甲状腺无肿大，颈动脉搏动未见明显异常，颈静脉无充盈。胸廓对称，呼吸平稳，双肺语颤正常，叩诊呈清音，无啰音，心前区无隆起，心界无扩大，心尖搏动位于第五肋间左锁骨中线内侧 0.5cm，心率 80 次/min，律齐，无杂音。腹部平坦，未见胃肠型和蠕动波，腹软，无压痛及反跳痛，肝脾肋下未扪及，移动性浊音阴性，肠鸣音正常，双肾区和肝区无叩击痛，双输尿管形成区无压痛，耻骨上膀胱区未及异常充盈及压痛。直肠指诊（胸膝位）：进指距肛缘 7cm，3～6 点钟方向可触及前列腺，大小二度，质韧，活动度可，无触痛，双侧叶未扪及结节，退指无出血。脊柱四肢无畸形，双下肢无水肿，四肢活动自如。肛门、外生殖器无异常，生理反射正常，四肢肌力 5 级，肌张力正常。

（三）辅助检查

1. 实验室检查

血常规：白细胞计数 4.7×10^9/L，红细胞计数 3.52×10^{12}/L，血红蛋白 120g/L，中性粒细胞百分比 49.8%，淋巴细胞百分比 33.6%。

凝血常规及相关项目：凝血酶原时间 10.9s，活化部分凝血活酶时间 30.4s，纤维蛋白原 2.25g/L，D-二聚体 0.19mg/L。

胃功能三项：胃蛋白酶原Ⅰ（PGⅠ）120.15ng/mL，胃蛋白酶原Ⅱ（PGⅡ）6.16ng/mL，PGⅠ/PGⅡ（PGR）19.5；NGAL 32.0ng/mL；

前列腺特异性抗原（FPSA）：11.45ng/mL，游离前列腺特异性抗原（TPSA）：1.75ng/mL，FPSA/TPSA：0.15ng/mL。

B 型钠尿肽前体（NT-proBNP）：230.65pg/mL。

尿常规：颜色为淡黄色，浊度为清晰，比重 1.015；pH：5.0，潜血试验为阴性。

2. 病理学检查

前列腺电切组织：良性前列腺增生，灶性上皮细胞增生活跃，伴炎细胞浸润。

3. 影像学检查

血管彩超：双下肢动脉硬化。

心脏彩超：二尖瓣轻度反流；左心室收缩舒张功能测试均正常；降主动脉增宽。

胸部 X 线片：左肺纹理增粗。

前列腺 CT：与之前检查对比，前列腺增生并多发钙化灶同前，膀胱壁均匀增厚较前明显好转。

前列腺 B 超：前列腺增生并多发钙化灶，残余尿量约 18mL。

（四）医疗诊断

（1）前列腺增生。

（2）前列腺钙化灶。

（五）治疗措施

（1）完善各项检查，择期手术。

（2）行经尿道前列腺切除术。

（3）术后予以心电监测、补液、维持水电解质酸碱平衡等治疗。

（4）留置尿管，持续膀胱冲洗，保持引流管引流通畅，待引流尿液清亮后拔除尿管。

三、护理计划

护理计划见表 5-2-1。

表 5-2-1　护理计划

时间	护理诊断	诊断依据	护理目标	护理措施
2021-10-23 11:20	排尿形态改变	患者反复尿频、尿急、排尿困难 6 年	患者恢复正常的排尿形态，排尿通畅	①心理护理:理解疾病给患者带来的身心痛苦,指导患者适应前列腺增生给生活带来的不便,给患者介绍前列腺增生的治疗方法,鼓励患者树立治疗疾病的信心。②指导患者适当限量饮水,缓解尿频症状,注意液体摄入时间,睡前适当减少饮水量。③勤排尿,不憋尿,避免尿路感染。④发生尿潴留时,及时留置尿管,做好导管护理

续表

时间	护理诊断	诊断依据	护理目标	护理措施
2021-10-23 11:20	失眠	患者因尿频影响睡眠	患者睡眠改善	①了解其原因,指导患者积极治疗和应对疾病,做好患者的心理疏导。②调节患者病房光线,保持病房安静。③夜间患者入睡后,尽量避免操作。④必要时遵医嘱用药。⑤注意保持尿道口的清洁,加强卫生,勤换洗内裤。⑥不要穿着太紧身的衣物,避免久坐,适当活动
2021-10-23 11:20	知识缺乏:缺乏前列腺增生相关知识	患者6年前开始出现下尿路症状,一直未就诊,对疾病知识不了解	患者疾病相关知识掌握好,积极配合治疗	①责任护士为患者进行前列腺相关知识的详细讲解,促进患者采取有利于疾病康复的健康生活方式。②指导患者做好术前准备如有效咳嗽、排痰的方法。③加强术后健康宣教和指导,告知患者留置尿管期间,多饮水,预防感染。④指导患者术后逐渐下床活动,清淡、易消化饮食,保持大便通畅,避免用力排便引起出血
2021-10-23 11:20	焦虑	患者担心疾病预后	患者情绪稳定,对疾病的治疗信心增加	①主动向患者介绍环境,消除患者的陌生和紧张感,分享治疗成功的案例。②耐心向患者解释病情,嘱其积极配合治疗。③经常巡视病房,及时对患者的进步给予正面反馈,包括鼓励、表扬等。④通过连续性护理与患者建立良好的护患关系。⑤指导患者使用放松技术,如缓慢深呼吸,全身肌肉放松训练、听音乐等。⑥指导患者家属给予其支持与关心,鼓励患者倾诉心声,协助其树立治愈的信心。⑦必要时遵医嘱使用抗焦虑药

四、护理记录

护理记录见表5-2-2。

表 5-2-2　护理记录

日期	时间	护理记录
2021-10-23	11:20	患者,男,65 岁,T 36.4℃,P 83 次/min,R 18 次/min,BP 123/64mmHg。因反复尿频、尿急、排尿困难 6 年,加重 2 个月入院。诊断为前列腺增生。患者疼痛评估 1 分,Barthel 指数评定量表评分 100 分,Braden 评估量表评分 21 分,Morse 跌倒危险因素评估量表评分 35 分,中度危险,告知患者防跌倒、防坠床措施,床头挂预防跌倒警示标识。Caprini 风险评估量表评分 4 分。血栓风险评估,中度危险。嘱患者在病情允许情况下多活动、适当多饮水、指导患者行足背屈伸运动等以预防静脉血栓栓塞症(VTE),给予预防 VTE 相关知识宣教。行入院宣教,介绍科室环境及相关制度、医师、护士,告知床头呼叫铃使用方法,嘱其卧床休息,保持情绪稳定,防坠床、防跌倒、防血栓,勿自行外出
2021-10-24	10:00	患者拟明日在全麻下行经尿道前列腺切除术,告知患者术前饮食等注意事项,备皮
2021-10-26	7:30	患者术前准备已完善,送入手术室
2021-10-26	11:30	患者在全麻下行经尿道前列腺切除术,术毕于 11:30 返回病房,接导尿管于床旁无菌引流,引流出红色液体。遵医嘱持续膀胱冲洗,予以心电监测和吸氧,测血压、呼吸、心率、血氧饱和度 1 次/h,患者 T 36.8℃,BP 133/89mmHg,R 16 次/min,P 75 次/min,SpO$_2$ 98%。导管风险评估 10 分,低度风险,告知患者及家属预防导管滑脱,避免导管受压、折叠、扭曲等;预防坠床,嘱患者做足背屈伸运动,预防血栓的发生。严密观察患者的意识、生命体征、腹部情况,观察引流液颜色、性状、量等
2021-10-27	8:30	遵医嘱停心电监测、吸氧。T 36.8℃,BP 133/89mmHg,R 16 次/min,P 75 次/min,SpO$_2$ 98%。持续膀胱冲洗,导尿管引流通畅,引流出淡红色液体。根据引流液颜色调节冲洗速度,保持膀胱冲洗通畅,观察冲洗液颜色、性状、量,有无血块,如有血尿加重等异常情况,警惕有活动性出血等并发症的发生
2021-10-29	10:00	遵医嘱停膀胱冲洗,拔除导尿管。患者自行解出小便
2021-10-31	11:00	患者精神、食欲可,小便解出顺利,医嘱今日结账出院。予以出院指导,告知患者清淡饮食,适当多饮水,尿量每天宜达 2000mL;保持大便通畅,预防便秘;术后避免久坐、提重物、坐浴,避免剧烈活动,防止继发性出血;嘱患者观察排尿等情况,如出现尿线变细、排尿困难、严重血尿等及时就诊

五、小结

本案例以护理程序为理论框架,按照评估、诊断、计划、实施、评价五个步骤,对一例老年前列腺增生患者进行了系统的案例分析。通过本案例学习,能掌握老年前列腺增生患者手术治疗前、后主要病情评估内容及方法、护理问题及护理措施、病情观察要点等,拟定护理计划并实施,可为今后的临床护理工作提供实践参考。

【案例使用说明】

一、教学目标

通过本案例的学习，希望学生了解老年前列腺增生疾病的病情特点以及完整的护理评估、诊断、计划、实施、评价的护理程序。引导学生分析老年前列腺增生疾病的诊断依据及鉴别要点，运用帕累托法则明确该患者护理问题，制订相应的护理措施。建议教师采用小组讨论、情景模拟等方式呈现。结合本案例学习，希望学生达到：

（1）了解老年前列腺增生的流行病学特点。

（2）基于护理程序理论框架，运用帕累托法则对患者作出合适的护理诊断，并制订相应的护理计划。

（3）熟悉老年前列腺增生患者的临床表现、辅助检查、治疗方法。

（4）掌握老年前列腺增生患者围手术期的护理和病情观察要点。

二、涉及知识点

（1）本案例涉及老年前列腺增生的临床表现、辅助检查、诊断依据及鉴别诊断要点。

（2）本案例涉及老年前列腺增生患者的护理评估、护理诊断/问题、护理计划、护理目标、围术期护理等护理措施实施及效果评价等护理知识要点。

三、启发思考题

本案例的启发思考题主要对应案例教学的知识传递目标，要求学生在课前阅读熟悉相关知识点。在案例讨论前需要布置学生阅读材料中关于前列腺增生的内容，主要包括前列腺增生的流行病学、临床表现、发病原因、治疗方法、护理程序及方法等内容。

（1）该患者的疾病诊断依据是什么？需要与哪些疾病鉴别诊断？

（2）根据帕累托法则和互动达标理论，责任护士对患者制订的护理计划是否准确、全面？

（3）哪些方面分别体现了奥瑞姆自护理论的"替、帮、教"？

（4）责任护士应该从哪些方面进行出院健康指导？

四、分析思路

案例分析的基本思路是将案例相关情景材料通过事先设计好的提问引导控制案例讨论过程。本案例聚焦患者，在评估患者需求的基础上，选择恰当的介入目标，并确立优先次序和护理过程中的角色。案例分析步骤见图 5-2-1。

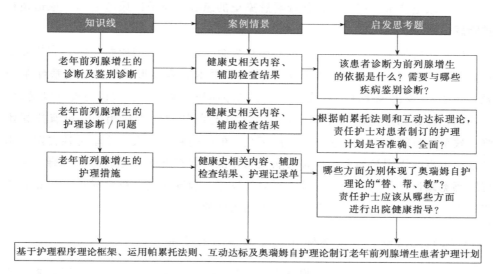

图 5-2-1　前列腺增生案例分析步骤

五、理论依据及分析

（一）诊断与鉴别诊断

1. 该患者诊断为前列腺增生的诊断依据是什么？

（1）病史与体征：患者自诉 6 年前无明显诱因出现尿频、尿急，尿线较前变细，排尿射程较前明显缩短，每次排尿尿量少，近 2 个月加重。

（2）实验室检查：前列腺特异性抗原（FPSA）11.45ng/mL，游离前列腺特异性抗原（TPSA）1.75ng/mL，FPSA/TPSA 0.15ng/mL。

（3）病理学检查：前列腺电切组织良性前列腺增生，灶性上皮细胞增生活跃，伴炎细胞浸润。

（4）前列腺 CT 检查：与之前检查对比，前列腺增生并多发钙化灶同前，膀胱壁均匀增厚较前明显好转。

（5）前列腺 B 超：前列腺增生并多发钙化灶，残余尿量约 18mL。

（6）直肠指诊（胸膝位）：进指距肛缘 7cm，3～6 点钟方向可触及前列腺，大小二度，质韧，活动度可，无触痛，双侧叶未扪及结节，退指无出血。

2. 需要与哪些疾病鉴别诊断？

（1）前列腺癌：若前列腺有结节，质地硬，或血清 PSA 升高，应行 MRI 和前列腺穿刺活检等检查。

（2）尿道狭窄：有尿道损伤或者感染史的患者，应予以尿道造影、尿道镜检排除尿道狭窄。

（3）膀胱颈挛缩：是膀胱颈部肌肉纤维组织增生所致的尿路梗阻。有排尿困难、尿流细等表现。多为慢性炎症、结核或手术后瘢痕形成所致，发病年龄较轻，多在 40 岁出现排尿不畅症状。但前列腺体积不增大，膀胱镜检查可以确诊。

（4）神经源性膀胱功能障碍：临床表现与前列腺增生症相似，可有排尿困难、残余尿量较多、肾积水和肾功能不全。但前列腺不增大，为动力性梗阻，患者常有中枢或周围神经系统损害的病史和体征，如有下肢感觉和运动障碍、会阴皮肤感觉减退、肛门括约肌松弛或反射消失等。静脉尿路造影常显示上尿路有扩张积水，膀胱常呈"圣诞树"形，尿流动力学检查可以明确诊断。

（二）帕累托法则、互动达标理论在该案例的应用

帕累托法则理论依据详见附录Ⅰ-2。本案例在护理干预过程中运用帕累托法则，根据患者目前存在的护理问题和需求按首优、次优原则对该患者护理诊断进行排序。目前张某存在的主要护理诊断/问题是排尿形态改变、失眠、知识缺乏、焦虑等。

互动达标理论依据详见附录Ⅰ-6。本案例中护士在患者入院 4h 内完成了患者个人信息、症状、体征、心理/情绪、跌倒风险、压力性损伤风险、血栓风险、导管风险、疼痛等评估，运用互动达标理论，针对患者的护理问题，护士与患者/家属一起讨论，制订了护理目标，并共同努力、相互影响，促进护理目标的实现。最终实现患者恢复正常的排尿型态，排尿通畅，睡眠稍有改善，未发生跌倒/坠床，无出血、深静脉血栓等并发症，对疾病治疗和未来生活充满信心。

（三）奥瑞姆自护理论在该案例的应用

奥瑞姆自护理论依据详见附录Ⅰ-1。本案例护理干预过程中，运用奥瑞姆自护理论，以患者的病情和对健康的要求程度为依据，制订护理计划。患者入院初及出院前，Barthel 指数评定量表评分 100 分，生活自理，缺乏对疾病和手术知识，应该重点落实辅助教育系统：①落实患者入院宣教和手术知识宣教，帮助患

者了解前列腺增生治疗方法、术前准备、术后护理等知识，使患者增加对疾病的了解，鼓励患者战胜疾病的信心；②鼓励患者勤排尿，不憋尿，多摄入粗纤维食物，忌辛辣食物，预防便秘；③术前指导患者有效咳嗽、排痰的方法；④教会患者使用床头灯及呼叫器，放于可及处；⑤指导患者循序渐进地下床方法，每次起床前平躺30s，坐30s，站30s，无不适方可行走，预防体位性低血压的发生，预防跌倒/坠床；⑥指导患者进行盆底肌训练，促进前列腺术后压力性尿失禁的尽早恢复；⑦加强术后的健康宣教和指导，告知患者预防术后出血等并发症发生的预防措施和注意事项。

手术当天，患者Barthel指数评定量表评分10分，重度依赖，应采取完全补偿系统（替）：①严密监测患者生命体征，严密观察患者病情，包括患者导尿管引流情况、膀胱冲洗引流出的液体的颜色、性状、量等情况；②做好患者的口腔护理、饮食、生活护理；③遵医嘱使用间歇充气压力装置预防VTE。

患者术后第3天，Barthel指数评定量表评分65分，应采取部分补偿系统：①协助患者做好术后生活护理，保持床单位整洁、身体舒适状态，预防压力性损伤发生；②协助患者做好导尿管护理，预防尿路感染的发生；③协助患者进食，指导患者进食易消化、高营养、高维生素食物，补充机体营养，预防便秘。

（四）出院健康指导

1. 生活指导

避免诱发急性出血的因素。前列腺切除术后1~2个月内避免久坐，提重物，避免剧烈活动，如跑步、骑自行车、性生活等，防止继发性出血。

2. 康复指导

若有溢尿现象，指导患者继续做提肛训练，以尽快恢复尿道括约肌功能。

3. 自我观察

前列腺增生患者术后可能发生尿道狭窄。术后若尿线逐渐变细，甚至出现排尿困难者，应及时到医院检查和处理。出院后若出现阴囊肿大、疼痛、发热等症状应及时去医院就诊。

4. 性生活指导

前列腺经尿道切除术后1个月，经膀胱切除术2个月后，原则上可恢复性生活。前列腺切除术后常会出现逆行射精，但不影响性交。少数患者可出现阳痿，需根据具体原因进行心理治疗或采取针对性治疗措施。

5. 定期复查

复查尿流动力学、前列腺 B 超、尿流率及残余尿量。

六、案例背景

良性前列腺增生症（benign prostatic hyperplasia，BPH）是前列腺上皮增生所致腺体增大而引起的中老年男性排尿障碍的一种疾病。流行病学资料显示，BPH 在 60 岁以上的男性中占 60%，在 80 岁以上的男性中占 80%。组织学诊断为 BPH 的 65 岁以上的男性中，约 50% 患有下尿路症状（lower urinary tract symptoms，LUTS）。随着全球人口老龄化加剧，BPH 发病率呈逐年上升的趋势。

BPH 是中老年男性的常见疾病、其发病与年龄和性激素有关。BPH 是一种组织学诊断，其病理表现为前列腺移行区平滑肌和上皮细胞增殖而引起的前列腺增大，其显示为良性前列腺梗阻。

良性前列腺增生是一种进展性疾病，随年龄的增加，病程时间的延长，临床症状逐渐明显，对生活质量的影响越来越严重。有研究表明，80% 的患者由于下尿路症状而使生活受到消极影响。但是良性前列腺增生患者的生活质量并没有受到社会的普遍关注，大部分人会认为良性前列腺增生是一种正常的生理衰老过程，不需要诊治而错过治疗的最佳时机，因此发生严重的并发症，极大地影响老年男性的健康和生活质量。

BPH 所引起的 LUTS 不仅影响老年患者的生活质量，也是导致患者并发抑郁和焦虑的重要原因。夜尿、尿不尽感、排尿困难是中老年男性 LUTS 发生率最高的前三项症状，夜尿问题尤为突出，高达 47.5% 的患者每晚需夜尿两次及以上。众多研究表明，夜尿中断睡眠严重影响 BPH 患者睡眠质量，导致睡眠不足、失眠等睡眠障碍。

BPH 作为一种进展性疾病，患者排尿不畅、尿频、尿急、夜尿增多、排尿困难等下尿路症状逐渐加重；最大尿流率逐渐下降；并发急性尿潴留、尿路感染、血尿以及膀胱结石，甚至导致肾功能损害。尽管 5-α 还原酶抑制剂和 α 受体阻滞剂都能改善和缓解症状，但仍有 30% 的患者最终还需要手术治疗。BPH 的治疗目标不仅是改善患者目前的自我症状，还要降低疾病持续性恶化的风险。因此对于药物治疗不良的患者，应及时进行手术干预，以缓解梗阻和症状。经尿道前列腺电切术（transurethral resection prostate，TURP）是治疗 BPH 的金标准，它在适应性广、微创、手术时间短和治疗效果方面明显占优势。

七、关键要点

（1）通过了解患者的主诉、辅助检查、手术前后的护理要点分析患者目前面临的主要问题，并根据紧急程度将患者需求与护理问题排序。

（2）在评估需求和分析问题的基础上，按照主次顺序拟定个案护理方案，并有效实施。

（3）训练护士的临床判断思维，在护理患者的过程中，重视临床判断思维的培养，根据患者的病情，不断拓展自己的专业知识，不断提升专业修养和业务水平。

八、课堂计划

案例教学效果与学生的知识储备有很大的关联，因此案例教学前，要求学生预习相关知识是十分必要的。根据本案例所涉及的知识点，要求学生在课前能够预习老年前列腺增生的流行病学、临床表现、发病原因、治疗方法，前列腺增生患者的需求与评估，Orem 自护理论、互动达标理论、帕累托法则等相关知识。

本案例按照 2 课时（90min）进行设计：案例回顾 10min、小组讨论 20min、集体讨论 30min、知识梳理 20min、问答与机动 10min。

课堂讨论案例之前，要求学生至少要读一遍案例全文，对案例启发思考题进行回答。具备条件者可以小组为单位，围绕着所给的案例启发思考题进行讨论。

九、课后思考题

（1）如何加强老年前列腺增生患者的疾病管理？

（2）你认为还有哪些理论可以运用于本案例中？

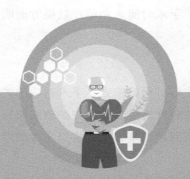

第六章　老年神经系统疾病护理

神经系统是人体最精细、结构和功能最复杂的系统，按解剖结构分为中枢神经系统（脑、脊髓）和周围神经系统（脑神经、脊神经），按其功能又分为躯体神经系统和自主神经系统。神经系统疾病指神经系统与骨骼肌由于血管病变、感染、变性、肿瘤、遗传、中毒、免疫障碍、先天发育异常、营养缺陷和代谢障碍等所致的疾病，其主要临床表现为运动、感觉和反射障碍，如病变累及大脑时，常出现意识障碍与精神症状。本章将以老年脑梗死及阿尔茨海默病为例，以案例分析形式详细阐述老年神经系统疾病的护理与健康管理。

第一节　老年脑梗死患者的护理

———————————————【案例正文】———————————————

一、基本信息

姓名：钟××　　　　性别：男　　　　年龄：82 岁

婚姻：已婚　　　　籍贯：湖南长沙　　　　职业：编辑

入院日期：2020 年 8 月 17 日

二、护理评估

（一）健康史

1. 主诉

言语含糊，左侧肢体麻木、无力 2 天。

2. 现病史

患者于 2 天前无明显诱因出现言语含糊，伴口角向左侧歪斜，流涎；左侧肢体麻木、乏力，走路不稳，伴头晕，无头痛、恶心呕吐、胸闷气促，大小便正常。至我院急诊科就诊 CT 颅脑平扫：①双侧基底节区软化灶形成；②双侧基底节区、深部脑实质内及双侧侧脑室旁低密度灶，可能血管源性，建议结合 MRI；③脑动脉粥样硬化、脑萎缩。颅脑 MRI＋DWI＋MRA：①右额叶深部脑梗死（急性期）；②双侧基底节区软化灶形成；③双侧基底节区、深部脑白质高信号（可能血管源性）Fazekas 2 级，脑室旁白质高信号（可能血管源性）Fazekas 2 级；④双侧额部硬膜下积液、脑萎缩；⑤双侧大脑后动脉 P2 段及双侧大脑中动脉 M1 段多发局限性狭窄。予以抗血小板聚集、调脂、护脑、护胃等治疗，现患者为求进一步诊治，遂入我科。

3. 既往史

1984 年曾患脑出血；有高血压病史 30 余年，最高血压 162/95mmHg，现口服缬沙坦胶囊 80mg，1 次/日降压治疗，自述血压控制可；患有胃食管反流病 20 余年；有良性阵发性位置性眩晕病史（具体诊断年限不详）；有青光眼（左），白内障（左）；否认乙型肝炎、艾滋病、结核病史及其密切接触史；有手术史：抗青光眼术（左），人工晶体置换术（左）；无外伤史，无血制品输注史，无过敏史，预防接种史不详。

4. 个人史

出生于原籍，无外地久居史，无血吸虫病疫水接触史，无地方病或传染病流行区居住史，无毒物、粉尘及放射性物质接触史，无吸烟、饮酒史，无食用槟榔史，饮食习惯口味偏咸。无冶游史，无性病史。

5. 婚育史

已婚，育有 4 女，家庭和睦，配偶及子女均体健。

6. 家族史

父母去世，无家族性遗传病、传染病史。家庭成员中无类似病史。

7. 日常生活形态

（1）饮食：吞咽障碍，洼田饮水试验评估患者吞咽功能为Ⅲ级，中度障碍。

（2）睡眠/休息：睡眠基本正常，一般 22:00 左右入睡，6:00 左右起床。午睡 1h 左右，睡眠质量尚可。发病以来，睡眠稍差。

（3）排泄：大小便正常。

（4）自理及活动能力：入院时生活自理能力等级为重度依赖，大部分需要他人照顾，Barthel 指数评定量表评分 25 分，目前评分为 45 分，为中度依赖。

8. 心理/情绪状态

情绪较焦虑，担心疾病预后和生活不能自理。

9. 对疾病相关知识的了解情况

对脑梗死相关知识有一定了解，康复、深静脉血栓预防知识欠缺。

10. 风险与症状评估

（1）跌倒风险：Morse 跌倒危险因素评估量表评分 35 分，中度危险。

（2）压力性损伤风险：Braden 评估量表评分 13 分，中度危险。

（3）血栓风险：Caprini 风险评估量表评分 10 分，高度危险。

（4）疼痛评估：面部表情分级评分法评分 0 分，无痛。

（二）体格检查

体查：T 36.5℃，P 85 次/min，R 19 次/min，BP 142/95mmHg，身高 172cm，体重 66kg，BMI 22.31kg/m^2。患者神志清楚，言语含糊，理解力、定向力、计算力、记忆力均正常，双侧瞳孔等大等圆，直径约 3.0mm，对光反应灵敏，双侧眼球活动自如，无眼震，左侧鼻唇沟变浅，伸舌偏左，咽反射存在。被动体位，急性病容。颈项软，无抵抗，左侧肢体肌力 2 级，右侧肢体肌力 5 级。腱反射对称正常，巴宾斯基征（＋）。

（三）辅助检查

1. 实验室检查

血糖：7.52mmol/L，糖化血红蛋白：6.9%。

肾功能：尿酸 464.4μmol/L，其余无异常。

心肌酶：肌酸激酶 1027.8U/L，肌红蛋白 623.7μg/L，其余无异常。

新型冠状病毒核酸检测阴性（未检出），ORF1ab 基因阴性（未检出），N 基因阴性（未检出）。

血常规、电解质、肝功能、血脂、凝血功能、输血前四项、甲状腺功能三项无异常。

2. 影像学检查

颅脑 CT 平扫：①双侧基底节区软化灶形成；②双侧基底节区、深部脑实质内及双侧侧脑室旁低密度灶，可能血管源性，建议结合 MRI；③脑动脉粥样硬化，脑萎缩。

颅脑 MRI＋DWI＋MRA：①右额叶深部脑梗死（急性期）；②双侧基底节区软化灶形成；③双侧基底节区、深部脑白质高信号（可能血管源性）Fazekas 2级，脑室旁白质高信号（可能血管源性）Fazekas 2级；④双侧额部硬膜下积液。脑萎缩；⑤双侧大脑后动脉 P2 段及双侧大脑中动脉 M1 段多发局限性狭窄。

颈部血管彩超：左侧锁骨下动脉多发斑块形成。

（四）医疗诊断

脑梗死（急性期），脑动脉狭窄，高血压 2 级（极高危组），糖耐量异常，高尿酸血症，青光眼，良性阵发性位置性眩晕，手术后状态［抗青光眼术（左）、人工晶体置换术（左）］。

（五）治疗措施

1．抗血小板聚集
阿司匹林肠溶片，0.1g，口服，每天一次；氯吡格雷片，75mg，口服，每晚一次。

2．降脂稳斑
阿托伐他汀钙片，20mg，口服，每晚一次。

3．护脑
生理盐水 100mL＋依达拉奉右莰醇注射液 30mg，静脉滴注，每天一次。

4．改善循环
丁苯酞氯化钠注射液，100mL，静脉滴注，每天一次。

5．降血压
缬沙坦胶囊，80mg，口服，每天一次。

6．护胃
生理盐水 100mL＋泮托拉唑 40mg，静脉滴注，每天一次。

7．改善睡眠
阿普唑仑，0.4mg，口服，每晚一次。

8．对症支持治疗
康复锻炼等。

三、护理计划

护理计划见表 6-1-1。

表 6-1-1　护理计划

时间	护理诊断	诊断依据	护理目标	护理措施
2020-8-17 11:00	躯体移动障碍：与运动中枢损害致肢体瘫痪有关	患者左侧肢体肌力2级	患者左侧肢体肌力逐渐恢复，能下床行走	①患者病情平稳后宜尽早开展床旁康复训练，包括良肢位摆放、床上关节活动度练习、床上坐位训练、体位转移训练、站立训练等。②康复训练的强度应以循序渐进的方式进行。③训练过程中充分考虑患者的安全，训练的强度要考虑患者的体力、耐力和心肺功能情况。④患者身体条件允许的情况下，开始阶段每天至少45min的训练，有利于促进患者肢体功能的恢复
2020-8-17 11:00	语言沟通障碍：与语言中枢受损有关	患者言语含糊	患者语言表达能力逐渐恢复正常	①鼓励患者向医护人员或家属表达自己的需要，可借助符号、描画、图片、表情、手势、交流板、交流手册等提供简单而有效的双向沟通方式，与患者沟通时说话速度要慢，应给予足够的时间做出反应。②在专业语言治疗师指导下，进行肌群运动训练、发音训练、复述训练、命名训练、刺激法训练等。③语言康复训练是一个由少到多、由易到难、由简单到复杂的过程，训练过程应充分调动患者积极性，切忌复杂化、多样化，避免患者产生厌烦或失望情绪
2020-8-17 11:00	吞咽障碍：与脑缺血后神经肌肉受损或延髓麻痹有关	洼田饮水试验评估患者吞咽功能为Ⅲ级，中度障碍	患者未发生误吸和窒息，吞咽功能逐步恢复，能正常进食	①评估患者吞咽功能，根据评估结果指导患者选择合理的饮食。②选择黏稠、糊状、冻状的软食或半流质食物，避免粗糙、干硬、辛辣刺激性食物；饮水呛咳时注意尽量减少单纯的饮水，而以水泡食物或食物裹汤、汁的形式保证进水量。③采取舒适的进餐体位，进食时和进食后30min左右应抬高床头或取坐位，防止食管反流。④保证充足的进餐时间，喂食速度宜慢，每次进食量要小、少，并充分咀嚼、慢咽，确定完全吞咽后再吃下一口。⑤保持进食时环境安静、舒适，心情愉快；不可一边进食一边讲话、谈笑。⑥多行舌体操和鼻咽腔闭锁功能锻炼，如伸、缩舌头，舌舔唇、绕口一周，弹舌，鼓腮，吹吸锻炼等，以帮助吞咽功能的恢复，也有利于改善语言功能。⑦观察吞咽困难有无改善，发现症状加重或呛咳厉害时应给予胃管鼻饲或给予静脉营养支持。⑧若出现反呛、误吸或呕吐，应立即取头侧位，及时清除分泌物和痰液，保持呼吸道通畅，预防窒息和吸入性肺炎

续表

时间	护理诊断	诊断依据	护理目标	护理措施
2020-8-17 11:00	潜在并发症:深静脉血栓:与患者脑梗死及卧床有关	Caprini 风险评估量表评分10分,高度危险	患者不发生深静脉血栓和肺栓塞	①指导患者多喝水,1500~2000mL/日。②多活动:指导患者和家属进行肢体的主动、被动活动如踝泵运动,早期下床,早期进行康复锻炼。③物理预防:气压治疗。④遵医嘱予以药物预防。⑤观察患者有无肢体肿胀、疼痛、发热等下肢深静脉血栓症状;有无呼吸困难、胸痛、血氧饱和度下降等肺栓塞症状。出现上述症状及时报告医师并按相应护理常规护理
2020-8-17 11:00	焦虑:与担心疾病预后和生活不能自理有关	患者担心疾病预后和生活不能自理	患者能正确认识疾病的转归,焦虑症状较前好转	①给患者讲解有关疾病、治疗及预后的相关知识,使患者对疾病有正确的认识。②关心、尊重患者,鼓励患者表达自己的感受,指导克服焦躁、悲观情绪,适应病人角色的转变。③避免任何不良刺激和伤害患者自尊的言行,尤其在协助其进食、洗漱和如厕时不要流露出厌烦情绪。④鼓励患者积极参与康复锻炼,认识康复的重要性,患者有任何进步时及时予以鼓励,增强患者自我照顾的能力和信心。⑤营造和谐的亲情氛围和舒适的休养环境,建立医院、家庭、社区协助支持系统。⑥必要时遵医嘱予以抗焦虑药物治疗

四、护理记录

护理记录见表 6-1-2。

表 6-1-2 护理记录

日期	时间	护理记录
2020-8-17	10:30	患者,男,82 岁,T 36.5℃,P 85 次/min,R 19 次/min,BP 142/95mmHg,因言语含糊,左侧肢体麻木、无力 2 天,于今日 10:30 平车入院,诊断为脑梗死(急性期)。患者神志清楚,双侧瞳孔等大等圆,直径约 3.0mm,对光反应灵敏。理解力、定向力、计算力、记忆力均正常。左侧肢体肌力 2 级,右侧肢体肌力 5 级。患者疼痛评估 0 分,Barthel 指数评定量表评分 25 分,Morse 跌倒危险因素评估量表评分为 35 分,Braden 评估量表评分 13 分,Caprini 风险评估量表评分 10 分。情绪较焦虑,担心疾病预后和生活不能自理。予以入院宣教,介绍科室环境及相关制度、主管医师、责任护士,嘱患者卧床休息,保持情绪稳定,防坠床、防跌倒、防血栓,遵守医院疫情防控、陪护管理制度。加强病情观察

续表

日期	时间	护理记录
2020-8-17	11:00	医嘱下病重,予以遥测心电监测、吸氧。指导患者和家属进行良肢位摆放、床上关节活动度练习、踝泵运动,有利于肢体功能康复,预防深静脉血栓
2020-8-17	11:30	指导患者、家属选择黏稠、糊状、冻状的软食或半流质食物,避免粗糙、干硬、辛辣刺激性食物,尽量减少单纯的饮水而以食物羹汤、汁的替代形式保证进水量。进食时和进食后30min应抬高床头或取坐位,防止误吸和窒息
2020-8-17	11:50	给患者讲解脑梗死相关知识,鼓励患者配合治疗,保持情绪稳定
2020-8-18	10:00	患者病情稳定,遵医嘱予以床旁肢体、语言、吞咽功能康复训练,告知患者和家属早期康复的重要性。患者血糖、尿酸偏高,予以相关知识宣教
2020-8-18	11:00	予以脑血管病二级预防知识宣教,让患者和家属认识到二级预防的重要性,积极配合治疗,选择更健康、科学的生活方式
……	……	……
2020-8-24	9:00	患者 T 36.3℃,P 80 次/min,R 18 次/min,BP 128/84mmHg,血氧饱和度正常,遵医嘱停病重通知、心电监测。患者语言沟通较前好转,基本能正常沟通。洼田饮水试验评估患者吞咽功能为Ⅱ级,轻度障碍。左上肢肌力 3 级,左下肢肌力 4 级,能下床活动。嘱患者和家属下床活动时注意防跌倒。焦虑情绪较前好转,对疾病治疗较前有信心。继续予以康复训练

五、小结

本案例以护理程序为理论框架,按照评估、诊断、计划、实施、评价五个步骤,对一例脑梗死患者进行了系统的案例分析。通过本案例学习,能掌握脑梗死患者的主要评估内容及方法、护理问题及护理措施、病情观察要点、早期康复及潜在并发症防治原则,为今后的临床护理工作提供实践参考。

【案例使用说明】

一、教学目标

通过本案例的学习,希望学生了解脑梗死的疾病特点以及完整的护理评估、诊断、计划、实施、评价的护理程序。引导学生分析脑梗死的诊断依据及鉴别诊断要点,运用奥马哈问题分类系统理论明确该患者护理问题,制订相应的护理措施。建议教师采用讨论或情景模拟的方式呈现。结合本案例学习，希望学生达到：

（1）掌握对脑梗死患者的护理评估方法，资料收集具有逻辑性，详尽且全面。

（2）根据患者的临床表现以及辅助检查结果，分析病例特点，找出诊断依据。

（3）基于护理程序理论框架，运用奥马哈问题分类系统理论对患者作出合适的护理诊断，并制订相应的护理计划。

（4）运用健康信念理论，通过健康教育，促进患者的健康行为。

（5）掌握脑梗死患者吞咽功能评估、肌力评估、早期康复的方法和内容。

二、涉及知识点

（1）本案例涉及脑梗死的诊断依据及鉴别诊断要点。

（2）本案例涉及脑梗死患者吞咽功能评估、肌力的分级、早期康复、深静脉血栓的评估与干预、脑血管病危险因素及其预防等内容。

（3）本案例涉及奥马哈问题分类系统理论、健康信念理论。

三、启发思考题

本案例的启发思考题主要对应案例教学的知识传递目标，启发思考题与案例同时布置。要求学生在课前阅读熟悉相关知识点。在案例讨论前需要布置学生阅读关于脑梗死的疾病相关知识，包括但不限于脑梗死的流行病学、发病原因、临床表现、治疗原则、早期康复、常见护理诊断及护理措施、危险因素及其预防等内容。

（1）该患者诊断为脑梗死的依据是什么？需要与哪些疾病鉴别诊断？

（2）根据奥马哈问题分类系统理论，你认为责任护士对患者制订的护理计划是否准确、全面？

（3）本案例是如何运用健康信念理论，促进患者的健康行为？

（4）该患者的病情观察要点有哪些？

（5）脑梗死偏瘫患者的早期康复包括哪些内容？

四、分析思路

案例分析的基本思路是将案例相关情景材料通过事先设计好的提问引

导，控制案例的讨论过程。本案例聚焦患者，在评估患者需求的基础上，选择恰当的介入目标，并确立优先次序和护理过程中的角色。案例分析步骤见图 6-1-1。

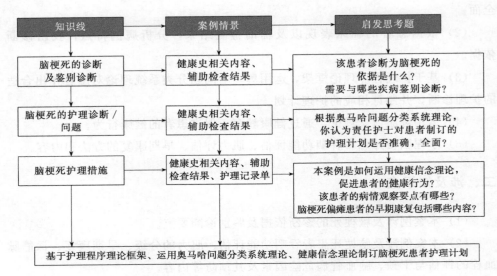

图 6-1-1　脑梗死案例分析步骤

五、理论依据及分析

（一）诊断与鉴别诊断

1. 该患者诊断为脑梗死的依据是什么？

（1）症状与体征：言语模糊，伴口角向左侧歪斜，流涎；左侧肢体麻木、乏力，走路不稳，伴头晕。左侧肢体肌力 2 级，右侧肢体肌力 5 级。

（2）既往病史：1984 年曾患脑出血，有高血压病史 30 余年。

（3）辅助检查：颅脑 MRI＋DWI＋MRA 示右额叶深部脑梗死（急性期）。

（4）起病特点：患者于 2 天前无明显诱因出现上述症状、体征。

（5）危险因素：男性、高龄、脑动脉狭窄、高血压病史、糖耐量异常。

2. 需要与哪些疾病鉴别诊断？

（1）脑出血：脑梗死的临床表现与脑出血有相似，但脑出血常在活动中起病、病情进展快、发病时血压明显升高，CT 检查可见出血灶。二者鉴别见表 6-1-3。

表 6-1-3　脑梗死与脑出血的鉴别要点

鉴别点	脑梗死	脑出血
发病年龄	多为 60 岁以上	多为 60 岁以下
起病状态	安静或睡眠中发病	活动或情绪激动时
起病速度	10 余小时或 1～2 天症状达到高峰	10min 至数小时症状达到高峰
全脑症状	轻或无	头痛、呕吐、嗜睡、打哈欠等颅内高压症状
意识障碍	无或较轻	多见且较重
CT 检查	脑实质内低密度病灶	脑实质内高密度病灶

（2）脑栓塞：起病急骤，局灶性体征在数秒至数分钟达到高峰，常有栓子来源的基础疾病，如心源性（心房颤动、风湿性心脏病、亚急性细菌性心内膜炎等）、非心源性（颅内外动脉粥样硬化斑块脱落、空气及脂肪栓等）。

（3）颅内占位性病变：可呈卒中样发病，出现偏瘫等局灶性体征，颅内压增高征象不明显时易与脑梗死混淆，CT 或 MRI 检查有助诊断。

（二）奥马哈问题分类系统理论在该案例的应用

奥马哈问题分类系统理论是一个以研究为基础的、综合的、标准化的护理实践分类系统，它由互为关联的 3 个子系统构成，分别是问题分类系统、处置干预系统和结局评价系统，具体内容参加附录Ⅰ-7。本案例根据患者的主诉、辅助检查和护理评估，确定患者的护理诊断，并根据紧急程度将患者需求与问题排序，针对每一个护理问题采取相应的护理措施，并进行动态评价，根据评价结果调整护理措施，促进患者疾病的转归。

（三）健康信念理论在该案例的应用

健康信念理论（health belief model，HBM）基于刺激反应理论和价值期望理论，认为个体对疾病的危险性和后果严重性认知越强，越意识到健康行为带来的益处，采取行动的障碍越少，越容易采取健康行为，具体内容参见附录Ⅰ-5。本案例护理干预过程中运用健康信念理论，通过对患者的认知和心理状况进行干预，使患者和家属认识到疾病的危害和严重性，意识到脑梗死二级预防的重要性，了解高危因素对疾病发生、发展过程的影响，充分认识早期、系统的康复锻炼对语言、吞咽、肢体功能康复的重要性。提高患者的健康信念水平，使患者和家属对疾病有正确认识，看到治疗疾病的希望，并积极进行康复锻炼，采取健康的生活方式。让患者感受到行为改变带来的益处，长期坚持，获得显著成效。

（四）病情观察

1. 神志

观察患者有无意识障碍及其类型。脑梗死多无意识障碍，如发生基底动脉血栓或大面积脑梗死，可出现意识障碍，严重时危及生命。

2. 瞳孔

观察瞳孔的直径大小，双侧是否等大、等圆及瞳孔对光反应是否灵敏。在普通光线下瞳孔的直径约 3～4mm，瞳孔直径小于 2mm 为瞳孔缩小，大于 5mm 为瞳孔散大。

3. 生命体征

发生大面积脑梗死时，因脑水肿导致高颅压，可出现血压和体温升高、脉搏和呼吸减慢等生命体征异常。

4. 语言功能

与患者进行简单的言语沟通，观察患者口语是否流利，言语是否缺失，语法是否正确，复述、理解和表达是否完好，能否认识文字、图画，能否正确说出亲人的名字或日常用品的名称等。

5. 吞咽功能

倾听患者或家属对吞咽异常的描述，观察患者能否经口进食及进食的类型（固体、流质、半流质）、进食量和进食速度，饮水时有无呛咳等。

6. 肌力

肌力是受试者主动运动时肌肉收缩的力量。检查肌力主要采用两种方法：①嘱患者随意活动各关节，观察活动的速度、幅度和耐久度，并施以阻力与其对抗；②让患者维持某种姿势，检查者施力使其改变。肌力的评估采用 0～5 级 6 级肌力记录法。

7. 肌张力

肌张力是指肌肉在静止松弛状态下的紧张度。检查主要触摸肌肉的硬度和被动活动时有无阻力。如有无关节僵硬、活动受限和不自主运动，被动活动时的阻力是否均匀一致等。

8. 皮肤情况

观察患者皮肤有无潮湿、发红，预防压力性损伤的发生。

9. 静脉血栓栓塞症状

观察患者有无肢体肿胀、疼痛、发热等下肢深静脉血栓症状；有无呼吸困难、胸痛、血氧饱和度下降等肺栓塞症状。

(五) 脑梗死偏瘫患者的早期康复

脑梗死发病 24h 内不应进行早期、大量的运动。通常建议在患者生命体征稳定 48h 后，开始康复治疗。偏瘫肢体康复训练应根据患者的年龄、体能、病情、肢体偏瘫情况制订个体化的康复方案。瘫痪患者肌力训练应从助力活动开始，鼓励主动活动，逐步训练抗阻力活动。

偏瘫患者的早期康复包括良肢位摆放、床上体位转移技术、关节活动度训练技术。良肢位包括健侧卧位、患侧卧位、仰卧位、床上坐位。床上体位转移技术主要包括被动体位转移、辅助体位转移和主动体位转移等方式。

六、案例背景

(一) 定义和概述

脑梗死（cerebral infarction，CI）又称缺血性脑卒中（cerebral ischemic stroke），是指各种脑血管病变导致脑部血液供应障碍，局部脑组织缺血、缺氧性坏死，而迅速出现相应神经功能缺损的一类临床综合征。

脑梗死发病率约占全部脑卒中的 70%～80%。依据局部脑组织发生缺血坏死的机制将脑梗死分为三种主要病理生理学类型：脑血栓形成（cerebral thrombosis）、脑栓塞（cerebral embolism）和血流动力学机制所致的脑梗死。临床最常见类型为脑血栓形成和脑栓塞。目前国内广泛使用脑梗死的 TOAST 分型，TOAST 分型按病因分为 5 种类型：大动脉粥样硬化型、心源性栓塞型、小动脉闭塞型、其他病因型（以上 3 种病因外，其他少见的病因）、不明原因型。

全球疾病负担（Global Burden of Disease，GBD）数据显示，2005～2019 年 15 年间，我国缺血性脑卒中发病率由 117/10 万上升至 145/10 万，死亡率自 2005 年的 71/10 万下降到 2019 年的 62/10 万。我国脑梗死患者发病 1 个月内病死率为 2.3%～3.2%；3 个月病死率为 9%～9.6%，致死/致残率为 34.5%～37.1%；1 年病死率为 14.4%～15.4%，致死/致残率为 33.4%～33.8%。

近 30 年来，我国脑卒中患病率明显上升，现患人数目前高居世界首位。脑卒中具有高发病率、高复发率、高致残率和高死亡率的特点。我国脑卒中的流行病学特点：高危人群中 40～64 岁个体占比最大；男性死亡率高于女性；是我国农村居民第 2 位死亡病因，城市居民第 3 位死亡病因；出院人数及人均医药费用均呈持续增长趋势。国家脑卒中高危人群筛查和干预项目将高血压、血脂异常、糖尿病、心房颤动或瓣膜性心脏病、吸烟史、明显超重或肥胖、运动缺乏、脑卒中家族史等 8 项脑卒中危险因素中 3 项及以上者，或有短暂性脑缺血发作和既往脑卒中病史其中 1 项及以上者均定义为脑卒中高危人群。

（二）诊断和初始评估

第一步，需明确是否为卒中。中年以上的患者，急性起病，迅速出现局灶性脑损害的症状、体征，并能用某一动脉供血区功能损伤解释，排除非血管性病因，应考虑急性脑卒中。第二步，明确是缺血性还是出血性脑卒中。当影像学检查发现责任梗死灶时，即可明确诊断。第三步，需明确是否适合溶栓治疗。脑卒中患者首先应了解发病时间及溶栓治疗的可能性。若在溶栓治疗时间窗内，应迅速进行溶栓适应证评估，对有指征者实施紧急血管再灌注治疗。此外，还应使用 NIHSS 卒中量表等评估脑卒中的严重程度，了解脑梗死发病是否存在低灌注及其病理生理机制，并进行脑梗死病因分型。

（三）治疗方案

挽救缺血半暗带，避免或减轻原发性脑损伤，是急性脑梗死治疗的最根本目标。局部脑缺血由中心坏死区及周围缺血半暗带组成。如果能在短时间内迅速恢复缺血半暗带血供，或采用其他有效治疗方法，则该区域脑组织的损伤是可逆的，神经细胞有可能存活并恢复功能。应根据患者发病时间、病因、卒中类型、病情严重程度、伴发的基础疾病、脑血流储备功能和侧支循环状态等具体情况，制订适合患者的最佳个体化治疗方案。

1. 一般治疗

吸氧、血压控制、血糖控制、体温控制、心脏监测和心脏病变处理、营养支持等。

2. 特异性治疗

静脉溶栓、血管内介入治疗、抗血小板治疗、抗凝治疗、脑保护治疗等。

3. 急性期合并症处理

脑水肿和颅内压增高、感染、上消化道出血、深静脉血栓形成等。

4. 早期康复治疗。

（四）脑血管疾病的危险因素及其预防

1. 脑血管疾病的危险因素

脑血管疾病的危险因素分为可干预危险因素和不可干预危险因素两大类，其中可干预危险因素是脑血管疾病预防的主要针对目标。

（1）不可干预危险因素：包括年龄、性别、遗传因素、种族。

（2）可干预危险因素：包括高血压、糖尿病、高血脂、心房颤动、吸烟、无症状性颈动脉狭窄、肥胖、饮酒过量、绝经后雌激素替代治疗、缺乏运动与锻炼等因素。

2. 脑血管病的预防

（1）脑血管病的一级预防：是指对有脑卒中倾向、尚无脑卒中病史的个体，通过早期干预，改变不健康的生活方式，控制各种可控危险因素，达到使脑血管病不发生或推迟发生的目的。

（2）脑血管病的二级预防：指预防脑血管病的再次发病。包括控制可干预的危险因素、抗血小板聚集治疗、抗凝治疗、干预短暂性脑缺血发作等。

七、关键要点

（1）学会在患者的主诉、辅助检查中发现患者目前存在的主要问题，通过护理评估，并根据紧急程度将患者需求与问题排序。

（2）在评估需求和分析问题的基础上，学会理清个案介入的思路，按照首优、次优的介入思路，拟定个案护理方案，并有效实施。

（3）训练护士自身的临床判断思维，在护理患者的过程中，重视临床思维的培养和提升，根据患者的病情，不断拓展专业知识，不断提升专业修养和业务水平。

八、课堂计划

案例教学效果与学生的知识储备有很大的关联，因此案例教学前，要求学生预习相关知识是十分必要的。根据本案例所涉及的知识点，要求学生在课前能够预习脑梗死的流行病学、临床表现、发病原因、危险因素、预防和治疗方法、早期康复，患者的需求与评估，护理程序理论框架、奥马哈问题分类系统理论、健康信念理论等相关知识。

本案例按照 2 课时（90min）进行设计：案例回顾 10min、小组讨论 20min、集体讨论 30min、知识梳理 20min、问答与机动 10min。

课堂讨论案例之前，要求学生至少要读一遍案例全文，对案例启发思考题进行回答。具备条件者可以以小组为单位，围绕着所给的案例启发思考题进行讨论。

九、课后思考题

(1) 如何将健康信念理论运用于脑卒中患者的一级预防、二级预防？

(2) 你认为还有哪些理论可以运用于本案例中？

第二节 阿尔茨海默病患者的护理

【案例正文】

一、基本信息

姓名：彭××   性别：男   年龄：69 岁

婚姻：已婚   籍贯：湖南岳阳   职业：中学老师

入院日期：2021 年 6 月 15 日

二、护理评估

(一) 健康史

1. 主诉

渐起反应迟钝 2 年，加重并伴精神行为异常 6 个月。

2. 现病史

患者于 2 年前无明显诱因出现反应迟钝，表现为和别人对话答非所问，不能正面回答对方问题，伴有脾气暴躁；1 年前出现空间能力受损，表现为开车从老城区到新城区接送孙子时出现 6～7 次找错地方的情况；有重复刻板行为，表现为在房间里漫无目的地翻东西；对亲人态度淡漠，表现为逢年过节漠不关心；有口欲改变，表现为喜欢吃零食和水果。当时未予以重视，6 个月前病情逐渐加重并出现幻觉，认为一个同学给他打电话让他送钱去洞阳服务区，且自行开车到了该地，后家属核实并没有相应的通话记录；半个月前自觉可以和手机视频里的人对话，看电视时，电视里的人可以看见他，出现对着手机自言自语，曾觉得视频里的人会害他，夜里不能入睡，入睡后总是做梦。2021 年 3 月曾到当地医院行磁共振平扫，提示脑白质病变伴多发腔梗灶，脑萎缩；4 月到湘雅二医院精神科行脑电图检查，提示正常动态脑电图和脑电地形图。予阿司匹林肠溶片、奥拉西坦胶囊、尼麦角林片、脑得生丸治疗后症状较前稍好转，建议其进一步治疗，门诊以"精神行为异常原因待查"收入我科。

3. 既往史

有高血压病史，否认脑血管病、癫痫、乙肝、结核、艾滋病等传染病史及其他密切接触史；无外伤史；无血制品输注史；无过敏史；预防接种史不详。

4. 个人史

出生居住于原籍，否认血吸虫疫水接触史，无地方或传染病流行区居住史，无毒物、粉尘及放射性物质接触史。生活规律，饮食清淡。吸烟50余年，1包/天，无饮酒史，无食用槟榔史。无冶游、性病史。

5. 婚育史

25岁结婚，育有1子1女，配偶、子女均体健。

6. 家族史

否认家族性遗传性疾病史，家族成员中无类似患者。

7. 日常生活形态

（1）饮食：平时饮食规律，清淡饮食。

（2）睡眠/休息：睡眠异常。

（3）排泄：大小便正常。

（4）自理及活动能力：生活自理，无需他人帮助，Barthel 指数评定量表评分100分。

8. 心理/情绪状态

患者情绪淡漠。

9. 对疾病相关知识的了解情况

对疾病相关知识不了解。

10. 风险与症状评估

（1）跌倒风险：Morse 跌倒危险因素评估量表评分35分，中度危险。

（2）压力性损伤风险：Braden 评估量表评分22分，低度危险。

（3）血栓风险：Caprini 风险评估量表评分2分，低度危险。

（4）疼痛评估：面部表情分级评分法评分0分，无痛。

（二）体格检查

T 36.8℃，P 78 次/min，R 20 次/min，BP 129/81mmHg。患者发育正

常，营养中等，身高 175cm，体重 64kg，BMI 20.9kg/m² 自主体位，神志清楚。全身皮肤、巩膜无黄染及出血点，全身浅表淋巴结未触及，四肢肌力 5级，肌张力正常，步态正常，浅深感觉正常，四肢腱反射正常，踝阵挛（－），双侧巴宾斯基征（－）。定向力异常（时间、空间、人物），计算力正常。头颅五官形态正常，颈软，气管居中，甲状腺无肿大，颈动脉搏动未见明显异常，颈静脉无充盈。胸廓对称，大小正常，呼吸平稳，双肺语颤正常，叩诊清音，呼吸音正常，心前区无隆起，心界正常，心率 78 次/min，律齐，无杂音。腹部平坦，未见胃肠型和蠕动波，腹软，无压痛及反跳痛，肝脾肋下未扪及，移动性浊音阴性，肠鸣音正常，双肾区和肝区无叩击痛。脊柱四肢无畸形，双下肢无水肿，四肢活动自如。肛门、外生殖器无异常。

（三）辅助检查

1. 实验室检查

血常规：红细胞计数 4.21×10^{12}/L，平均红细胞体积 100.9fL，平均血红蛋白含量 34.7pg，嗜酸粒细胞计数 0.78×10^9/L。

心肌酶＋肝功能＋血清同型半胱氨酸＋血清离子＋血脂＋肾功能：胆固醇（TC）6.15mmol/L，低密度脂蛋白（LDL）4.11mmol/L，余正常。

甲状腺功能五项：超敏三代 TSH（TSH-3G）5.933μIU/mL。

营养性贫血监测：血清铁蛋白 633.6μg/L，铁转蛋白饱和度 14.53%，总铁结合力 105.3μmol/L，未饱和铁结合力 90.0μmol/L。

炎症因子四项：α肿瘤坏死因子 8.29pg/mL。

2. 腰穿结果

脑脊液生化检测：微量蛋白 0.51g/L。

脑脊液阿尔茨海默病谱：β-淀粉样蛋白（1-42）85.66pg/mL↓；β-淀粉样蛋白（1-40）1709.25pg/mL；Aβ1-42/Aβ1-40 0.05↓；磷酸化 Tau 蛋白 115.79pg/mL↑；总 Tau 蛋白 178.04pg/mL，提示阿尔茨海默病（AD）可能性高。

血清自身免疫性脑炎谱11项：抗 IqLON5 抗体 IgG 1：10（＋）。

3. 影像学检查

正电子发射型计算机断层显像（PET）局部显像：①双侧大脑皮质区弥漫性显像剂摄取增高，右侧为著，提示双侧大脑皮质区弥漫性 A-β 蛋白沉积；②脑萎缩。

脑磁共振扩散加权成像 DWI：①深部脑白质高信号（可能血管源型），Fazekas 1 级；②双侧大脑半球多发微出血灶；③SWI 双侧黑质"燕尾征"显示不清。

胸部（肺及纵隔）CT 平扫：①右肺下叶外基底段磨玻璃结节，LU-RADS 2 类，多考虑炎性结节；②双肺数个小结节，LU-RADS 2 类；③支气管疾患。

4. 神经心理评估

简易精神状态检查量表（MMSE）22/30（＞24 分为正常）（文化程度：初中）。

蒙特利尔认知评估量表（MoCA）18/30（≥26 分正常）。

5. 外院检查

MRI：脑白质变性伴多发腔梗灶，脑萎缩。

脑电图：正常动态脑电图和脑电地形图。

（四）医疗诊断

阿尔茨海默病、脑小血管病、脑白质疏松症、肺结节、高血压 2 级（极高危组）。

（五）治疗措施

1. 抗痴呆

多奈哌齐片 5mg，口服，每晚一次。

2. 改善微循环

丁苯酞软胶囊 0.2g，口服，每天 3 次。

3. 护脑

奥拉西坦注射液 4g＋0.9％氯化钠注射液 250mL，静脉滴注，每天一次；乙酰谷酰胺注射液 0.5g＋0.9％氯化钠注射液 250mL，静脉滴注，每天一次。

4. 认知康复训练。

5. 对症支持治疗。

三、护理计划

护理计划见表 6-2-1。

表 6-2-1　护理计划

时间	护理诊断	诊断依据	护理目标	护理措施
2021-6-15 15:30	有走失的风险:与定向力障碍有关	患者反应迟钝,既往发生过外出时找不到地方	患者住院期间不发生走失事件	①使用《住院病人走失风险评估表》评估患者走失的风险,医嘱防走失,加强巡视,班班交接。②加强健康宣教,告知照护者患者有走失风险,需 24h 陪护照看。③患者外出检查治疗时必须有人陪伴。④避免患者单独外出,穿好病服,给患者佩戴三防患者橘色手腕带,写好所住科室及联系人电话号码,以便迷路时能被及时送回。可佩戴定位手表等定位仪器,以方便家人能及时找到患者。⑤给患者穿保暖的衣服、舒适的鞋子,万一走失后让患者能有基本的保障。⑥将患者家属联系方式固定(如缝合)在患者贴身衣服上。
2021-6-15 15:30	有受伤的危险:与认知障碍有关	患者脾气暴躁,出现幻觉	患者情绪稳定,住院期间不发生自伤及伤人事件	①医嘱防自伤和防伤人,患者情绪暴躁时,避免刺激性语言,避免与患者直接发生冲突,仔细观察患者,寻找患者发脾气的原因,安慰患者;待患者情绪稳定后再和患者进行沟通。②不强迫患者做不情愿的事,鼓励患者做自己感兴趣的事。③关爱患者,与其建立信赖关系。④密切关注患者精神、心理状态,必要时遵医嘱用药
2021-6-15 15:30	睡眠障碍:与认知障碍有关	患者入睡困难,多梦	患者睡眠基本正常	①为患者提供良好的睡眠环境,养成按时睡觉的习惯。②协助患者选择舒适的卧位。③出现睡眠倒置时,尽量让老人白天不睡觉或少睡觉,增加活动,以使他们能在夜间休息。④可通过芳香疗法或者音乐疗法,增加舒适感及放松感,帮助患者入睡。⑤遵医嘱服用改善睡眠药物
2021-6-15 15:30	知识的缺乏:缺乏疾病治疗、康复、护理相关知识	2 年前患者出现反应迟钝,家属未予以重视,未及时就医	患者及照顾者掌握 AD 患者疾病和居家护理相关知识	①予以 AD 疾病知识指导。②日常生活指导。③认知功能训练指导。④安全管理:针对该患者走失、激越行为等,给予相对应的护理指导。⑤用药管理:把每日的药分次分装好,督促患者按时、按量服用并看到口。⑥对照护者给予指导
2021-6-15 15:30	语言沟通障碍:与认知障碍有关	患者情感淡漠,对周围事物不感兴趣	患者情绪较前好转,能和家属及朋友正常交流,愿意参加社会交往活动	①主动向患者介绍环境,消除患者的陌生和紧张感。②经常巡视病房,多与患者交流,交流时放慢语速,语调平和,用简单易理解的词语,给予患者充足的反应时间。③尊重患者,倾听患者的诉说,和患者建立信赖的关系。切忌使用刺激性语言,鼓励患者做力所能及的事情。④组织认知训练活动,鼓励患者积极参加。⑤指导患者家属应对患者情绪的改变

续表

时间	护理诊断	诊断依据	护理目标	护理措施
2021-6-15 15:30	照顾者角色紧张:与患者病情进展、照顾者缺乏照料知识、身心疲惫有关	患者脾气暴躁、出现幻觉,家属不知如何应对	照顾者掌握患者相关症状的照护知识,知晓如何寻求社会的帮助	①指导照顾者学习 AD 患者常见症状的应对方法和技巧,学习自我放松技术,合理休息。②寻求社会支持,适当利用家政服务机构、社区卫生服务机构、医院和专门机构的资源。③组织有阿尔茨海默病的家庭进行相互交流,相互联系与支持

四、护理记录

护理记录见表 6-1-2。

表 6-1-2 护理记录

日期	时间	护理记录
2021-6-15	15:30	患者,男,69岁,T 36.8℃,P 78 次/min,R 20 次/min,BP 129/81mmHg。因渐起反应迟钝 2 年,加重并伴精神行为异常 6 个月入院。患者疼痛评估 0 分,Barthel 指数评定量表评分 100 分,Morse 跌倒危险因素评估量表评分 35 分,中度危险,Bradeny 评估表评分 22 分,低度危险,Caprini 风险评估量表评分 2 分,低度危险,予以入院宣教,告知患者防跌倒、坠床、预防深静脉血栓方法、主管医师、责任护士,告知床头呼叫铃使用方法,嘱其卧床休息,保持情绪稳定,住院期间防坠床、防跌倒、防走失
2021-6-15	15:40	根据患者病情,遵医嘱予以三防:防自伤、防伤人、防走失。班班交接,加强巡视。给患者穿好病服,佩戴三防患者橘色手腕带,写好科室及联系人电话号码,以便迷路时能被及时发现。家属给患者佩戴了定位手表。加强健康宣教,告知照护者患者有走失风险,需 24h 看护。患者外出检查治疗时一定要有专人陪伴
2021-6-15	15:50	指导照护者在患者情绪暴躁时,避免刺激性语言,避免与患者直接发生冲突,仔细观察患者,寻找患者发脾气的原因,安慰患者。待患者情绪稳定后再和患者进行沟通。指导照护者不强迫患者做不情愿的事,鼓励患者做自己想做的事。关爱患者,与其建立信赖关系。密切关注患者精神、心理状态,防止患者自伤及伤人。必要时遵医嘱用药
2021-6-15	16:00	为患者提供良好的睡眠环境,养成按时睡觉的习惯。协助患者选择舒适的卧位。出现睡眠倒置时,尽量让老人白天不睡觉或少睡觉,增加活动,以使他们能在夜间休息。通过芳香疗法或音乐疗法,增加舒适感及放松感,帮助患者入睡。遵医嘱服用改善睡眠药物
2021-6-15	16:10	予以疾病知识指导、认知功能训练指导、日常生活指导。安全管理:针对该患者走失、激越行为等,给予相对应的护理指导。用药管理:督促患者按时、按量服用药物,看服到口。对照护者给予指导
2021-6-15	16:20	主动向患者介绍环境,消除患者的陌生和紧张感。经常巡视病房,多与患者交流,交流时放慢语速,语调平和,用简单易理解的词语,给予患者充足的反应时间。尊重患者,倾听患者的诉说,和患者建立信赖的关系。切忌使用刺激性语言,鼓励患者做力所能及的事情。指导患者家属应对患者情绪的改变

续表

日期	时间	护理记录
2021-6-15	16：30	协助照顾者照料患者的日常生活。教会照顾者和家属自我放松方法（如听音乐、练习瑜伽、深呼吸放松训练、想象放松训练等），合理休息。寻求社会支持，适当利用家政服务机构和社区卫生服务机构及医院和专门机构的资源。组织有阿尔茨海默病的家庭进行相互交流，相互联系与支持

五、小结

本案例以护理程序为理论框架，按照评估、诊断、计划、实施、评价五个步骤，对一例阿尔茨海默病患者进行了系统的案例分析。通过本案例学习，掌握阿尔茨海默病患者的主要评估内容及症状管理、护理问题及护理措施、病情观察要点及康复实施，为今后的临床护理工作提供实践参考。

【案例使用说明】

一、教学目标

通过本案例的学习，希望学生了解阿尔茨海默病的病情特点以及完整的护理评估、诊断、计划、实施、评价的护理程序。引导学生分析阿尔茨海默病的诊断依据及鉴别要点，运用帕累托法则明确该患者护理问题，制订相应的护理措施。建议教师采用讨论或情景模拟的方式呈现。通过本案例的学习，希望学生达到：

（1）掌握对阿尔茨海默病患者进行问诊、体格检查等评估方法，资料收集具有逻辑性，详尽且全面。

（2）识别阿尔茨海默病临床表现以及辅助检查结果，分析病例特点，找出诊断依据。AD患者典型体征是什么？根据具体疾病特点修改教学目标。

（3）基于护理程序理论框架，运用帕累托法则对患者作出合适的护理诊断，并制订相应的护理计划。

（4）掌握护理阿尔茨海默病的个案方法和程序。

二、涉及知识点

（1）本案例涉及阿尔茨海默病的诊断依据及鉴别诊断要点。

（2）本案例涉及阿尔茨海默病患者的护理评估、护理诊断、护理目标。

（3）本案例涉及阿尔茨海默病患者的护理措施实施及效果评价。

三、启发思考题

本案例的启发思考题主要对应案例教学的知识传递目标，启发思考题与案例同时布置，另外要求学生在课前阅读熟悉相关知识点。在案例讨论前需要布置学生阅读材料中关于阿尔茨海默病的内容，主要包括阿尔茨海默病的流行病学、临床表现、发病原因、治疗方法、护理阿尔茨海默病患者的个案方法和程序等内容。

（1）该患者诊断为阿尔茨海默病的依据是什么？需要与哪些疾病鉴别诊断？

（2）根据帕累托法则及互动达标理论，你认为责任护士对患者制订的护理计划是否准确、全面？

（3）本案例的介入过程，哪些方面分别体现了奥瑞姆自护理论的"替、帮、教"？

（4）针对该患者的护理问题，你认为责任护士应该从哪些方面加强病情观察？

（5）你认为阿尔茨海默病的康复涉及哪些内容？

四、分析思路

案例分析的基本思路是将案例相关情景材料通过事先设计好的提问引导，控制案例讨论过程。本案例聚焦患者，在评估患者需求的基础上，选择恰当的介入目标，并确立优先次序和护理过程中的角色。案例分析步骤见图 6-2-1。

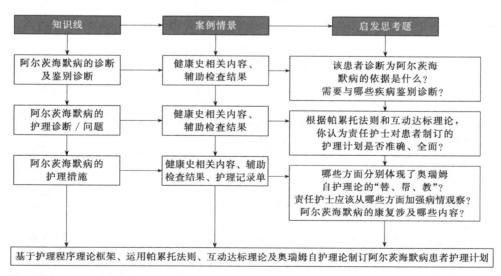

图 6-2-1　阿尔茨海默病案例分析步骤

五、理论依据及分析

(一) 诊断与鉴别诊断

1. 该患者诊断为阿尔茨海默病的依据是什么?

(1) 临床症状: 2 年前出现反应迟钝, 疾病持续进行性发展, 逐渐出现视空间能力受损, 伴有重复刻板行为、态度淡漠、口欲改变, 至 2 个月前出现幻觉。入院的简易精神状态检查量表 (MMSE) 22 分, 蒙特利尔认知评估量表 (MoCA) 18 分。

(2) 既往病史: 高血压病史。

(3) 辅助检查: ①MRI, 脑白质变性伴多发腔梗灶, 脑萎缩; ②PET 局部显像: 双侧大脑皮质弥漫性 A-β 蛋白沉积; ③脑脊液阿尔茨海默病谱: β-淀粉样蛋白 (1-42) 85.66pg/mL; β-淀粉样蛋白 (1-40) 1709.25pg/ml; Aβ1-42/Aβ1-40 0.05; 磷酸化 Tau 蛋白 115.79pg/mL; 总 Tau 蛋白 178.04pg/mL。

(4) 起病特点: 疾病渐起加重; 两年前无明显诱因出现反应迟钝, 一年前出现视空间能力受损, 两个月前出现幻觉; 半个月前自觉可以和手机视频里的人对话, 看电视时, 电视里的人可以看见他, 出现对着手机自言自语, 曾觉得视频里的人会害他, 夜里不能入睡, 入睡后总是做梦。

(5) 危险因素: 高血压病史, 吸烟史 50 余年。

2. 需要与哪些疾病鉴别诊断?

与血管性痴呆 (VD)、额颞叶痴呆 (FTD)、路易体痴呆 (DLB)、帕金森病痴呆 (PDD) 等疾病进行鉴别 (见表 6-2-3)。

表 6-2-3 阿尔茨海默病与其他疾病的鉴别要点

阿尔茨海默病 (AD)	渐渐发病, 一般无法确定发病的具体时间, 伴有全面的认知功能衰退, 包括失语、失认、失用、定向力障碍、理解判断力降低、抽象思维能力降低、计算力差及记忆力衰退等, 同时伴有非认知功能受损, 包括知觉异常、行为异常、人格变化及情感障碍等
血管性痴呆 (VD)	突然发病, 一般可以确定发病的具体时间, 部分患者伴有认知功能衰退, 但多数是以计算力及记忆力衰退为主, 且较少伴有非认知功能损伤
额颞叶痴呆 (FTD)	额叶和颞叶的萎缩, MRI、SPECT 等检查上才可见典型的局限性脑萎缩和代谢低下。记忆缺损的模式属于"额叶型"遗忘, 非认知行为, 如自知力缺乏、人际交往失范、反社会行为、淡漠、意志缺失等
路易体痴呆 (DLB)	回忆及再认功能均相对保留, 而言语流畅性、视觉感知及操作任务的完成等方面损害更为严重, 运动及神经精神障碍更重
帕金森病痴呆 (PDD)	患者的执行功能受损尤其严重, 短时记忆、长时记忆能力均有下降, 但严重度比 AD 轻。视空间功能缺陷也是常见的表现, 其程度较 AD 重。痴呆表现通常在运动症状 10 年甚至更长时间以后方才出现

注: 以上疾病多具有典型的临床特征, 但并非所有患者都有以上临床表现

（二）帕累托法则及互动达标理论在该案例的应用

帕累托法则即 80/20 法则，强调工作中抓住主要矛盾，注重工作的轻重缓急，具体内容详见附录Ⅰ-2。本案例护理干预过程中责任护士在患者入院 4h 内全面评估了患者的个人信息、症状、体征、心理/情绪（焦虑烦躁）、自理及活动能力（100 分）、跌倒/坠床风险（35 分）、压力性损伤风险（22 分）、血栓风险（2 分）、疼痛评分（0 分）、MMSE（22 分）、MoCA（18 分）等，然后做出了护理诊断。并运用帕累托法则，将其按首优、次优原则对该患者护理诊断进行了排序。目前彭某存在的主要护理诊断/问题是有走失的风险、有受伤的危险、睡眠障碍、对疾病相关知识的缺乏、语言沟通障碍、照顾者角色紧张等。

互动达标理论依据参见附录Ⅰ-6。本案例运用互动达标理论，针对患者的护理问题，护士与患者/家属一起讨论，逐一制订了护理目标，拟定护理措施，不断评价护理效果，促进护理目标的实现。一周后，再次评估患者，未发生走失事件及伤人事件，睡眠稍有改善，患者情绪较前好转，能和家属正常交流，照顾者熟练掌握照料知识，对疾病治疗和未来生活充满信心。

（三）奥瑞姆自护理论在该案例的应用

奥瑞姆自护理论依据参见附录Ⅰ-1。本案例护理干预过程中，基于简易精神状态检查量表 MMSE（22 分）、蒙特利尔认知评估量表 MoCA（18 分）的评估结果，患者存在认知功能异常。运用奥瑞姆自护理论，以患者的精神行为异常和认知功能障碍为依据，入院时选择护理系统中部分补偿系统（帮），待患者情绪稳定后再和患者进行沟通，可选择辅助教育系统（教）。制订护理计划如下：①协助照顾者照料患者的日常生活，给患者穿保暖的衣服、舒适的鞋子，万一走失后让患者能有基本的保障。给患者佩戴三防患者橘色手腕带，写好所住科室及联系人电话号码，以便迷路时能被及时送回。②密切关注患者的情绪变化，和患者建立信赖的关系，鼓励患者做自己感兴趣的事。③制订睡眠计划，尽量白天不睡觉或少睡觉，增加活动量，避免出现睡眠倒置，帮助患者养成按时睡觉的习惯。④进行认知功能训练指导及日常生活指导。督促患者按时按量服用药物，看服到口。⑤指导家属应对患者情绪的改变，教会家属自我放松方法。

通过对彭某及家属的健康教育以及心理状况进行干预，促使患者积极思考、回忆等方式，在尽量维持患者认知与语言功能的同时强化患者记忆与学习能力，从而对具有记忆功能的神经元系统产生直接刺激，进而可提高患者认知能力，最大限度挖掘患者潜能，不仅可提高患者认知功能和日常生活能力，还有助于减轻照顾者负担。

（四）病情观察

1. 阿尔茨海默病患者的行为和精神症状观察

①观察精神行为问题的表现、持续时间、频次及潜在的隐患；②寻找可能的原因或诱发因素，制订相应的预防及应对策略；③发生精神行为问题时，以理解和接受的心态去应对和疏导，避免强行纠正及制止；④首选非药物管理措施，无效时与医师沟通，考虑药物干预。

2. 睡眠观察

①观察患者睡眠习惯及睡眠环境，评估其对睡眠障碍的态度及对社会功能的影响；②提供安静、整洁的睡眠环境，温湿度及光线适宜；③睡前饮热牛奶，不喝浓茶、咖啡及含酒精类饮品，睡前用温水泡脚；④安排规律的日间活动，减少白天睡眠时间。

（五）阿尔茨海默病患者的康复

阿尔茨海默病致使患者产生各种认知、语言、理解能力障碍，对患者生活产生严重影响，因此及时治疗非常重要。目前的医疗技术难以完全治愈阿尔茨海默病，仅可延缓病情进展，而相应康复护理可最大限度挖掘患者潜能，减缓患者病情进展。

康复实施包括：①记忆能力训练，护理人员可随口列举3位、4位、5位数字，并让患者即刻口述，直至患者无法口述；选取常见物品图片，让患者对其仔细观察，后将图片拿走，让患者对图片内容进行回忆；护理人员与患者共同观看健康教育片或游戏节目，并于3日后让患者回忆观看内容。②生活能力训练：护理人员先为患者演示穿衣、洗脸、刷牙、叠被子、吃饭、如厕等生活情景，然后指导患者自己完成，该护理措施护理原则以多示范、多鼓励为主。③语言能力训练：参照患者具体语言障碍状况，根据模拟口型、文字跟读、短语跟读的顺序，对患者进行逐步训练。④识别能力训练：将生活用品类、家具类、机械类、水果类等卡片混匀，然后让患者对卡片进行归类，并说明分类理由。

六、案例背景

(一) 定义和概述

阿尔茨海默病（alzheimer disease，AD）是发生于老年和老年前期，以进行性认知功能障碍和行为损害为特征的中枢神经系统退行性病变。主要表现为记忆障碍、失语、失认、空间能力损害、抽象思维和计算能力损害、人格和行为改变等。阿尔茨海默病是老年期最常见的痴呆类型，约占老年痴呆的50%～70%，随着对阿尔茨海默病认识的不断深入，目前认为AD在痴呆阶段之前还存在一个极为重要的痴呆前阶段，此阶段可有AD病理生理改变，但没有或仅有轻微临床症状。

流行病学调查显示，65岁以上老年人AD患病率在发达国家约为4%～8%，我国约为3%～7%，女性高于男性。依次推算，我国目前约有AD患者600万～800万。随着年龄的增长，AD患病率逐渐上升，至85岁以后，每3～4位老年人中就有1人患阿尔茨海默病。阿尔茨海默病发病的危险因素有低教育程度、膳食因素、吸烟、女性雌激素水平降低、高血糖、高胆固醇、高同型半胱氨酸、血管因素等。

阿尔茨海默病可分为家族性阿尔茨海默病和散发性阿尔茨海默病。家族性阿尔茨海默病呈常染色体显性遗传，多于65岁以前起病，最为常见的是21号染色体的淀粉样前体蛋白（amyloid precursor protein，APP）基因、位于14号染色体的早老素1（presenilin 1，PS1）基因及位于1号染色体的早老素2（presenilin 2，PS2）基因突变。对于占90%以上的散发性阿尔茨海默病，尽管候选基因众多，目前肯定有关的仅载脂蛋白E（apolipoprotein E，APOE）基因。APOE e4携带者是散发性阿尔茨海默病的高危人群。

(二) 诊断和初始评估

阿尔茨海默病的诊断要点为：①起病隐袭，进性性加重，出现工作及日常生活功能的损害；②以遗忘为主的认知损害，同时还有非遗忘领域如语言功能、视空间、执行功能等的进行性损害；③出现人格、精神活动和行为的异常改变。同时，在做出阿尔茨海默病诊断前，须排除其他常见的老年期神经与精神障碍，如谵妄、老年期抑郁障碍、老年期精神病、中枢神经系统感染及炎症、血管性认知损害和变性病（如路易体痴呆、额颞叶痴呆）等。

(三) 预防和维持治疗的支持证据

9项可控风险因素包括：小于12年的教育、高血压、肥胖症、听力丧失、抑郁症、糖尿病、缺乏运动、抽烟、社会隔离。

治疗：①尽早诊断，及时治疗，终身管理；②现有的抗阿尔茨海默病药物虽不能逆转疾病，但可以延缓进展，应尽可能坚持长期治疗；③针对痴呆伴发的精神行为症状，非药物干预为首选，抗痴呆治疗是基本，必要时可使用精神药物，但应定期评估疗效和副作用，避免长期使用；④对照料者的健康教育、心理支持及实际帮助，可改善阿尔茨海默病患者的生活质量。

(四) 稳定期阿尔茨海默病的管理

随着阿尔茨海默病早期诊断和治疗以及总体医疗保健水平的提高，患者的生存时间在逐渐延长。阿尔茨海默病的长程管理，既需要专科医师（精神科/神经科）的指导，也需要老年科医师的支持，更需要社区卫生人员、长期照护机构医护人员的密切配合。阿尔茨海默病患者在不同的疾病发展阶段需要解决不同的问题，如语言及运动康复、针对吞咽困难的物理治疗、营养支持、排便训练等。不仅不同专科人员之间需要很好地沟通协调，不同机构间也应该做到医疗信息共享，以便为阿尔茨海默病患者提供连续服务。

七、关键要点

（1）学会在患者的主诉及辅助检查中分析患者目前面临的主要问题，评估其需求，并根据紧急程度将患者需求与问题排序。

（2）在评估需求和分析问题的基础上，学会理清个案介入的思路，按照由易到难、由最主要到次要的介入思路，拟定个案护理方案，并有效实施。

（3）训练护士自身的临床判断思维，在护理患者的过程中，重视临床判断思维的培养，根据患者的病情，不断拓展自己的专业知识，不断提升专业水平。

八、课堂计划

案例教学效果与学生的知识储备有很大的关联，因此案例教学前，要求学生预习相关知识是十分必要的。根据本案例所涉及的知识点，要求学生在课前能够尽可能地预习阿尔茨海默的流行病学、临床表现、发病原因、治疗方法，阿尔茨海默病患者的需求与评估，Orem 自护理论、帕累托法则、优势视角理论等相关知识。

本案例按照 2 课时（90min）进行设计：案例回顾 10min、小组讨论 20min、集体讨论 30min、知识梳理 20min、问答与机动 10min。

课堂讨论案例之前，要求学生至少要读一遍案例全文，对案例启发思考题进行回答。具备条件者可以小组为单位围绕着所给的案例启发思考题进行讨论。

九、课后思考题

（1）你对阿尔茨海默病护理管理的发展有什么想法？

（2）你认为还有哪些理论可以运用于本案例中？

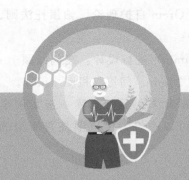

第七章　老年风湿免疫系统疾病护理

风湿免疫系统疾病是一组与免疫相关、以非器官特异性炎症为特征的疾病，可累及多脏器、多系统，主要包括类风湿关节炎、痛风、强直性脊柱炎、系统性红斑狼疮、骨关节炎、原发性干燥综合征等。本章将以案例分析形式，对老年类风湿关节炎、痛风两种疾病为例进行阐述。

第一节　老年类风湿关节炎患者的护理

【案例正文】

一、基本信息

姓名：潘××　　　　性别：男　　　　　年龄：61 岁

婚姻：已婚　　　　籍贯：江西平江　　职业：农民

入院日期：2021 年 06 月 08 日

二、护理评估

（一）健康史

1. 主诉

全身乏力、多关节肿痛伴活动受限 5 年，加重近 4 个月。

2. 现病史

患者自诉 5 年前无明显诱因出现全身乏力，以双下肢显著，表现为不能自主变换体位，伴全身多关节持续性肿痛，先后就诊于多家三甲医院，诊断为类风湿关节炎，予以激素及风湿免疫抑制剂治疗后症状好转，因未坚持规律服药，进展为多关节持续性肿痛伴关节活动受限。早晨起床后病变关节僵硬明显，持续时间 1.5h，活动后症状减轻。近 4 个月来加重，表现为关节疼痛难忍、活动严重受限，伴双下肢肿胀，需坐轮椅，无血尿、泡沫尿、尿量异常等。起病以来，饮食减少，体重减轻，1 年来体重减轻 5kg，大小便正常，睡眠易醒，情绪焦虑。现患者为求进一步诊治，由门诊收住我科。

3. 既往史

既往体健，否认高血压、糖尿病、脑血管病慢性病史，无乙肝、艾滋病、结核病病史，无手术、外伤、血制品输注史，无过敏史。预防接种史按计划进行。

4. 个人史

生于原籍，无冶游史，无性病史；吸烟 40 年，20 支/d，未戒烟；无饮酒史。

5. 婚育史

22 岁结婚，育有 1 子 1 女，家庭和睦，配偶及子女体健。

6. 家族史

父母亲去世，弟弟因白血病去世，无家族性遗传病，家庭成员中无类似病史。

7. 日常生活形态

（1）饮食：平时饮食规律，食欲欠佳，饮食减少。

（2）睡眠/休息：睡眠易醒，发病以来，因关节疼痛睡眠质量较之前明显变差。

（3）排泄：大小便正常。

（4）自理及活动能力：中度依赖，大部分需他人帮助，Barthel 指数评定量表评分 60 分。

8. 心理/情绪状态

情绪较焦虑。

9. 对疾病相关知识的了解情况

患者文化程度较低，病程 5 年，病情反复，对疾病的认识及就医依从性不足，未定期复查。

10. 风险与症状评估

（1）跌倒风险：Morse 跌倒危险因素评估量表评分 35 分，中度危险。

（2）压力性损伤风险：Braden 评估量表评分 18 分，低度危险。

（3）血栓风险：Caprini 风险评估量表评分 2 分，低度危险。

（4）疼痛评估：面部表情分级评分法评分 6 分，中度疼痛。

（5）营养风险筛查：NRS 2002 营养风险筛查表评分 2 分，每周复评一次。

（6）关节疾病活动度评分：DAS 28 评分 8.09 分，处于疾病高度活动期。

（二）体格检查

T 37.1℃，P 95 次/min，R 20 次/min，BP 128/79mmHg。身高 174cm，体重 70kg，BMI 23.1kg/m²。患者神志清楚，步态蹒跚。四肢活动严重受限，跖趾关节、踝关节、膝关节、髋关节、掌指关节、腕关节、肘关节、肩关节有红斑、肿胀、皮温升高、压痛明显，双下肢轻度肿胀。头颅五官形态正常，颈软，气管居中，甲状腺无肿大，颈动脉搏动未见明显异常，颈静脉无充盈。胸廓对称，大小正常，呼吸平稳，双肺语颤正常，叩诊清音，闻及湿啰音。心前区无隆起，心界无扩大，心尖搏动位于第五肋间左锁骨中线内侧 0.5cm，心率 95 次/min，律齐，无杂音。腹部平坦，未见胃肠型和蠕动波，腹软，无压痛及反跳痛，肝脾肋下未扪及，移动性浊音阴性，肠鸣音正常，双肾区和肝区无叩击痛。无杵状指（趾）。肌张力正常，上肢肌力 5 级，下肢肌力因活动受限无法检查。关节功能为 V 级：各种日常生活和工作活动均受限。类风湿关节炎的 28 个关节疾病活动度评分（DAS 28）为 8.09 分，提示疾病高度活动。

（三）辅助检查

1. 实验室检查

血常规（2021-6-8）：白细胞计数 $9.8×10^9$/L，红细胞计数 $3.56×10^{12}$/L，中性粒细胞计数 $8.6×10^9$/L，中性粒细胞百分比 78.9%，淋巴细胞百分比 18.2%，血红蛋白 103g/L，血小板计数 $410×10^9$/L。

心肌酶＋血清离子＋肝功能＋肾功能＋血脂（2021-6-8）：肌酸激酶 20.8 U/L，白蛋白 32g/L，低密度脂蛋白（LDL）3.49mmol/L，尿酸 135.5μmol/L，余无异常。

抗环瓜氨酸肽（CCP）抗体测定＋抗突变型瓜氨酸波形蛋白（MCV）抗体（2021-6-8）：抗 CCP 抗体＞1600Ru/mL，抗 MCV 抗体 72.12U/mL。

炎症因子四项（2021-6-8）：α 肿瘤坏死因子 22.2pg/mL，白介素-6 为 17.0pg/mL，余无异常。

C 反应蛋白 87mg/L（2021-6-8），红细胞沉降率 120mm/h（2021-6-8），类风湿因子 651IU/mL（2021-6-8）。

新冠肺炎核酸检测（2021-06-7）：新型冠状病毒核酸检测阴性（未检出），ORF1ab 基因阴性（未检出），N 基因阴性（未检出）。

输血前四项、凝血常规及相关项目、糖化血红蛋白检测、尿常规、粪常规＋大便隐血试验、结核感染 T 细胞、结核菌系试验（PDD）、新 C12 未见明显异常（2021-6-8）。

2. 影像学检查

胸部 X 线（2021-6-8）：左肺纹理增粗。PICC 导管尖端位于 T7 上缘。

肺部 CT（2021-6-8）：肺多发病灶，考虑继发性肺结核可能。

腹部 B 超（2021-6-9）：前列腺稍大并多发钙化。

关节彩超（2021-6-9）：①双手腕关节积液并滑膜增生、腱鞘炎；②双手腕关节、双肘关节、双踝关节退变；③右肘关节少量滑膜增生；④双膝关节少量积液并滑膜炎、髌上囊滑囊炎；⑤双侧腘窝囊肿；⑥双踝关节积液并滑膜增生；⑦双肩关节少量滑膜增生、腱鞘炎。

双下肢深静脉彩超：双下肢深静脉未见明显异常。

心电图：正常。

（四）医疗诊断

（1）类风湿关节炎。

（2）肺结节（类风湿结节可能，结核待排除）。

（3）骨质疏松。

（五）治疗措施

予以激素、免疫抑制剂、护胃、补钙、关节腔穿刺术、理疗等对症支持治疗。

1. 口服药治疗

泼尼松片 25mg，口服，1 次/日；甲氨蝶呤片 10mg，口服，1 次/周；骨化三醇软胶囊 0.25μg，口服，1 次/日；泮托拉唑肠溶胶囊 40mg，口服，1 次/日；双醋瑞因胶囊 50mg，口服，2 次/日；雷公藤 20mg，口服，3 次/日。

2. 静脉用药

锝［99Tc］亚甲基二磷酸盐（云克）0.15μg＋生理盐水 250mL，静脉滴注，1 次/日。

3. 关节腔穿刺术

在无菌条件下，左右膝关节抽出关节腔积液后，关节腔内各注射复方倍他米松 2.5mg＋注射用重组人Ⅱ型肿瘤坏死因子受体抗体融合蛋白（益赛普）12.5mg。

三、护理计划

护理计划见表7-1-1。

表 7-1-1 护理计划

时间	护理诊断	诊断依据	护理目标	护理措施
2021-06-08 14:30	疼痛:与关节炎性反应有关	患者入院时关节疼痛难忍、活动严重受限	患者关节疼痛明显缓解	①使用疼痛评估工具准确评估关节疼痛程度。②休息与体位:应卧床休息,采取舒适体位,尽量保持关节功能位置,避免受压。③帮助患者减轻疼痛。非药物镇痛:热敷、按摩、理疗等物理治疗;加强心理护理,分散注意力如听音乐。药物镇痛:遵医嘱使用非甾体类抗炎药、小剂量糖皮质激素等镇痛药物。④积极控制类风湿关节炎原发病,疾病稳定期加强关节锻炼,预防关节活动障碍
2021-06-08 14:30	生活自理缺陷:与乏力、关节疼痛、肢体活动障得有关	患者入院时关节活动严重受限。Barthel指数评定量表评分60分,中度依赖,大部分需他人帮助	患者自理及活动能力提升为轻度依赖或者生活自理	①协助患者入厕、起居、穿衣、饮食等生活护理,将日常用品、呼叫铃放于患者伸手可及处。②缓解患者的疼痛等不适,按摩和被动活动患肢、指导和协助患者进行肢体功能锻炼,肯定每一点滴进步,增强患者的信心。③鼓励患者坚持自我照顾的行为。④协助患者摄入充足的营养,保证患者身体基本需要。⑤根据患者关节功能分级给患者制订功能康复计划,创造或提供良好的康复训练环境及必要的设施
2021-6-8 14:30	知识缺乏:缺乏类风湿关节炎相关知识	患者未坚持规律服药,未戒烟,吸烟20支/天	类风湿关节炎相关知识提升,减少每天吸烟根数,尽量戒烟	①告知患者规律服药的重要性,指导患者正确用药。②为患者制订个体化健康指导方案,强调健康生活方式对疾病转归的重要性,劝导患者戒烟。③指导患者定期复诊,采用电话、微信等方式进行随访
2021-6-8 14:30	焦虑:与疾病反复,疾病控制不佳有关	患者因生活不能自理、关节疼痛、担心疾病预后,产生焦虑情绪	患者焦虑情绪得到缓解,对疾病的治疗信心增加	①主动向患者介绍环境,消除患者的陌生和紧张感,分享治疗成功的案例。②耐心向患者解释病情,嘱其积极配合治疗和充分休息。③及时缓解患者的关节疼痛,指导患者使用放松技术,如缓慢深呼吸,全身肌肉放松、听音乐等。④运用自我效能理论,与患者共同探讨其他可能获得的各种优势和资源,强调和利用患者自身所具有的优势、资源、可能性和内在力量,帮助患者提升自我效能,促进疾病的控制,有效进行自我疾病管理。⑤指导患者家属给予其支持与关心,鼓励患者倾诉心中不满,协助其树立疾病治疗的信心,启用患者的家庭和社会支持系统

四、护理记录

护理记录见表 7-1-2。

表 7-1-2 护理记录

日期	时间	护理记录
2021-06-08	14:30	患者,男,61岁,T 37.1℃,P 95次/min,R 20次/min,BP 128/79mmHg,因全身乏力、多关节肿痛 5年,加重近 4个月,于今日 14:30 轮椅入院,诊断为类风湿关节炎(疾病高度活动期)。Barthel 指数评定量表评分 60分,疼痛评估 6分,Morse 跌倒危险因素评估量表评分 35分,Braden 评估量表评分 18分,Caprini 风险评估量表评分 2分,NRS 2002 营养风险筛查表评分 2分,活动严重受限,伴双下肢肿胀。行入院宣教,介绍科室环境及相关制度、主管医师及责任护士,告知患者床头呼叫铃使用方法,嘱卧床休息,保持情绪稳定,防跌倒、防坠床、防血栓,家属勿私自带患者外出,遵守医院防疫、陪护等相关制度,加强病情观察
2021-06-08	15:00	患者出现关节疼痛,采用面部表情分级评分法,疼痛评分为 6分,疼痛部位为踝关节、膝关节、髋关节、掌指关节、腕关节、肘关节、肩关节,伴随强迫体位,痛苦表情。疼痛性质为胀痛,疼痛规律大于 3次/天,影响睡眠,遵医嘱予以洛索洛芬 60mg,口服,同时予以低频脉冲理疗仪进行物理治疗,引导患者分散注意力,减少活动,注意休息,控制关节疼痛。患者服药后半小时,疼痛评分复评为 2分,为轻度疼痛,疼痛部位为膝关节、腕关节、肘关节、肩关节,无伴随症状,疼痛性质为胀痛,未影响睡眠
2021-06-09	07:30	患者双手指关节出现晨僵症状,持续 1h,测得 T 36.8℃,P 70次/min,R 19次/min,BP 125/71mmHg。予以晨僵护理。双手温水浴:双手温水浸泡 20min,水温保持在 50℃左右。指导患者疼痛缓解后可进行适量的功能锻炼:①进行握拳活动:每天清晨起床之前,在床上进行握拳动作,速度不宜过快,但握时应用力握紧,每天做 50~100次。②分并手指:起床之前做分并手指练习和握拳交替进行,每天 50~100次。③腕关节屈伸练习:起床后,可行腕关节屈伸活动练习,一般次数不宜过多,30次左右即可
2021-06-09	10:00	患者因生活不能自理、关节疼痛、担心疾病预后,情绪焦虑。责任护士予以疾病知识宣教,发放类风湿关节炎宣教手册,同时运用自我效能理论,与患者共同探讨其他可能获得的各种优势和资源,强调和利用患者自身所具有的优势、资源、可能性和内在力量,帮助患者提升自我效能,促进疾病的控制,有效进行自我疾病管理。指导患者家属给予其支持与关心,鼓励患者倾诉心中不满,协助其树立疾病治疗的信心,启用患者的家庭和社会支持系统
……	……	……

续表

日期	时间	护理记录
2021-06-10	15:30	医师在无菌条件下行关节腔穿刺术,左右膝关节抽出关节腔积液后注射激素及生物制剂,关节腔内各注射复方倍他米松 2.5mg＋注射用重组人Ⅱ型肿瘤坏死因子受体抗体融合蛋白(益赛普)12.5mg。加强关节腔穿刺术后指导,注射完毕,嘱患者缓慢屈伸展膝关节数次,以利于药液均匀涂布膝关节腔内,达到最佳效果;嘱患者卧床休息 20min,24h 内保持注射局部清洁干燥,勿随意撕脱敷贴;注射后 2～3 天注意膝关节的休息,勿做剧烈运动
……	……	……
2021-06-13	10:00	患者经系统治疗后,病情相对稳定,治疗方案明确,拟今日出院,体格检查:T 36.5℃,P 94 次/min,R 18 次/min,BP 126/80mmHg。患者神志清楚,查体合作,步态较平稳,自觉关节肿胀疼痛较前明显好转,饮食睡眠可,大小便可,双肺呼吸音清,未闻及干湿啰音。下肢活动稍受限,膝关节、髋关节、肩关节有轻度压痛,无明显红肿,关节活动较前明显改善,双下肢未见水肿,无杵状指(趾),四肢肌张力正常,肌力正常。患者日常生活能力评分 90 分,跌倒/坠床评分 25 分,压力性损伤评分 20 分,深静脉血栓 Caprini 风险评估量表评分 1 分,营养风险筛查评分 2 分,疼痛评分 2 分,DAS 28 评分为 4.34。予以出院宣教:低盐、低脂优质蛋白饮食,注意休息,避免剧烈运动,避免劳累及受凉。遵医嘱按时按量服药,切忌随意增减药物剂量,甲氨蝶呤切记为每周一次,避免错服中毒。1 个月后风湿免疫专科门诊复查,如有不适,及时就诊

五、小结

本案例以护理程序为理论框架,按照评估、诊断、计划、实施、评价五个步骤,对一例老年类风湿关节炎患者进行了系统的案例分析。通过本案例学习,能掌握老年类风湿关节炎患者的主要评估内容及方法、护理问题及护理措施、病情观察要点及潜在并发症防治原则,为今后的临床护理工作提供实践参考。

【案例使用说明】

一、教学目标

通过本案例的学习,希望学生了解类风湿关节炎病情特点以及完整的护理评估、诊断、计划、实施、评价的护理程序。引导学生分析类风湿关节炎的诊断依据及鉴别要点,运用帕累托法则明确该患者护理问题,制订相应的护理措施。建议教师采用讨论或情景模拟的方式呈现。结合本案例学习,希望学生达到:

(1) 掌握对类风湿关节炎患者进行问诊、体格检查、疾病活动度评估等评估方法，资料收集具有逻辑性，详尽且全面。

（2）识别类风湿关节炎典型症状和体征以及辅助检查结果，分析病例特点，找出诊断依据。

（3）基于护理程序理论框架，运用帕累托法则对患者作出合适的护理诊断，并制订相应的护理计划。

（4）掌握老年类风湿关节炎患者的病情观察要点。

二、涉及知识点

（1）本案例涉及类风湿关节炎的诊断依据及鉴别诊断要点。

（2）本案例涉及类风湿关节炎患者的护理评估、护理诊断、护理目标。

（3）本案例涉及类风湿关节炎患者的护理措施实施及效果评价。

三、启发思考题

本案例的启发思考题主要对应案例教学的知识传递目标，启发思考题与案例同时布置，另外要求学生在课前阅读熟悉相关知识点。在案例讨论前需要布置学生阅读关于类风湿关节炎的疾病进展知识，包括但不限于类风湿关节炎的流行病学、发病原因、临床表现、治疗方法、护理类风湿关节炎患者的个案方法和程序等内容。

（1）该患者诊断为类风湿关节炎的依据是什么？需要与哪些疾病鉴别诊断？评估该患者处于类风湿关节炎疾病高度活动期的依据是什么？

（2）根据帕累托法则理论，你认为责任护士对患者制订的护理计划是否准确、全面？

（3）本案例的介入过程，哪些方面分别体现了奥瑞姆自护理论的"替、帮、教"？

（4）针对该患者的护理问题，你认为责任护士应该从哪些方面加强病情观察？

（5）你认为类风湿关节炎患者自我管理涉及哪些内容？

四、分析思路

案例分析的基本思路是将案例相关情景材料通过事先设计好的提问引导，控制案例的讨论过程。本案例聚焦患者，在评估患者需求的基础上，选择恰当的介入目标，并确立优先次序和护理过程中的角色。案例分析步骤见图7-1-1。

五、理论依据及分析

（一）诊断与鉴别

1. 该患者诊断为类风湿关节炎的依据是什么？

（1）症状与体征：全身乏力、多关节肿痛5年，加重近4个月。早晨起床后病变关节僵硬明显，持续时间1.5h，活动后症状减轻。近4个月来加重，表现为关节疼痛难忍、活动严重受限，伴双下肢肿胀，需坐轮椅。

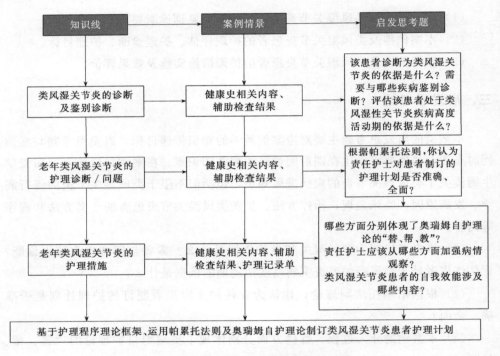

图7-1-1　类风湿关节炎案例分析步骤

（2）辅助检查：①实验室检查，抗CCP抗体测定＋MCV抗体（2021-6-8）：抗CCP抗体＞1600Ru/mL，抗MCV抗体72.12U/mL。炎症因子四项（2021-6-8）：α-肿瘤坏死因子22.2pg/mL，白介素-6为17.0pg/mL，C反应蛋白87mg/L（2021-6-8），红细胞沉降率120mm/h（2021-6-8），类风湿因子651IU/mL（2021-6-8）。②关节彩超：双手腕关节积液并滑膜增生、腱鞘炎；双手腕关节、双肘关节、双踝关节退变；右肘关节少量滑膜增生；双膝关节少量积液并滑膜炎、髌上囊滑囊炎；双侧腘窝囊肿；双踝关节积液并滑膜增生；双肩关节少量滑膜增生、腱鞘炎。

（3）起病特点：自诉5年前无明显诱因出现双下肢乏力显著，表现为不能自主变换体位，伴腕关节持续性肿痛；病程5年，予以激素及免疫抑制剂治疗好转，停用激素或减量后再发。

（4）危险因素：有吸烟史40年，20支/d。

2. 需要与哪些疾病鉴别诊断？

需要与骨关节炎、痛风性关节炎相鉴别，详见表7-1-3。

表 7-1-3　类风湿关节炎与骨关节炎、痛风性关节炎相鉴别

项目	类风湿关节炎	骨关节炎	痛风性关节炎
起病方式	缓	缓	急骤
常见首发部位	近端指间关节、掌指关节、腕关节	膝、腰、远端指间关节	第一跖趾关节
疼痛特点	持续、休息后加重	活动后加重	剧烈、夜间重
肿胀特点	软组织为主	骨性肥大	红、肿、热
关节变形	常见	可见	少见
受累关节分布	对称性多关节炎	少关节炎	负重关节明显
脊柱炎和/或骶髂关节病变	偶有	腰椎增生，唇样变	无

3. 评估该患者处于类风湿关节炎疾病高度活动期的依据是什么？

类风湿关节炎的28个关节疾病活动度评分（DAS 28）标准为：DAS 28＜2.6分为疾病临床缓解；2.6分≤DAS 28≤3.2分为疾病低度活动；3.2分≤DAS 28≤5.1分为疾病中度活动；DAS 28＞5.1分为疾病高度活动。

潘某DAS 28评分为8.09分，提示疾病高度活动。

（二）帕累托法则在该案例的应用

帕累托法则理论依据参见附录Ⅰ-2。本案例护理干预过程中责任护士在患者入院4h内全面评估了患者的个人信息、症状、体征、心理/情绪（焦虑）、Barthel指数评定量表（60分）、疼痛评估（2分）、Morse跌倒危险因素评估量表（35分）、Braden评估量表（20分）、Caprini风险评估量表（2分）、NRS 2002营养风险筛查表（2分），活动严重受限，伴双下肢肿胀等，然后做出了护理诊断。并运用帕累托法则，将其按首优、次优原则对该患者护理诊断进行了排序。目前患者存在的主要护理诊断/问题是：疼痛，与关节炎性反应有关；生活自理缺陷，与乏力、关节疼痛、肢体活动功能障碍有关；知识缺乏，缺乏类风湿关节炎相关知识；焦虑，与疾病反复，疾病控制不佳有关等。

（三）奥瑞姆自护理论在该案例的应用

奥瑞姆自护理论依据参见附录Ⅰ-1。本案例护理干预过程中，基于全面的入院评估结果，Barthel 指数评定量表评分 60 分，下肢活动严重受限，伴双下肢肿胀等。运用奥瑞姆自护理论，以患者的病情严重程度和生活自理能力为依据，入院时选择护理系统中部分补偿系统（帮），后期病情逐渐稳定后，可选择辅助教育系统（教），制订护理计划如下：①协助患者如厕、起居、穿衣、饮食等生活护理，将日常用品、呼叫铃放于患者伸手可及处。②缓解患者的疼痛等不适，按摩和被动运动患肢、鼓励指导和协助其进行肢体功能训练，肯定每一点滴进步，增强患者的信心。③鼓励协助患者坚持自我照顾的行为。④协助患者摄入充足的营养，保证患者身体基本需要。⑤根据患者关节功能分级给患者制订功能恢复计划，创造或提供良好的康复训练环境及必要的设施。

通过对患者的健康教育以及心理状况进行干预，提升其疾病认识水平与自我护理知识水平，指导患者遵医嘱正确用药，尝试戒烟，为其制订类风湿关节炎个体化健康指导方案。指导患者定期复诊，采用电话、微信等方式进行随访，给予患者人性化关怀，使患者树立战胜疾病的信心，调动并发挥其主观能动性，主动参与到护理工作中，促使患者尽快承担自我照护责任，提升其自我疾病管理能力。

（四）病情观察

1. 关节疼痛与下肢肿胀程度

（1）准确评估患者关节疼痛程度，包括：①根据患者文化程度、理解能力选择合适的主观疼痛评估工具，如数字评定量表（NRS）、面部表情分级评分法（FPS）即脸谱法等，教会患者正确使用疼痛评估工具，描述自身的疼痛程度，包括疼痛的部位、性质、持续时间、规律、是否影响睡眠及功能活动；②评估患者是否存在其他伴随症状，如血压升高、大汗淋漓、头晕、恶心、呼吸困难、辗转反侧、强迫体位等；③是否对疼痛感到恐惧，是否焦虑、抑郁；④是否接受非药物、药物治疗。根据评估结果，遵医嘱准确及时给药，并对效果进行评价，观察药物不良反应等。

（2）通过视诊、触诊判断患者下肢肿胀程度。

2. 关节功能障碍程度

根据患者日常生活能力、关节活动度，准确判断患者关节功能障碍程度，予以适当的照护措施。

美国风湿病学会（ACR）将关节功能按轻重程度可分为以下 4 级：

Ⅰ级：能正常地进行各种工作和日常生活活动。

Ⅱ级：能正常地进行各种日常生活活动和某些特定工作，其他工作受限。

Ⅲ级：能正常地进行各种日常生活活动，不能胜任工作。

Ⅴ级：各种日常生活和工作活动均受限。

3. 潜在并发症的评估和护理

（1）类风湿血管炎的观察：多伴有淋巴结病变及骨质破坏，可累及内脏如心、肺、肠道、肾、胰、脾、淋巴结及睾丸等，导致相应器官动脉炎。

（2）肺及胸膜异常表现的观察：类风湿关节炎患者有肺间质纤维化、胸膜炎，也可见结节性肺病、肺血管炎和肺动脉高压，及早发现病变症状。

（3）心脏病变的评估：心血管疾病是类风湿关节炎患者的主要死因之一，约占50%。心脏病变可分为心包炎、偶见传导障碍。心包炎最常见，发生率可达10%以上。类风湿关节炎也是早发动脉粥样硬化和心血管疾病的独立危险因素，对于老年类风湿关节炎应警惕心脏病变。

（五）自我效能

关节疼痛、晨僵、疲乏、肌力减退、关节畸形等症状影响类风湿关节炎患者的日常生活活动能力，使患者产生焦虑、抑郁、无助等一系列心理负担，严重影响类风湿关节炎患者的生活质量。老年类风湿关节炎患者关节功能差和机体功能下降，导致患者活动积极性减弱。若无他人协助，患者的个体主动行为常常难以完成，多次的失败经验可使患者退缩、害怕，面对问题时更易感觉自身能力不足，降低自我效能感。需通过减轻或消除影响自我效能和心理弹性水平相关因素，以提高两者水平，进而改善患者生活质量。

六、案例背景

美国风湿病学会（American College of Rheumatology，ACR）发布了《2021年类风湿关节炎治疗指南》。仍强调类风湿关节炎的达标治疗，类风湿关节炎（RA）患者需在达标治疗策略指导下长期药物治疗。达标治疗有助于延缓RA患者关节破坏、保护关节功能、改善生活质量。RA的治疗原则为早期、规范治疗，定期监测与随访，需准确评估RA患者的疾病活动度，并进行及时治疗。我国RA呈现患者人数多、诊治延误多、病情重者多及出现合并症者多的特点，同时我国风湿科学科建设起步晚、专业人员少，以及患者对疾病的认知度低、依从性差，导致我国存在RA的早期诊断率低、治疗欠规范、治疗达标率低、患者致残率高等现象，目前正采取一系列措施，如成立全国三级联动的医联体联盟，以促进全国的RA达标治疗。

（一）定义和概述

类风湿关节炎（rheumatoid arthritis，RA）是一种以关节滑膜炎症为特征的慢性、系统性自身免疫性疾病，可导致关节骨质侵蚀，最终导致关节畸形、功能丧失，还可累及心、肺、血管等器官和组织。

老年发病的类风湿关节炎（elderly onset rheumatoid arthritis，EORA）通常定义为发病年龄在 60 岁及以后的类风湿关节炎。RA 的病因和发病机制复杂，至今仍未完全明确，基本病理表现为滑膜炎、血管翳形成，并逐渐出现关节软骨和骨破坏，若不进行规治疗，病情会逐渐加重，最终导致关节畸形、功能丧失。RA 致残率高，可达到 65％左右。60％的 RA 患者自患病起 2 年内出现影像学可见骨破坏，关节严重破坏的患者几乎丧失劳动力，这给社会带来巨大经济负担。

类风湿关节炎在国外被描述为"5D"疾病，即死亡（Death）、残疾（Disability）、痛苦（Discomfort）、经济损失（Dollar Lost）、药物中毒（Drug Toxicity），足以说明 RA 危害的严重性。

（二）流行病学

全球风湿病患病率为 0.3％～0.5％，中国风湿病患病率为 0.42％。我国 RA 患者在病程 1～5 年、5～10 年、10～15 年及≥15 年的致残率分别为 18.6％、43.5％、48.1％、61.3％。随着病程的延长，残疾及功能受限发生率升高。随着年龄增长，类风湿关节炎发病率在 65 岁及以上的人群中达到第二高峰，EORA 在所有类风湿关节炎中比例达到 10％～33％。2017 年调查显示中国 RA 患者缓解率仅 14.88％，最新中国类风湿关节炎直报项目（Chinese Registry of Rheumatoid Arthritis，CREDIT）数据显示能坚持规律随访 1 年及以上的 RA 患者仅 9.26％。

（三）诊断和初始评估

类风湿关节炎的诊断标准必须依据有效的病史、体格检查、实验室检查，并排除其他诊断。目前应用的诊断标准为 ACR/EULAR 2010 年的类风湿关节炎诊断标准，患者参考以下准则，评分在 6 分及以上者确诊为 RA。

1. 关节受累

（1）1 个中等至大关节受累（0 分）。

（2）2～10 个中等至大关节受累（1 分）。

（3）1～3 个小关节受累（2 分）。

（4）4～10 个小关节受累（3 分）。

（5）大于 10 个小关节受累（5 分）。

2. 血清学

（1）类风湿因子（RF）或抗环瓜氨酸肽（CCP）抗体均阴性（0 分）。

（2）RF 和抗 CCP 抗体中至少一项弱阳性，检测值介于正常人上限水平的 1～3 倍（2 分）。

（3）RF 和抗 CCP 抗体至少 1 项强阳性，检测值高于正常人上限水平的 3 倍（3 分）。

3. 症状持续时间

（1）小于 6 周（0 分）。

（2）大于或等于 6 周（1 分）。

4. 急性期反应物

（1）C 反应蛋白和红细胞沉降率均正常（0 分）。

（2）C 反应蛋白或红细胞沉降率异常（1 分）。

备注：患者接受每个评分范畴的最高得分。例如，患者 5 个小关节受累同时 4 个大关节受累，评分为 3 分。

初始评估：采用类风湿关节炎的 28 个关节疾病活动度评分（DAS 28）。

（四）预防和维持治疗的支持证据

风湿免疫疾病慢病管理全国护理协作组《类风湿关节炎患者的慢病管理专家共识》（2014 版）、美国风湿病学会《2021 年类风湿关节炎治疗指南》建议指导患者正确规律的用药，对保证早期的治疗效果至关重要；建议 RA 患者注意生活方式的调整，包括戒烟、控制体重、合理饮食和适当运动。患者教育对疾病的管理至关重要，有助于提高 RA 的治疗效果。临床医师、护士应帮助患者充分了解和认识 RA 的疾病特点与转归，增强其接受规范诊疗的信心，并指导患者定期监测与随访；建议 RA 患者注意生活方式的调整。肥胖和吸烟不仅增加 RA 的发病率，也会加重 RA 的病情。研究显示，合理饮食有助于 RA 患者的病情控制。每周坚持 1～2 次的有氧运动（而非高强度的体育运动），有助于改善患者的关节功能，有助于缓解疲劳感，提高生活质量。

（五）稳定期类风湿关节炎的管理

患者一经诊断类风湿关节炎，慢病管理应贯穿患者病程的全过程。RA 慢病管理的目标是提高患者的自我管理能力，维护患者的身体结构和功能，维持和促进患者的社会参与。稳定期类风湿关节炎的管理策略应主要基于疾病活动度的评估，由医师评估患者已经实现达标治疗，即治疗达到临床缓解（DAS 28≤2.6 分）或临床疾病活动指数（CDAI≤2.8 分），或简化疾病活动指数（SDAI≤3.3 分）。在无法达到以上标准时，可以低疾病活动度作为治疗目标，即 DAS 28≤3.2 分或 CDAI≤10 分或 SDAI≤11 分。稳定期，给患者创造或提供良好的康复训练环境及必要的设施。制订康复训练计划，告知患者运动训练的治疗作用，循序渐进增加活动量，制订个体化的运动方案，鼓励患者适当积极康复。

(六) 类风湿关节炎急性加重的管理

类风湿关节炎急性加重，一般评估患者 DAS 28＞3.2 分提示疾病活动；DAS 28＞5.1 分提示疾病高度活动。临床表现除关节疼痛外，常伴有发热、乏力等全身症状，应卧床休息，以减少体力消耗，保护关节功能，避免脏器受损，但不宜绝对卧床。限制受累关节活动，保持关节功能位，可短期内（2～3 周）使用夹板制动。

(七) 类风湿关节炎合并症的管理

类风湿关节炎常合并其他疾病，对预后有显著影响，但合并症的存在应及时予以治疗方案的调整。如类风湿关节炎患者有肺间质纤维化需及时进行抗纤维化治疗。心血管疾病是 RA 患者的主要死因之一，约占 50%。心脏病变以心包炎最常见，RA 也是早发动脉粥样硬化和心血管疾病的独立危险因素，对于老年类风湿关节炎应警惕心脏病变，及时完善相关检查。

(八) 新型冠状病毒疫情防控期间类风湿关节患者的管理

类风湿关节炎患者如果发热和/或任何其他可能与 COVID-19 相关的症状，应该通过核酸检测排查是否感染 COVID-19。在 COVID-19 高流行期间，应采取适当的隔离和防护措施，不应导致社会孤立不活动。患者可通过互联网＋医院与医护人员取得联系，继续规范治疗。

七、关键要点

（1）学会在患者的主诉及辅助检查中分析患者目前面临的主要问题，评估其需求，并根据紧急程度将患者需求与问题排序。

（2）在评估需求和分析问题的基础上，学会理清个案介入的思路，按照由易到难、由最主要到次要的介入思路，拟定个案护理方案，并有效实施。

（3）训练护士自身的临床判断思维，在护理患者的过程中，重视临床思维的提升，根据患者的病情，不断拓展自己的专业知识，不断提升自我的专业修养和业务水平。

八、课堂计划

案例教学效果与学生的知识储备有很大的关联，因此案例教学前，要求学生预习相关知识是十分必要的。根据本案例所涉及的知识点，要求学生在课前能够预习类风湿关节炎的流行病学、临床表现、发病原因、治疗方法，老年类风湿关节炎患者的需求与评估，护理程序理论框架、Orem 自护理论、帕累托法则等相关知识点。

本案例按照 2 课时（90min）进行设计：案例回顾 10min、小组讨论 20min、集体讨论 30min、知识梳理 20min、问答与机动 10min。

课堂讨论案例之前，要求学生至少要读一遍案例全文，对案例启发思考题进行回答。具备条件者可以小组为单位围绕着所给的案例启发思考题进行讨论。

九、课后思考题

（1）你对老年类风湿关节炎慢病管理的发展有什么想法？
（2）你认为还有哪些理论可以运用于本案例中？

第二节　　老年痛风患者的护理

──────── 【案例正文】 ────────

一、基本信息

姓名：李×× 　　　性别：男 　　　年龄：69 岁
婚姻：已婚 　　　籍贯：湖南 　　　职业：工人
入院日期：2021 年 05 月 14 日

二、护理评估

(一) 健康史

1. 主诉

反复关节疼痛 10 余年，加重 1 个月。

2. 现病史

患者及家属诉 10 余年前无明显诱因下出现双下肢第一跖趾关节肿痛，呈阵发性针刺样疼痛，持续约 2～3 天，饮酒后症状可加重，疼痛无放射，伴有关节红肿、触痛明显，服用布洛芬后可缓解（具体药物不详），无皮疹、皮肤瘀斑，无牙龈肿痛、腹痛、腹胀、胸闷、胸痛等不适，患者未予以重视，未行其他特殊治疗。10 余年间上述症状反复发作，数年来关节疼痛位置逐渐增多，由双足关节逐步扩展到双手、双腕、双肘、双肩、双膝关节肿胀，双手第一掌指关节逐渐变形，呈缓慢进展趋势。当地医院诊治，考虑痛风，予以布洛芬＋秋水仙碱抗炎镇痛治疗（具体用药剂量及疗程不详），患者病情较前好转。3 个月前患者出现发热（具体体温不详）、关节肿痛，严重者出现关节溃疡，以左侧第一跖趾关节为甚，伴乏力。为求进一步治疗患者入我院急诊就诊，考虑痛风、肺部感染，予以抗感染、雾化止咳祛痰、化痰、镇痛等对症支持治疗，患者病情较前好转，遂转我科进一步治疗。患者自此次起病以来精神欠佳，饮食、睡眠可，大小便正常，近 4 个月体重下降约 5kg。

3. 既往史

高血压病史 5 年，口服马来酸依那普利 10mg，1 次/d，降压治疗，血压控制在 160/90mmHg。冠心病病史自行服药，具体不详。否认肝炎、结核等传染及其他密切接触史。无糖尿病、高脂血症、慢性支气管炎等病史。无外伤史，无血制品输注史，无药物及食物过敏史，预防接种史不详。

4. 个人史

出生居住于原籍，无疫区、疫水接触史。无地方病或传染病流行区居住史。无毒物、放射线及化学毒物接触史，生活较规律，有吸烟史，吸烟约 40 余年，20 支/d，饮酒 30 余年，白酒为主，约 500g/d。否认冶游史、性病史。

5. 婚育史

25 岁结婚，育有 1 子 1 女，配偶、儿女均体健。

6. 家族史

父亲及舅舅均有痛风病史，余无特殊。

7. 日常生活形态

（1）饮食：平时饮食规律，食欲可。

（2）睡眠/休息：痛风未发作时，睡眠可，一般 22：00～23：00 入睡，晨起精神可。午睡 30min 左右，睡眠质量尚可。发病以来，睡眠质量差。

（3）排泄：大小便正常。

（4）自理及活动能力：Barthel 指数评定量表评分，入院当天为 35 分，中度依赖；出院时评分为 80 分，轻度依赖。

8. 心理/情绪状态

患者情绪低落、焦虑、急躁、易怒。

9. 对疾病相关知识的了解情况

基本了解疾病相关知识。

10. 风险与症状评估

（1）跌倒风险：Morse 跌倒危险因素评估量表评分，入院当天 80 分，高度危险；出院时评分 35 分，为中度危险。

（2）压力性损伤风险：Braden 评估量表评分，入院时 11 分，高度危险；出院时评估 19 分，无压力性损伤风险。

（3）血栓风险：Caprini 风险评估量表评分，入院时评估 3 分，中度危险；出院时评估 2 分，低度危险。

（4）疼痛评估：数字评分量表法显示疼痛评分 7 分，中度疼痛。

（5）营养风险筛查：NRS 2002 营养风险筛查评分 3 分，有营养风险。

（二）体格检查

T 38.1℃，P 87 次/min，R 20 次/min，BP 134/88mmHg，身高 170cm，体重 62kg，BMI 21.45kg/m^2。发育正常，神志清楚，体位自主，查体合作。皮肤黏膜色泽红润，皮肤弹性良，无肝掌，无蜘蛛痣，皮肤无散在出血点、瘀斑，胸部可见少量皮疹。浅表淋巴结未触及。头颅无畸形，巩膜无黄染。双侧瞳孔等大等圆，对光反应灵敏。颈部无抵抗，颈静脉无充盈。气管居中，甲状腺不肿大。胸骨无压痛。呼吸正常，语颤对称，双肺叩诊呈清音。未闻及干湿啰音。心前区无隆起，心尖搏动位于左侧锁骨中线第五肋间内侧 0.5cm。未触及震颤及心包摩擦音。心界正常范围。心率为 87 次/min，心律齐，各瓣膜听诊区未闻及杂音。腹部痣性膨隆，未见胃肠型及蠕动波，腹壁静脉无曲张及显露，腹部未见瘢痕，无腹壁紧张，腹部无包块，剑突下压痛，无反跳痛。Murphy 征阴性。肝脾肋下未扪及，移动性浊音阴性，肠鸣音正常，4次/min，双肾区和肝区无叩击痛。脊柱无畸形，棘突无压痛，四肢活动欠灵活，因疼痛导致自行下地行走困难，双侧踝关节、膝关节、左肘关节和双手部分小关节肿胀明显，局部皮肤发红，局部可见结节，部分突出皮面，质软，伴触痛。左侧第一跖趾关节可见破溃渗液。双下肢无水肿。无杵状指（趾）。肛门外生殖器无异常。肌张力正常，肌力5级。

（三）辅助检查

1. 实验室检查

血常规（2021-05-15）：白细胞计数 19.4×10^9/L，红细胞计数 4.08×10^{12}/L，血红蛋白 80.0g/L，血小板计数 291.0×10^9/L，中性粒细胞百分比 87.9%，淋巴细胞百分比 7.8%。

肝功能、肾功能、心肌酶、血脂、E4A、血清离子项目（2021-05-15）：总蛋白 58.9g/L，白蛋白 34.3g/L，球蛋白 24.6g/L，总胆红素 6.9μmol/L，直接胆红素 3.4μmol/L，谷丙转氨酶 165.3U/L，谷草转氨酶 45.1U/L，尿素 7.39mmol/L，肌酐 99μmol/L，尿酸 570.5μmol/L，葡萄糖 5.09mmol/L，甘油三酯 1.11mmol/L，胆固醇 4.4mmol/L，高密度脂蛋白 1.39mmol/L，低密度脂蛋白 2.64mmol/L，乳酸脱氢酶 260U/L，肌酸激酶 58.2U/L，肌红蛋白 106.9μg/L，钾 3.34mmol/L，钠 136.9mmol/L，氯 101.1mmol/L，钙 2.33mmol/L，碱性磷酸酶 239.5U/L，谷氨酰转肽酶 366.1U/L。

免疫全套＋类风湿因子测定（RF）＋C反应蛋白测定（2021-05-15）：补体 C4 422mg/L，补体 C3 753.0mg/L；C反应蛋白 149.0mg/L；类风湿因子 < 20.00IU/ml。

红细胞沉降率（ESR）（2021-05-15）：120.0mm/h。

乙肝全套（2021-05-15）：HBsAg 742.26IU/mL，HBsAb 0.47mIU/mL，HBeAg 0.32S/CO，HBeAb 0.02S/CO，HBcAb 12.18S/CO，HBcAb-IgM 0.49S/CO。

2. 影像学检查

胸部＋髋部CT（2021-05-11）：①双肺多发小结节，LU-RADS 2类，多考虑良性；②双侧骶髂关节退行性病变，左侧髂骨翼高密度影，考虑为骨岛。

双足、双膝X线（2021-05-11）：①双侧第一跖骨及双股骨外侧髁改变，怀疑痛风石，双膝关节、双足关节痛风石沉积；②关节退变。

膝关节（双侧）彩超（2021-05-15）：①右PIP3关节侧面皮下结节，怀疑囊肿；②左关节未见异常；③双膝关节、双足关节痛风石沉积；④双膝关节退变。

双下肢深静脉彩超：双下肢深静脉未见明显异常。

（四）医疗诊断

痛风性关节炎、中度贫血、冠心病、高血压2级（极高危组）、肺部感染。

（五）治疗措施

（1）风湿免疫科护理常规。

（2）普食饮食（避免高嘌呤及刺激性食物）。

（3）间歇充气压力加压装置预防血栓。

（4）口服药：甲泼尼龙片4mg/d，非布司他20mg/d，碳酸钙维生素D_3片0.6g/d，比索洛尔5mg/d，枸橼酸钾补钾口服溶液20mL，3次/d，双醋瑞因胶囊50mg/d。

（5）左氧氟沙星氯化钠注射液0.5g，静脉滴注，1次/d。

（6）0.9%氯化钠注射液500mL＋10%氯化钾10mL＋硫酸镁2.5g/10mL，静脉滴注，1次/d。

三、护理计划

护理计划见表7-2-1。

表 7-2-1 护理计划

时间	护理诊断	诊断依据	护理目标	护理措施
2021-05-14 09:30	疼痛:与痛关节红肿、畸形有关	痛风复发,患者有无法忍受的关节疼痛和全身肌肉疼痛	患者疼痛缓解,痛苦减轻	①急性发作期,卧床休息,局部冷敷,抬高患肢。②协助按时服用药物,以减轻疼痛,控制病情。③指导用热敷使关节疼痛、僵硬和肿胀减轻,使肌肉放松;注意热敷需在急性期过后才实施;部分患者冷敷可缓解疼痛,急性期可以用。④协助患者取合适的体位。⑤避免突然移动患者,嘱患者避免突然移动和负重。⑥疼痛剧烈时,可按摩关节附近的肌肉,以减轻肌肉痉挛而引发关节疼痛,预防关节挛缩。⑦遵医嘱使用镇痛药
2021-05-14 21:30	体温过高:与患者痛风复发,炎性介质增长,感染加重有关	患者痛风复发,炎性介质增长,感染加重	患者体温正常,舒适度增加	①加强观察:每隔4h测温一次,体温恢复正常3天后,改为每日1～2次。②卧床休息:减少能量消耗。③降温:必要时予以物理降温,如温水擦浴。物理降温半小时后,测量体温,并作好记录。④补充营养和水分:嘱患者多饮水。⑤健康教育:教会

续表

时间	护理诊断	诊断依据	护理目标	护理措施
2021-05-14 21:30	体温过高:与患者痛风复发,炎性介质增长,感染加重有关	患者痛风复发,炎性介质增长,感染加重	患者体温正常,舒适度增加	患者正确测量体温的方法、简易的物理降温方法,以及休息、营养、饮水、清洁的重要性
2021-05-15 13:30	有受伤的危险:与关节疼痛,活动障碍有关	患者关节疼痛,活动受限,可能跌倒	患者关节功能改善,未发生跌倒	①休息时应维持身体关节在功能位,避免站立,尽量采取坐姿,让负重关节休息。②活动时要小心维持患部肢体平稳,可以借助拐杖、夹板、手杖或支架等来支持患肢,避免跌倒。③患者的床铺、马桶、椅子的高度加高约7.6～10.2cm,可防止患者髋关节及膝关节过度屈曲,常用椅子及床铺加装扶手,便于患者上下床及站立。④患者手腕关节疼痛,日常生活应避免手转向尺侧动作,以防用力造成尺骨变形移位,例如:转水龙头、拧干毛巾
2021-05-19 10:30	有皮肤受损的危险:与长期卧床有关	患者活动障碍,需卧床休息,因疼痛和活动障碍会减少体位更换	患者皮肤未发生压力性损伤	①患者卧床休息时,睡姿平直,可采取仰卧平躺姿势保持脊柱维持在功能位,勿使用太柔软和支持力不佳的床垫,患肢关节铺垫被,以防压力性损伤及患肢关节疼痛。②在患者易受压部位贴减压贴,保护躯体骨关节凸出部位皮肤。③按需协助患者更换体位。④注意饮食均衡,促进关节组织愈合
2021-05-15 14:30	睡眠形态紊乱:与因疼痛导致睡眠不佳有关	患者因疼痛导致睡眠不佳,疼痛评分7分	患者睡眠较前好转	①遵医嘱用药,减轻患者疼痛,可促进患者睡眠。②了解其原因,做好患者的心理疏导。③指导患者晚餐不宜吃过饱,也不宜空腹,不要饮浓茶、咖啡等。④通过进行有针对性的心理护理,减轻患者的焦虑、恐惧、抑郁及兴奋程度。⑤帮助患者适应生活方式、环境的改变
2021-05-20 13:30	自理能力缺陷与痛风导致的关节疼痛有关	患者肢体活动受限,影响生活自理能力	患者自理能力增强	①急性期给患者提供生活协助,如:协助进食、沐浴、如厕、穿衣等。②日常生活用品及常用物品应放在患者近处,方便取用。③指导患者制订并实施确实可行的康复计划,急性疼痛期如何使用拐杖
2021-05-20 09:30	知识缺乏:缺乏疾病相关饮食知识	患者缺乏疾病相关饮食知识	患者疾病相关知识了解增多,更好的预防痛风复发	①责任护士详细讲解痛风相关知识,提高患者及家属对痛风疾病的认知水平。②在注意平衡膳食的总原则下,行低脂、低盐、低糖、低嘌呤饮食;避免摄入高嘌呤饮食,如:动物内脏、鱼虾、肉类、菠菜、蘑菇、黄豆、扁豆、豌豆等;避免刺激性食物;指导进食碱性食物,如:牛奶、鸡蛋、马铃薯、各类蔬菜、柑橘类水果;多饮水

四、护理记录

护理记录见表 7-2-2。

表 7-2-2 护理记录

日期	时间	护理记录
2021-05-14	09:30	患者,李某,男,69 岁,T 38.1℃,P 87 次/min,R 20 次/min,BP 134/88mmHg。因反复关节疼痛 10 余年,加重 1 个月,于今日 09:30 轮椅入院,诊断为痛风。患者疼痛评估 7 分,中度疼痛,Barthel 指数评定量表评分 35 分,重度依赖,Morse 跌倒危险因素评估量表评分 80 分,重度危险,Braden 评估量表评分 11 分,Caprini 风险评估量表评分 3 分,重度危险,NRS 2002 营养风险筛查表评分 3 分,存在营养风险。协助患者做好生活护理,告知患者防跌倒、防坠床、防血栓措施,指导患者制订饮食计划,加强营养管理。密切监测体温变化,嘱咐发热患者多喝水,可用温水或酒精擦浴,或者使用药物降温
2021-05-14	10:30	P 105 次/min,R 25 次/min,BP 146/90mmHg。患者诉疼痛,难以耐受。告知医师,遵医嘱予以复方倍他米松针肌内注射。密切观察患者病情变化。嘱患者急性发作期,卧床休息,局部冷敷,抬高患肢,限制活动量,避免突然移动和负重。协助患者取合适的体位
2021-05-14	11:30	P 90 次/min,R 17 次/min,BP 128/80mmHg,患者自诉疼痛较前缓解。疼痛评分 4 分,遵医嘱密切观察患者病情
2021-05-14	13:30	T 38.2℃,P 96 次/min,R 22 次/min,BP 138/78mmHg。患者体温过高,告知医师,遵医嘱予以温水擦浴,嘱患者多饮水,密切监测患者体温变化
2021-05-14	14:30	T 37.8℃,P 89 次/min,R 18 次/min,BP 130/70mmHg。遵医嘱用药,控制炎症
2021-05-14	20:30	患者诉四肢关节疼痛厉害,呈撕裂样痛,伴发热,疼痛评分 7 分,患者难以耐受,影响入睡。遵医嘱予以复方倍他米松注射液肌内注射,密切监测患者病情
2021-05-14	22:30	患者疼痛较前缓解,疼痛评分 2 分,安静入睡
2021－05－17	08:00	P 78 次/min,R 16 次/min,BP 126/70mmHg,T 36.9℃。患者自诉关节疼痛较前缓解,夜间入睡可
……	……	……
2021-05-21	08:00	患者拟今日出院,T 36.5℃,P 74 次/min,R 20 次/min,BP 122/70mmHg。患者疼痛缓解,可自行行走,体温恢复正常。了解痛风诊疗及预防复发的知识,清楚通风饮食的相关知识

五、小结

本案例以护理程序为理论框架,按照评估、诊断、计划、实施、评价五个步骤,对一例痛风患者进行了系统的案例分析。通过本案例学习,能掌握痛风患者的主要评估内容及方法、护理问题及护理措施、病情观察要点、健康宣教的主要内容及潜在并发症防治原则,为今后的临床护理工作提供实践参考,为患者出院后痛风进展的家庭护理提供依据。

—————————— 【案例使用说明】 ——————————

一、教学目标

通过本案例的学习，希望学生了解痛风的病情特点以及完整的护理评估、诊断、计划、实施、评价的护理程序。引导学生分析痛风的诊断依据及鉴别要点，运用帕累托法则明确该患者护理问题，制订相应的护理措施。建议教师采用讨论或情景模拟的方式呈现。结合本案例学习，希望学生达到：

（1）掌握对痛风患者进行问诊、体格检查等评估方法，资料收集具有逻辑性，详尽且全面。

（2）识别痛风典型症状和体征以及辅助检查结果，分析病例特点，找出诊断依据。

（3）基于护理程序理论框架，运用帕累托法则对患者作出合适的护理诊断，并制订相应的护理计划。

（4）掌握痛风患者的治疗措施、健康宣教日常护理注意事项和病情观察要点。

二、涉及知识点

（1）本案例涉及痛风的诊断依据及鉴别诊断要点。

（2）本案例涉及痛风患者的护理评估、护理诊断、护理目标。

（3）本案例涉及痛风患者的护理措施实施、效果评价及饮食日常护理。

三、启发思考题

本案例的启发思考题主要对应案例教学的知识传递目标，启发思考题与案例同时布置，另外要求学生在课前阅读熟悉相关知识点。在案例讨论前需要布置学生阅读关于痛风的疾病进展知识，包括但不限于痛风的流行病学、发病原因、临床表现、治疗方法、护理痛风患者的个案方法和程序等内容。

（1）该患者诊断为痛风的依据是什么？需要与哪些疾病鉴别诊断？

（2）根据帕累托法则及互动达标理论，你认为责任护士对患者制订的护理计划是否准确、全面？

（3）本案例的介入过程，哪些方面分别体现了奥瑞姆自护理论的"替、帮、教"?

（4）针对该患者的护理问题，你认为责任护士应该从哪些方面加强病情观察？

（5）你认为痛风患者的康复涉及哪些内容？

四、分析思路

案例分析的基本思路是将案例相关情景材料通过事先设计好的提问引导和控制案例的讨论过程。本案例聚焦患者，在评估患者需求的基础上，选择恰当的介入目标，并确立优先次序和护理过程中的角色。案例分析步骤见图 7-2-1。

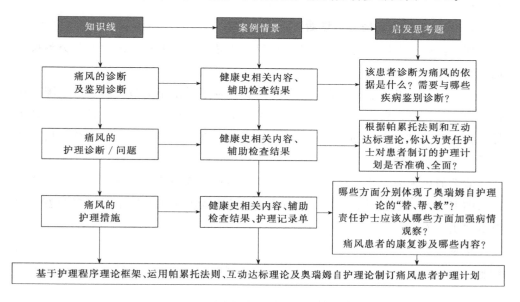

图 7-2-1 痛风案例分析步骤

五、理论依据及分析

（一）诊断与鉴别诊断

1. 该患者诊断为痛风的依据是什么？

（1）症状与体征：反复关节疼痛 10 余年，加重 1 个月。患者入院时，关节疼痛明显，行走受限。双手诸指关节明显肿胀、疼痛，左腕关节活动障碍，双手抓握不能。入院时疼痛评分为 7 分。患者，四肢多发小关节对称肿胀疼痛，部分关节可见痛风石。患者入院时体温升高，T 38.1℃。

（2）既往病史：2008年2月出现左下肢跖趾骨肿胀疼痛。

（3）辅助检查：①双膝、双足X线示左足第一跖骨及双股骨外侧踝痛风石可能，双膝关节、双足关节痛风石沉积；关节退变。②膝关节、双足彩超：双膝关节、双足痛风石沉积。③免疫全套＋类风湿因子测定（RF）＋C反应蛋白测定（2021-05-15）：补体C4 422mg/L，补体C3 753.0mg/L，C反应蛋白149.0mg/L，类风湿因子＜20.00IU/mL。

（4）起病特点：无明显诱因出现发热、关节肿痛、以趾关节为甚。反复发作，以阵发性针刺样疼痛，持续2～3天，饮酒后症状加重。

（5）危险因素：①基因：父亲及舅舅均有痛风病史。②生活习惯：吸烟40余年，饮酒30余年。③年龄：老年人。

2. 需要与哪些疾病鉴别诊断?

痛风需要与类风湿关节炎、假性痛风、化脓性关节炎和创伤性关节炎等疾病进行鉴别。

类风湿关节炎，多见于青、中年女性，好发于手指小关节和腕、膝、踝、骶髂和脊柱等关节，表现为游走性、对称性关节炎，血尿酸不高，类风湿因子多阳性，各关节X线示关节面粗糙，关节间隙狭窄，甚至关节面融合，与痛风所致的骨质缺损明显不同。

假性痛风为关节软骨钙化所致，老年人多见，膝关节最易累及，急性发作时症状酷似痛风，但血尿酸不高，关节滑囊液检查含有焦磷酸钙结晶或磷灰石，关节X线片示软骨钙化。

化脓性关节炎和创伤性关节炎血尿酸不高，化脓性关节炎滑囊液内含大量白细胞，培养可得致病菌，创伤性关节炎有较严重的受伤史，可做鉴别诊断。

（二）帕累托法则及互动达标理论在该案例的应用

帕累托法则理论参见附录Ⅰ-2。本案例护理干预过程中责任护士在患者入院4h内全面评估了患者的个人信息、症状、体征、心理/情绪（焦虑烦躁）、Barthel指数评定量表（35分）、Morse跌倒危险因素评估量表（55分）、Braden评估量表（13分）、Caprini风险评估量表（3分）、NRS 2002营养风险筛查表（5分）。然后做出了护理诊断。并运用帕累托法则，将其按首优、次优原则对该患者护理诊断进行了排序。目前李某存在的主要护理诊断/问题是疼痛、体温过高、营养失调（低于机体需要量）、有受伤及皮肤受伤的危险、睡眠形态紊乱、心理问题（焦虑、烦躁）等。

互动达标理论依据参见附录Ⅰ-6。本案例运用互动达标理论，针对患者的护理问题，护士与患者/家属一起讨论，逐一制订了护理目标，并共同努力、相互影响，不断评价效果，促进护理目标的实现。3 天后，再次评估患者病情，虽然还未实现目标值，但患者各项指标较入院时有了明显改善，疼痛评估由 7 分降到 3 分，Barthel 指数评定量表由 35 分上升至 80 分。发热症状得到控制，患者 3 天后无发热症状。睡眠得到本质的改变，患者夜间可以安静入睡。患者焦虑和烦躁的心理状态缓解。未发生跌倒/坠床、皮肤压力性损伤、深静脉血栓等并发症，对疾病治疗和未来生活充满信心。

（三）奥瑞姆自护理论在案例的应用

奥瑞姆自护理论依据参见附录Ⅰ-1。本案例护理干预过程中，基于全面的入院评估结果，数字评分量表法显示疼痛评分 7 分，Barthel 指数评定量表评分 35 分，症状非常严重。运用奥瑞姆自护理论，以患者的病情严重程度和生活自理能力为依据，入院时选择护理系统中部分补偿系统（帮），后期病情逐渐稳定后，可选择辅助教育系统（教），制订护理计划如下：①协助患者做好生活护理，勤擦浴、勤更换、勤翻身，定期拍背按摩，保持床单位整洁、身体舒适状态，预防压力性损伤发生。②指导患者遵医嘱服用药物，健康宣教药物的作用，疼痛时可使用转移注意力，比如：听音乐、看剧等方法缓解疼痛。床上下肢锻炼等，预防深静脉血栓等并发症，促进病情缓解。③与患者共同制订饮食计划，指导患者进食行低脂、低盐、低糖、低嘌呤饮食；避免摄入高嘌呤饮食，如动物内脏、鱼虾、肉类、菠菜、蘑菇、黄豆、扁豆、豌豆等；避免刺激性食物；指导进食碱性食物，如牛奶、鸡蛋、马铃薯、各类蔬菜、柑橘类水果；多饮水。

通过对李某的健康教育以及心理状况进行干预，提升其疾病认识水平与自我护理知识水平，激发其护理参与积极性，减少依赖，同时提供人性化关怀，给予充分的耐心与信心，纠正并帮助患者渡过的心理危机，调动并发挥其主观能动性，主动参与到护理工作中，从而有效促使患者尽快承担自我照护责任，进而提升其自我照护能力。

（四）病情观察

1. 症状

加强巡视，重视患者主诉，患者诉疼痛时及时采取措施；询问患者疼痛症状是否缓解，积极的反馈病情。评估换疼痛症状是否影响患者睡眠。

2. 生命体征监测

（1）呼吸：观察患者有无呼吸困难、呼吸节律的改变。患者疼痛及体温升高的时候往往呼吸频率会加快。

（2）体温：观察患者体温的演变和患者的临床表现，痛风急性发作期伴发热，以低热为主，病程相对更长，炎性反应更剧烈，应密切监测患者体温变化。

（3）脉搏、血压：患者有高血压及冠心病病史，痛风急性发作期，可能诱发高血压及冠心病的发病，导致心率代偿性增快，血压增高。严重者可诱发心力衰竭等急症。

（4）密切观察患者关节红、肿、热、痛情况，后期根据患者恢复情况鼓励其做关节活动。

3. 皮肤、饮食、睡眠及心理状态

（1）皮肤：患者因疼痛而采取强迫体位，拒绝翻身，要督促并协助患者更换体位，避免同一部位长时间受压。保护患者关节受累部位，尤其对于痛风石及关节畸形部位，加强皮肤护理。

（2）饮食：远离高嘌呤食物（如动物内脏、带壳类海鲜、各种肉汤），拒绝高糖食物（如含糖饮料、糖果、蛋糕），避免大鱼大肉，建议多饮白开水，适当饮苏打水和淡茶水。根据痛风饮食要求，制订饮食计划。

（3）睡眠及心理状态：患者因环境改变及疼痛影响，睡眠质量变差。主动询问患者睡眠质量，加强沟通缓解，患者焦虑情绪。

（五）痛风患者的关节保护及康复

（1）日常活动时或运动的过程中，我们可以轻揉关节，这是最简单、最方便的保护关节的方法。操作方法如下：用双手对关节进行揉搓，使关节有发热的感觉。尤其在冬季寒冷季节，加强关节保护，是很不错的一种家庭治疗方法。

（2）改变饮食习惯，少食酸性食品，禁忌吃辛辣食物，以免对关节产生刺激。

（3）加强关节保暖，尤其冬季，避免室内潮湿，减少对关节的伤害，减少痛风复发概率。

（4）制订个体化的运动计划，指导患者选择合适的运动方法并实施。注意劳逸结合，冬日注意关节保暖，避免关节运动中受到其他损伤，减轻关节受到外界过大刺激。

六、案例背景

（一）定义和概述

痛风（gout）是由于体内嘌呤代谢紊乱，尿酸盐晶体沉积在软组织所致的一

组异质性疾病,是一种常见且复杂的关节炎类型疾病。各个年龄段均可能罹患本病,男性发病率高于女性。痛风患者经常会在夜晚出现突然性的关节痛,发病急,关节部位出现疼痛、水肿、红肿和炎症,疼痛感慢慢减轻直至消失,持续几天或几周不等。痛风发作与体内尿酸浓度有关,痛风会在关节腔等处形成尿酸盐沉积,进而引发急性关节疼痛。

痛风的临床表现为关节疼痛、水肿和炎症。若未及时采取有效的治疗措施,患者疾病可进一步加重,身体的各个部位,尤其是四肢形成痛风石,导致关节畸形、功能障碍、神经压迫、皮肤破溃、窦道经久不愈,须接受手术治疗。不仅导致患者的生活质量严重下降,还会对患者的身体健康、生命安全构成威胁。由此可见,早期诊断、早期治疗、定期监测,不仅能降低疾病死亡率,提高患者的生存率,还能减轻患者家庭与社会的经济负担。

高尿酸血症(hyperuricemia,HUA)是指嘌呤代谢异常引起血尿酸升高的一种代谢综合症,简单定义为非同日两次血尿酸的水平超过 $420\mu mol/L$(无论男女)。血尿酸过高时在血液或组织液中可析出尿酸盐结晶,沉积在肾脏、关节滑膜等多种组织中,引起局部炎症和组织损伤,最终发展为痛风或尿酸性肾病。2020 年全球痛风流行病学数据报告显示,近年来全球痛风发病率呈逐渐升高的趋势,并且随着年龄的增长其患病率明显增高。不同种族人群高尿酸血症患病率为 $2.6\%\sim36.0\%$,痛风患病率为 $0.03\%\sim15.30\%$。最新研究结果显示中国高尿酸血症的总体患病率为 13.3%,痛风患病率为 1.1%,高尿酸血症与痛风密不可分,并且是糖尿病、心血管疾病、慢性肾脏病(chronic kidney disease,CKD)及脑卒中等的独立危险因素。

(二)诊疗指南

《中国高尿酸血症与痛风诊疗指南(2019)》推荐临床中高尿酸血症及痛风患者应遵循的总则具体内容如下。

(1)保持健康的生活方式

①控制体重、规律运动;②限制酒精及高嘌呤、高果糖、刺激性食物的摄入;③鼓励奶制品和新鲜蔬菜的摄入;④适量饮水;⑤不推荐也不限制豆制品(如豆腐)的摄入。

(2)知晓并终生关注血尿酸水平,始终将其控制在理想范围内(目标范围:$240\sim420\mu mol/L$)。

(3)了解疾病可能出现的危害;定期筛查与监测靶器官损害和控制相关合并症。

（4）让患者及家属共同参与到疾病的管理中来。

《中国高尿酸血症与痛风诊疗指南（2019）》认为无症状高尿酸血症和痛风是一个连续的病理过程，患者应该终身治疗和监测、预防并发症的发生。从无症状高尿酸血症→亚临床痛风→痛风→难治性痛风是一个连续、逐渐进展的病理生理和临床过程，早期发现、规范治疗、长期监测对于改善患者的预后非常重要。

《中国高尿酸血症与痛风诊疗指南（2019）》提出高尿酸血症和痛风不同时期的诊断标准、治疗时机及目标值，见表 7-2-3。

表 7-2-3　高尿酸血症与痛风的诊断标准、治疗时机及目标值

概念	诊断标准	治疗时机	目标值
高尿酸血症	非同日，2 次空腹血尿酸＞420μmol/L（成年人不分性别）	无合并症：血尿酸≥540μmol/L 时开始降尿酸药物治疗 有合并症[高血压、脂代谢异常、糖尿病、肥胖、脑卒中、冠心病、心功能不全、尿酸性肾石病、肾功能损害≥慢性肾脏病（CKD）2 期]；血尿酸≥480μmol/L 时开始降尿酸药物治疗	＜420μmol/L ＜360μmol/L
亚临床痛风	无症状高尿酸血症患者,关节超声、双能 CT 或 X 线检查发现尿酸钠晶体沉积和/或痛风性骨侵蚀	血尿酸≥480μmol/L 时开始降尿酸药物治疗 血尿酸≥420μmol/L 且合并下列任何情况之一时开始降尿酸药物治疗；痛风发作次数≥2 次/年；合并痛风石、慢性痛风性关节炎、肾结石、慢性肾脏疾病、高血压、糖尿病、血脂异常、脑卒中、缺血性心脏病、心力衰竭；发病年龄＜40 岁	
痛风	①至少发生 1 次关节肿胀、疼痛或触痛（确诊的必要条件）；②在关节或滑膜液中发现尿酸钠结晶或出现痛风石（确诊的充分条件）；③若不符合此项充分条件，则依据临床症状、体征、实验室及影像学检查结果，累计赋分≥8 分可临床诊断痛风		＜360μmol/L ＜300μmol/L
难治性痛风	具备下列 3 项中的 1 项：①单用或联合应用常规降尿酸药物足量、足疗程，但血尿酸≥360μmol/L；②接受规范化治疗，痛风仍发作≥2 次/年；③存在多发性和/或进展性痛风石		

七、关键要点

（1）学会在患者的主诉及辅助检查中分析患者目前面临的主要问题，评估其需求，并根据紧急程度将患者需求与问题排序。

（2）在评估需求和分析问题的基础上，学会理清个案介入的思路，按照由易到难、由最主要到次要的介入思路，拟定个案护理方案，并有效实施。

（3）训练护士自身的临床判断思维，在护理患者的过程中，重视临床判断思维的提升，根据患者的病情，不断拓展自己的相关专业知识，不断提升自我的专业修养和业务水平。

八、课堂计划

案例教学效果与学生的知识储备有很大的关联，因此案例教学前，要求学生预习相关知识是十分必要的。根据本案例所涉及的知识点，要求学生在课前能够预习痛风的流行病学、临床表现、发病原因、治疗方法，痛风患者的需求与评估，护理程序理论框架、Orem自护理论、互动达标理论、帕累托法则等相关知识。

本案例按照2课时（90min）进行设计：案例回顾10min、小组讨论20min、集体讨论30min、知识梳理20min、问答与机动10min。

课堂讨论案例之前，要求学生至少要读一遍案例全文，对案例启发思考题进行回答。具备条件者可以小组为单位围绕着所给的案例启发思考题进行讨论。

九、课后思考题

（1）你对痛风管理的发展有什么想法？
（2）如何制订易行的痛风管理方案及急性发作时的配合护理方案？

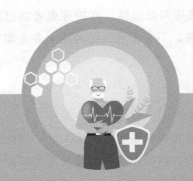

第八章 老年血液系统疾病护理

血液系统疾病指原发于造血系统和主要累及造血系统的疾病。引发血液系统疾病的病因有化学因素、物理因素、生物因素及遗传和免疫因素。主要症状和体征包括贫血、出血、发热及淋巴结和肝脾肿大。常见的老年血液系统疾病有老年淋巴瘤、贫血、老年出血与血栓性疾病等。本章将以案例导入形式，以老年淋巴瘤和慢性病贫血为例，详细阐述老年血液系统疾病的护理及健康管理。

第一节　老年淋巴瘤患者的护理

———————————————【案例正文】———————————————

一、基本信息

姓名：李××　　　　　　性别：男　　　　　　年龄：63 岁
婚姻：已婚　　　　　　　籍贯：湖南省长沙市　　职业：职员
入院日期：2022 年 02 月 24 日

二、护理评估

（一）健康史

1. 主诉

颜面部肿胀、颈静脉怒张 1 个月余。

2. 现病史

患者于 2022 年 1 月因颈静脉怒张、面部肿胀，于当地医院完善肺部 CT，发现纵隔占位性病变。2022 年 1 月 25 日于我院门诊完善（18F-FDG）PET-CT 全身检查，报告显示：①前纵隔糖代谢异常增高巨大肿块灶，病灶累及上腔静脉，病灶边缘与邻近心包局部分界不清；右侧肾上腺糖代谢异常增高肿块灶；左侧肾上腺外侧支糖代谢增高结节灶；左侧股骨糖代谢异常增高灶。多为恶性肿瘤累及上述部位，怀疑胸腺癌并双侧肾上腺转移、骨转移，或淋巴瘤并上述部位浸润。②右中肺膨胀不全，右中肺内侧段少许慢性炎症。③肝脏多发小囊肿。为求进一步诊治，于 2022 年 2 月 7 日入住我科，患者完善相关检验检查后无穿刺活检禁忌证，于 2022 年 2 月 9 日下午，局部麻醉下行纵隔肿物经皮穿刺活检术，术后患者无特殊不适，暂无特殊处理，待病理结果完善后评估下一步治疗，详细告知患者出院相关事项，予以出院。

出院后患者颜面部持续肿胀、颈静脉怒张，偶有心前区及左下肢疼痛，近来有活动后气促，双上肢肿胀。病理结果回报：（纵隔肿块活检组织）恶性肿瘤，结合免疫组化，考虑非霍奇金 B 细胞淋巴瘤。免疫组化结果：S-100（－），Ki67（40%＋），Melan-A（＋），CK-Pan（－），CK7（－），CK5/6（－），CD117（＋），CD5（－），CgA（－），SALL4（－），Vimentin（＋），Dog-1（－），CD23（＋），Bcl-2（＋），c-myc（5%＋）。现患者为求进一步诊治入我科，自起病以来，患者精神、睡眠、食欲可，大小便如常，体重无明显减轻。入院后完善相关检查，2 月 25 日行纵隔肿物穿刺活检，3 月 1 日病理学检查确诊为淋巴瘤，3 月 2 日介入手术室经股静脉植入输液港术后予以化疗。

3. 既往史

既往体健，否认肝炎、结核、伤寒病史，否认高血压、心脏病、糖尿病史，有白大衣综合征，否认重大外伤史、手术史，否认输血史，对喹诺酮过敏，预防接种史不详。

4. 个人史

出生居住于原籍，无外地久居史，否认血吸虫疫水接触史，无地方或传染病流行区居住史，无毒物、粉尘及放射性物质接触史，无特殊不良嗜好，无重大精神创伤史。生活规律，劳动条件良好。

5. 婚育史

已婚，育有 1 子，配偶及其子均体健。

6. 家族史

家族之中无类似本病史存在者，亦无特殊遗传病史及传染病史可寻。

7. 日常生活形态

（1）饮食：平时饮食规律，食欲佳。

（2）睡眠/休息：睡眠质量尚可，发病以来睡眠较之前无明显改变。

（3）排泄：大小便正常。

（4）自理及活动能力：Barthel 指数评定量表评分在 02 月 24 日为 100 分，无需依赖；02 月 25 日为 70 分，轻度依赖；03 月 02 日为 70 分，轻度依赖；03 月 07 日为 95 分，轻度依赖。

8. 心理/情绪状态

患者担心疾病预后，情绪焦虑。

9. 其他风险评估

（1）跌倒风险：Morse 跌倒危险因素评估量表评分在住院过程均为 15 分，为轻度危险。

（2）压力性损伤风险：Braden 评估量表入院时评分 23 分，无风险；化疗期间 13 分，中度危险。

（3）血栓风险：Caprini 风险评估量表评分在 02 月 24 日为 4 分，中度危险；02 月 25 日为 5 分，高度危险；03 月 02 日和 03 月 07 日均为 6 分，高度危险。

（4）导管滑脱风险：导管滑脱风险评估量表评分在 03 月 02 日和 03 月 07 日均为 9 分，为低度风险。

（5）疼痛评估：面部表情分级评分法显示入院至术后 1～2 天内评分 2 分，轻度疼痛；03 月 02 日化疗后评分 0 分，无痛。

（6）营养风险筛查：NRS 2002 营养风险筛查评分 2 分，无营养风险。

（二）体格检查

T 36.9℃，P 100 次/min，R 20 次/min，BP 118/71 mmHg，身高 173cm，体重 65kg，BMI 21.71kg/m^2。患者发育正常，营养中等，主动体位，神志清楚。全身皮肤、巩膜无黄染及出血点，未见肝掌及蜘蛛痣，浅表淋巴结不大。患者颜面部、双上肢水肿。外耳道无流脓，无异常分泌物。鼻外形正常，鼻翼无扇动，口唇无发绀，咽部不充血，扁桃体不大。颈软，气管居中，颈静脉充盈，颈动脉搏动正常，甲状腺不大。胸廓对称，前胸壁稍膨隆，可见青色迂曲血管影，呼吸平稳，双肺语颤正常，叩诊呈清音，未闻及湿啰音。心前区无隆起，心界无扩大，心尖搏动位于第五肋间左锁骨中线内侧 1cm，心率 100 次/min，律齐，无杂音。腹部平坦，未见胃肠型和蠕动波，腹软，无压痛及反跳痛，肝脾肋下未扪及，移动性浊音阴性，肠鸣音正常，双肾区和肝区无叩击击痛。脊柱四肢无畸形，双下肢无水肿，四肢活动自如。肛门、外生殖器无异常。双侧 Babinski 征（—），Kernig 征（—），Brudzinski 征（—）。

（三）辅助检查

1. 实验室检查

血常规：白细胞计数 6.5×10^9/L，红细胞计数 5.07×10^9/L，血红蛋白 147.0g/L，血小板计数 231.0×10^9/L，血细胞比容 44.1%，中性粒细胞百分比 78.8%，淋巴细胞百分比 10.6%。

尿常规：无异常。

粪常规：无异常。

凝血常规及相关项目：凝血酶原时间 12.4s，活化部分凝血活酶时间 27.6s，纤维蛋白原 3.65 g/L，D-二聚体 0.34 mg/L。

冠心病风险因子＋心肌酶＋肝功能＋血脂＋肾功能＋E4A＋血糖：尿酸 430.6 μmol/L，胆固醇 5.39 mmol/L，脂蛋白 a 304.7 mg/L，游离脂肪酸 1.13 mmol/L，其余无异常。

免疫全套：补体 C4 523 mg/L，补体 C3 1010.0 mg/L，免疫球蛋白 G 14.9 g/L，免疫球蛋白 A 2410.0 mg/L，免疫球蛋白 M 801.0 mg/L。

乙肝三对半：HBsAg（—），HBsAb（＋），HBeAg（—），HBeAb（—），HBcAb（—），HBcAb-IgM（—），Pre-S$_1$（—）。

降钙素原全定量：＜0.100ng/mL。

2. 病理、免疫组化结果

病理结果回报（纵隔肿块活检组织）恶性肿瘤，结合免疫组化，考虑非霍奇金 B 细胞淋巴瘤。免疫组化结果：S-100（—），Ki67（40%＋），Melan-A（＋），CK-Pan（—），CK7（—），CK5/6（—），CD117（＋），CD5（—），CgA（—），SALL4（—），Vimentin（＋），Dog-1（—）。CD23（＋），Bcl-2（＋），c-myc（5%＋）。

3. 血液研究室检查

2022-03-02：IGH 基因（—），TCRAD 基因（—），TCRB 基因（—）。

2022-03-04：未见克隆性染色体数目及结构异常。

4. 影像学检查

PET/CT 全身断层显像（2022-1-25）：①前纵隔糖代谢异常增高巨大肿块灶，病灶累及上腔静脉，病灶边缘与邻近心包局部分界不清；右侧肾上腺糖代谢异常增高灶；左侧肾上腺外侧支糖代谢增高结节灶；左侧股骨糖代谢异常增高灶。多为恶性肿瘤累及上述部位，怀疑胸腺癌并双侧肾上腺转移、骨转移，或淋巴瘤并上述部位浸润。②右中肺膨胀不全，右中肺内侧段少许慢性炎症。③肝脏多发小囊肿。

胸部＋腹部 CT（2022-03-01）：纵隔、腹膜后多个肿大淋巴结，右侧肾上腺肿块，符合淋巴瘤影像表现；右肺中叶炎症；右侧胸腔积液。

头面部及颈部彩超（2022-03-01）：双侧颈部、锁骨上窝、锁骨下、腋窝、腹股沟未见明显肿大淋巴结。

腹部彩超（2022-03-01）：右肝囊肿，右侧肾上腺区实质性结节，前列腺多发钙化灶。

5. 心电图

2022-02-24：窦性心动过速；电轴右偏。

（四）医疗诊断

（1）非霍奇金淋巴瘤（纵隔非霍奇金 B 细胞淋巴瘤）。

（2）肾上腺转移癌。

（3）骨转移癌。

（4）多发性肝囊肿。

（五）治疗措施

（1）入院后完善相关检查。

（2）局部麻醉下行纵隔肿物穿刺术。

（3）病理学检查为间质淋巴样细胞浸润，倾向淋巴瘤，继续完善化疗前相关检查。

（4）予以 R-DA-EPOCH 方案化疗及靶向治疗

利妥昔单抗 700mg，静脉滴注，第 0 天；表柔比星 30mg，静脉滴注，第 1～4 天；长春新碱 0.5mg，静脉滴注，第 1～4 天；依托泊苷 0.1g，静脉滴注，第 1～4 天；环磷酰胺 1.3g，静脉滴注，第 4 天；地塞米松 10mg，静脉滴注，第 1～4 天。

（5）抗过敏、水化及碱化等对症处理。

三、护理计划

护理计划见表 8-1-1。

表 8-1-1　护理计划

时间	护理诊断	诊断依据	护理目标	护理措施
2022-02-24 08:33	体液过多：与静脉回流受阻有关	患者颜面部、双上肢水肿，前胸壁可见青色迂曲血管影	患者水肿减轻，未发生皮肤损伤	①避免使用刺激性的化学物品。②注意个人卫生，剪短指甲。③着宽大、柔软的衣服，减少摩擦。④保持局部皮肤的清洁干燥。⑤抬高患肢，抬高床头。⑥做好出入水量、电解质监测。⑦遵医嘱予以利尿消肿及抗肿瘤用药。⑧避免在上肢输液，可选择下肢置入输液港或 PICC 置管
2022-02-24 08:33	气体交换受损：与肺膨胀不全、炎症有关	患者活动后感气促	患者活动耐力增加，不发生低氧血症	①保持呼吸道通畅。②将患者置于半卧位，利于头颈血液回流，膈肌下降，胸腔扩大。③予以持续低流量给氧。④鼓励患者自主咳嗽预防肺部并发症。⑤遵医嘱抽血监测动脉血气分析。⑥做好患者的心理护理
2022-02-24 08:33	疼痛：与淋巴瘤及转移浸润有关	患者偶有心前区及左下肢疼痛	患者疼痛较前减轻或无痛	①指导患者取舒适体位。②指导患者深呼吸。③转移、分散患者注意力。④无血栓的情况下，指导或帮助患者按摩下肢。⑤必要时，遵医嘱给予镇痛药物。⑥做好患者的心理护理
2022-02-24 08:33	自我形象紊乱	患者颜面部肿胀	患者积极面对疾病和形象的改变	①尊重、关心患者，让患者正确面对自己的疾病和形象。②告知患者恢复自身形象的可能。③做好患者的心理护理
2022-02-24 08:33	焦虑：与担心疾病预后有关	患者焦虑	患者情绪稳定极，对疾病的治疗信心增加	①主动向患者介绍环境，消除患者的陌生和紧张感，分享治疗成功的案例。②耐心向患者解释病情，嘱其积极配合治疗和充分休息。③经常巡视病房，及时对患者的进步给予正面反馈，包括鼓励、表扬等。④通过连续性护理与患者建立良好的护患关系。⑤指导患者使用放松技术，如缓慢深呼吸，全身肌肉放松、练气功、听音乐等。⑥运用优势视角理论，与患者共同探讨他可能获得的各种优势和资源，强调和利用其自身所具有的优势、资源、可能性和内在力量，帮助患者提高解决问题的能力。⑦指导患者家属给予其支持与关心，鼓励患者倾诉心中不满，协助其树立治愈的信心。⑧必要时遵医嘱使用抗焦虑药

续表

时间	护理诊断	诊断依据	护理目标	护理措施
2022-03-02 12:30	潜在并发症:导管相关性血栓	患者经股静脉植入输液港,Caprini风险评估量表评分≥5分,为高度危险	患者未发生血栓	①告知患者每日坚持下肢踝泵运动,示范踝泵运动操作方法,告知运动的次数、持续时间。②遵医嘱使用血栓泵或穿抗栓袜预防血栓。③每日观察置管侧肢体有无肿胀、疼痛等不适,如有不适及时血管彩超排查血栓。④签署静脉血栓风险告知书
2022-03-02 14:30	潜在并发症:出血	化疗后骨髓抑制	患者未发生出血	①密切观察生命体征、凝血常规等,发现异常,立即通知医师,遵医嘱予以积极处理。②指导患者注意自我保护,防止出血。③注意有无皮肤黏膜瘀点、瘀斑、牙龈出血、鼻内出血等,特别观察有无头痛、呕吐、视物模糊等颅内出血症状
2022-03-02 14:30	有感染的危险:与抗癌药物对骨髓抵制,引起白细胞下降有关	抗癌药物对骨髓抵制,引起白细胞下降	患者未发生感染	①保持病室空气清新、物品清洁。②注意保暖,防止受凉。③加强口腔护理,督促患者养成进餐前后、睡前、晨起漱口的习惯。④限制探视,避免交叉感染,向患者及家属做好解释。⑤严格执行各项无菌操作。⑥密切观察生命体征,有无体温升高、寒战、食欲下降、咳嗽咳痰等症状。⑦配合医师做好相关实验室的标本采集工作,观察白细胞计数等指标变化

四、护理记录

护理记录见表8-1-2。

表8-1-2　护理记录

日期	时间	护理记录
2022-02-24	08:33	患者,李某,男,63岁,T 36.9℃,P 100次/min,R 20次/min,BP 118/71 mmHg,SpO₂ 96%。身高173 cm,体重65 kg,BMI 21.71 kg/m²。因颜面部肿胀、颈静脉怒张1个月余,于今日步行入科。患者疼痛评估2分,Barthel指数评定量表评分100分,Morse跌倒危险因素评估量表评分15分,轻度危险,Braden评估量表评分23分,Caprini风险评估量表评分4分,中度危险,NRS 2002营养风险筛查量表评分2分。行入院宣教,介绍科室环境及相关制度、主管医师及责任护士,告知床头呼叫铃使用方法,嘱其卧床休息,保持情绪稳定,防坠床、防跌倒、防血栓,勿自行外出。已告知医师查看患者

续表

日期	时间	护理记录
2022-02-25	13:50	医嘱拟今日下午局部麻醉下行纵隔肿物穿刺活检术,予以疾病知识宣教及心理护理,术前训练床上排便,告知患者术前进食易消化食物
2022-02-25	16:00	患者神志清楚,T 36.9℃,P 85 次/min,R 16 次/min,BP 119/65mmHg,SpO₂ 98%。纵隔肿物穿刺活检术顺利,穿刺点无出血和血肿,无菌敷料干燥无渗血渗液,告知患者穿刺处伤口在术后 48～72h 内应保持干燥,防止伤口感染,卧床休息
2022-02-26	14:30	T 36.9℃,P 82 次/min,R 16 次/min,BP 119/62 mmHg,SpO₂ 98%。患者术后第一天,神志清楚,本班未诉不适,查看穿刺点无出血和血肿,无菌敷料干燥无渗血渗液,再次向患者强调穿刺处伤口在术后 48～72h 保持干燥,防止伤口感染,卧床休息
2022-03-01	17:30	病理学检查结果回报:间质淋巴样细胞浸润,倾向淋巴瘤,继续完善化疗前相关检查
2022-03-02	12:00	患者今日 11:15 入介入手术室,经股静脉置入下肢输液港,港体位于大腿中部皮下,导管尖端位于下腔静脉与右心房交界处,回抽顺利,推注生理盐水通畅,导管滑脱风险评分为 9 分,为低度危险。告知患者输液港日常维护注意事项及并发症相关知识宣教,防止非计划性拔管的发生
2022-03-02	14:00	查看患者输液港置入处伤口无红肿热痛,敷料干燥无渗血、渗液,输液港注射座处皮肤予以 75%乙醇及络合碘消毒,插入无损伤针,予以生理盐水 20mL 脉冲冲管,无菌贴膜覆盖固定无损伤针。遵医嘱予以 R-DA-EPOCH 方案化疗:利妥昔单抗 700mg,静脉滴注,第 0 天;表柔比星 30mg,静脉滴注,第 1～4 天;长春新碱 0.5mg,静脉滴注,第 1～4 天;依托泊苷 0.1g,静脉滴注,第 1～4 天;环磷酰胺 1.3g,静脉滴注,第 4 天;地塞米松 10mg,静脉滴注,第 1～4 天;辅以抗过敏、水化及碱化等对症处理。密切观察用药反应
2022-03-02	16:00	T 37.0℃,P 86 次/min,R 20 次/min,BP 106/68 mmHg,SpO₂ 98%。患者化疗第一天,精神可,食欲及二便正常,无特殊不适,指导患者注意口腔皮肤和肛周的清洁卫生,勿串病房,避免交叉感染
2022-03-03	17:30	患者诉化疗后食欲下降,睡眠欠佳,精神差,感乏力。输液通畅,穿刺点伤口敷料清洁干燥,无明显渗血渗液
……	……	……
2022-03-07	08:18	患者治疗结束,要求出院,遵医嘱予以办理出院。指导患者注意休息,勿出入人群集中场所,加强饮食营养,宜食用高蛋白、高维生素、易消化食物,注意保暖,预防感冒。指导患者按出院嘱托定期复查血常规,按时服药,如有明显头昏乏力、发热、活动性出血等症状时,及时就医。日常生活能力评定 Barthel 指数评定量表评分 70 分(轻度依赖),Caprini 风险评估量表评分 6 分(高危),向患者及家属行相关宣教,定期回访

五、小结

本案例以护理程序为理论框架,按照评估、诊断、计划、实施、评价五个步骤,对一例老年淋巴瘤患者进行了系统的案例分析。通过本案例学习,能掌握淋巴瘤患者的主要评估内容及方法、护理问题及护理措施、病情观察要点等，为今后的临床护理工作提供实践参考。

───────────── 【案例使用说明】 ─────────────

一、教学目标

通过本案例的学习，希望学生了解淋巴瘤的病情特点以及完整的护理评估、诊断、计划、实施、评价的护理程序。引导学生分析淋巴瘤的诊断依据及鉴别要点，运用帕累托法则明确该患者护理问题并进行排序，运用奥瑞姆自护理论制订相应的护理措施，并在实施护理措施的过程中，融入患者参与患者安全理论、互动达标理论等。建议教师采用讨论或情景模拟的方式呈现。结合本案例学习，希望学生达到：

(1) 了解淋巴瘤流行病学情况。

(2) 熟悉 Orem 自护理论、患者参与患者安全理论、互动达标理论、帕累托法则、优势视角理论。

(3) 熟悉淋巴瘤的临床表现、辅助诊疗手段、治疗方法。

(4) 掌握相关护理评估量表的使用方法。

(5) 掌握护理淋巴瘤患者的个案方法和程序。

二、涉及知识点

(1) 本案例涉及老年淋巴瘤的诊断依据及鉴别诊断要点。

(2) 本案例涉及老年淋巴瘤患者的护理评估、护理诊断、护理目标。

(3) 本案例涉及老年淋巴瘤患者的护理措施及效果评价。

三、启发思考题

本案例的启发思考题主要对应案例教学的知识传递目标，启发思考题与案例同时布置，另外要求学生在课前阅读熟悉相关知识点。在案例讨论前需要布置学生阅读材料中关于淋巴瘤的内容，主要包括淋巴瘤的流行病学、临床表现、发病原因、治疗方法、护理淋巴瘤患者的个案方法和程序等内容。

(1) 该患者的疾病诊断依据是什么？需要与哪些疾病鉴别诊断？

(2) 根据帕累托法则、患者参与患者安全理论、互动达标理论，责任护士对患者制订的护理计划是否准确、全面？

（3）本案例的介入过程，哪些方面分别体现了奥瑞姆自护理论的"替、帮、教"？

（4）静脉输液港常见的并发症有哪些？如何防治？

四、分析思路

案例分析的基本思路是将案例相关情景材料通过事先设计好的提问引导和控制案例讨论过程。本案例聚焦患者，在评估患者需求的基础上，选择恰当的介入目标，并确立优先次序和护理过程中的角色。案例分析步骤见图 8-1-1。

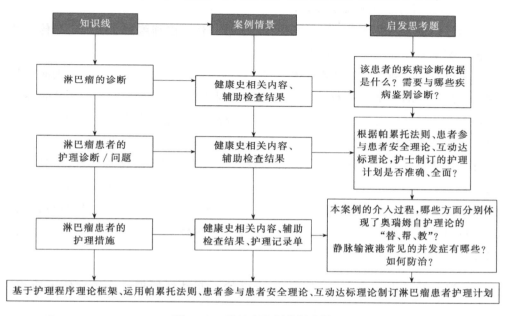

图 8-1-1 淋巴瘤案例分析步骤

五、理论依据及分析

（一）诊断与鉴别

1. 该患者的疾病诊断依据是什么？

（1）症状与体征：患者颈静脉怒张，面部、双上肢肿胀，前胸壁稍膨隆，可见青色迂曲血管影，偶有心前区及左下肢疼痛，近来有活动后气促。

（2）影像学检查结果：肺部 CT 示纵隔占位性病变；PET/CT 全身断层显像：①前纵隔糖代谢异常增高巨大肿块灶，病灶累及上腔静脉，病灶边缘与邻近心包局部分界不清；右侧肾上腺糖代谢异常增高灶；左侧肾上腺外侧糖代谢增高结节灶；左侧股骨糖代谢异常增高灶。多为恶性肿瘤累及上述部位，怀疑胸腺癌并双侧肾上腺转移、骨转移，或淋巴瘤并上述部位浸润。②右中肺膨胀不全，右中肺内侧段少许慢性炎症。③肝脏多发小囊肿。

（3）病理结果：（纵隔肿块活检组织）恶性肿瘤，结合免疫组化，考虑非霍奇金 B 细胞淋巴瘤。

（4）免疫组化结果：S-100（－），Ki67（40％＋），Melan-A（＋），CK-Pan（－），CK7（－），CK5/6（－），CD117（＋），CD5（－），CgA（－），SALL4（－），Vimentin（＋），Dog-1（－）。CD23（＋），Bcl-2（＋），c-myc（5％＋）。

2. 需要与哪些疾病鉴别诊断？

淋巴瘤要和淋巴结炎、淋巴结转移癌、急慢性淋巴细胞白血病，还有传染性单核细胞增多症等疾病进行鉴别。

淋巴瘤是一种常见的血液系统肿瘤，它的特点是淋巴结进行性的、无痛性的肿大，需要跟淋巴结炎进行鉴别。急性或者是慢性的淋巴结炎多有明显的感染灶，常常是局部性的淋巴结肿大，有疼痛和触痛感，急性发作的时候有红、肿、热、痛，一般经抗炎治疗可以明显好转。淋巴结转移癌淋巴结的质地比较硬，多个淋巴结转移时其质地软硬不一，可以找到原发灶，很少有全身的淋巴结肿大。还需要鉴别的是急慢性淋巴细胞白血病，常见全身浅表淋巴结肿大，质地硬，没有压痛，不粘连，常伴有肝脾的肿大，骨髓穿刺还有淋巴结活检是呈白血病的表现，可以进行鉴别。在病毒感染的时候可能会出现传染性单核细胞增多症，多有发热症状，但是血常规会有异常。

（二）帕累托法则、患者参与患者安全理论、互动达标理论在该案例的应用

本案例护理干预过程中全面评估李某的个人信息、症状、体征、心理/情绪（焦虑烦躁）、自理及活动能力、跌倒/坠床风险、压力性损伤风险、血栓风险、导管滑脱风险、营养风险等，然后做出了护理诊断。并运用帕累托法则（参见附录Ⅰ-2），将其按首优、次优原则对该患者护理诊断进行了排序。目前李某存在的护理问题依次是体液过多，与静脉回流受阻有关；气体交换受损；疼痛；自我形象紊乱；情绪障碍；潜在并发症，深静脉血栓、出血、感染的风险。

基于患者参与患者安全（patients for patient safety，PFPS）理论（见附录Ⅰ-16），成立由护士长、肿瘤专科护士、静脉治疗专科护士、责任护士、心理咨询护士组成的化疗用药安全管理团队。护士长负责团队协调及用药安全管理和护理质量督导，肿瘤专科护士主要负责患者化疗的决策性参与及照护性参与内容，静脉治疗专科护士负责患者化疗期间静脉通路照护性参与内容，责任护士负责患

者全程用药不良反应的照护性参与内容，心理咨询护士负责患者心理健康相关的诉求性参与内容。干预团队通过对 PFPS 理论解读和分析，待医师确定化疗方案后，与李某进行面对面沟通，告知化疗药物的作用、不良反应等，告知其静脉通路保护事项，由责任护士和心理咨询护士对患者进行心理疏导，化疗结束后、出院前对李某再次进行面对面访谈，进行出院宣教，并添加至微信群。

本案例基于伊莫詹妮·M·金于 1981 年提出的互动达标理论（参加附录Ⅰ-6），护士在患者入院 4h 内完成了患者个人信息、症状、体征、心理/情绪、跌倒风险、压力性损伤风险、血栓风险、导管滑脱风险、疼痛等的评估，针对患者的健康问题，综合分析信息，护士与患者/家属一起讨论，制订了护理目标，并共同努力、相互影响，不断评价效果，促进护理目标的实现，最终患者双上肢水肿较前减轻，未发生血栓、感染、出血等不良事件，患者情绪好转，对疾病治疗和未来生活充满信心。

本案例护理干预过程中运用优势视角理论（参见附录Ⅰ-3），与李某共同探讨他可能获得的各种优势和资源，强调和利用李某自身所具有的优势、资源、可能性和内在力量。在该理论的指导下，通过故事叙述、感悟分享、意义探讨、资源分析，引导李某在回答生存问题、支持问题、例外问题、可能性问题、信心问题等一系列问题中发掘自身的优势，协助他提高自我护理的能力，改善心境，获得信心。

（三）奥瑞姆自护理论在该案例的应用

本案例护理干预过程中，基于全面的入院评估结果，运用奥瑞姆自护理论（参见附录Ⅰ-1），基于患者生活自理能力评分及患者病情和对健康的要求程度，不同时期选择不同的护理系统，并制订护理计划。

入院时患者 Barthel 指数评定量表评分 100 分，病情相对稳定，根据奥瑞姆自护理论，选择辅助教育系统，主要体现在教。具体做好以下护理工作：①鼓励患者自主咳嗽；②指导患者深呼吸；③指导患者纵隔穿刺活检术术前、术中和术后注意事项；④指导患者注意休息，不出入人群集中场所，加强饮食营养，宜食用高蛋白、高维生素、易消化食物，注意保暖，预防感冒；⑤指导患者按出院嘱托定期复查血常规，按时服药，如有明显头昏乏力、发热、活动性出血等症状时，及时就医。

住院期间，患者经过纵隔穿刺活检术、下腔输液港植入术及化疗后，食欲下降，精神状态欠佳，生活自理能力受到影响，Barthel 指数评定量表评分 70 分，根据奥瑞姆自护理论，选择部分补偿系统，主要体现在帮。具体护理工作做到：①告知患者下腔输液港维护及日常照护注意事项，指导并协助患者抬高患肢，每日规范行下肢踝泵运动以预防血栓；②告知患者化疗注意事项及不良反应防治方法，密切观察患者生命体征，有无皮肤黏膜瘀点、瘀斑、牙龈出血、鼻出血、头痛、呕吐、视物模糊等颅内出血症状，定期监测血常规及凝血常规等；③协助患者如厕、床上擦浴等，协助患者着宽大、柔软的衣服；④协助患者行口腔护理，督促患者养成进餐前后、睡前、晨起漱口的习惯。

（四）静脉输液港常见的并发症与防治

输液港术后早期并发症常见有囊袋血肿、导管移位、静脉血栓、蛋白鞘形成、囊袋感染等；远期并发症有导管夹闭综合征、断管、导管移位、静脉血栓、纤维蛋白鞘形成、注射座翻转、感染（导管内感染、注射座囊袋感染）等。防治措施如下。

（1）严格执行无菌操作，尤其是在更换无损伤针时，要建立安全可靠的无菌屏障。每次无损伤针穿刺输液港时，戴无菌手套，用75％乙醇脱脂、碘伏消毒3遍，范围不小于15cm×15cm，透明敷贴应选用10cm×12cm大小并全面覆盖穿刺点。一旦发现红肿、化脓或者其他感染症状，要立即停止使用输液港，做细菌培养，同时遵医嘱使用抗生素。

（2）穿刺时必须保持无损伤蝶翼针垂直穿过穿刺隔膜层而达储液槽底部，且不可用力过猛，防止针尖形成倒钩，拔针时损伤穿刺隔膜。治疗结束或每周正常维护时，在拔除无损伤针时，应将无损伤针垂直拔出，而不能左右旋转拔出，防止针尖斜面切割硅胶穿刺隔膜。

（3）掌握冲管和封管规范流程和方法，采用正压方式封管和脉冲式冲管方法。完成输液后，可以使用生理盐水对导管进行冲洗；对于需要全天输液的患者，每隔8h冲洗导管一次；完成输血和高黏性药物输入后，要立即冲洗导管，再继续输液；在封闭治疗期间，每隔28d要冲洗一次导管，同时使用50～100U/mL肝素液封管，封管时间根据导管使用情况决定，一般采用正压封管方法，可以避免管内出现负压使血液回流；如果患者胸腔压力增大，或者伴随严重咳嗽症状，要提前对导管进行冲洗，避免血液回流堵塞导管。

六、案例背景

淋巴瘤是起源于淋巴造血系统的恶性肿瘤，是血液肿瘤中发病率最高的肿瘤，占恶性肿瘤发病率的第8位。WHO估计2018年全球淋巴瘤新发病例有58.96万，全球标准化发病率为6.6/10万。欧美国家霍奇金淋巴瘤（hodgkin lymphoma，HL）的发病年龄呈双峰状，高峰分别为15～30岁和55岁以上两个年龄段。不同地域的淋巴瘤类型分布也存在差异，Burkitt淋巴瘤最常见于非洲国家，T 细胞淋巴瘤最常见于日本，欧美滤泡性淋巴瘤占非霍奇金淋巴瘤（non-hodgkin lymphoma，NHL）的 25%～45%。在我国，淋巴瘤位列常见肿瘤的第 9 位，最常见的是弥漫大 B 细胞淋巴瘤，其次就是 NK/T 细胞淋巴瘤，淋巴瘤发病粗率为 6.54/10 万，占全部恶性肿瘤发病的 2.46%，城市地区发病粗率为 7.42/10 万，高于农村地区的 3.51/10 万，男性发病粗率为 7.53/10 万，高于女性的 5.52/10 万，发病年龄多在 30～40 岁，呈单峰分布。

一部分 NHL 起源于淋巴结或脾以外的部位，被称为原发性结外 NHL，最常见的发生部位为胃，其次是韦氏环，其他好发部位包括骨骼、皮肤、大脑、外胚层、甲状腺和睾丸，乳腺、肺和膀胱少见，原发性乳腺淋巴瘤仅占原发性结外 NHL 的 1.7%～2.2%，占所有 NHL 的 0.38%～0.7%。

淋巴瘤早期多以无痛性的淋巴结肿大、不明原因的发热为首发症状。典型症状为淋巴结肿大，无痛性颈部和锁骨上淋巴结进行性肿大最常见，其次为腋窝、腹股沟淋巴结，进展迅速时可融结成团，与周围组织粘连。淋巴结若压迫邻近器官，可引起相应症状，纵隔肺门淋巴结肿块可导致胸闷、胸痛、呼吸困难等症状，腹腔内肿块可引起腹痛、肠梗阻等症状。HL 患者初诊时多无明显全身症状，20%～30% 的患者可伴有发热、盗汗、消瘦（6 个月内体重减轻 10% 以上），其次是皮肤瘙痒、乏力，患者还可出现饮酒痛，即在饮酒数分钟至几小时内发生肿瘤部位疼痛，多为纵隔淋巴结病变。NHL 可出现发热、盗汗、消瘦等全身症状，全身瘙痒少见。

上腔静脉综合征（superior vena cava syndrome，SVCS）是淋巴瘤晚期常见的并发症。主要由于纵隔肿块或淋巴结压迫上腔静脉导致上腔静脉部分或全部狭窄，从而导致经上腔静脉回流到右心房的血液部分或全部受阻，患者出现面颈部及上肢水肿、呼吸困难、颈静脉怒张、胸壁静脉显露等一系列临床症候群。淋巴瘤引起上腔静脉占所有 SVCS 病例的 15%，为避免增加上腔静脉内的静脉压力，SVCS 患者应避免在上肢、颈外及锁骨下静脉输液。

淋巴瘤具有高度异质性，不同病理类型和分期的淋巴瘤无论从治疗强度和预后上都存在很大差别，患者常需接受化疗、放疗、造血干细胞移植等综合治疗方案，在精准医学时代，随着小分子靶向药物、免疫检查点抑制剂、单抗、双抗及嵌合抗原受体 T 细胞治疗（chemeric antigen receptor T cell，CAR-T）的发展，恶性淋巴瘤的治疗疗效不断提升，患者的生存期延长。

七、关键要点

（1）学会在患者的主诉及辅助检查中分析患者目前面临的主要问题，评估其需求，并根据紧急程度将患者需求与问题排序。

（2）在评估需求和分析问题的基础上，学会理清个案介入的思路，按照由易到难、由最主要到次要的介入思路，拟定个案护理方案，并有效实施。

（3）训练护士自身的临床判断思维，在护理患者的过程中，重视临床判断思维的提升，根据患者的病情，不断拓展自己的相关专业知识，不断提升自我的专业修养和业务水平。

八、课堂计划

案例教学效果与学生的知识储备有很大的关联，因此案例教学前，要求学生预习相关知识是十分必要的。根据本案例所涉及的知识点，要求学生在课前能够尽可能地预习淋巴瘤的流行病学、临床表现、发病原因、治疗方法，淋巴瘤患者的需求与评估，Orem 自护理论、患者参与患者安全理论、互动达标理论、帕累托法则、优势视角理论等相关知识。

本案例按照 2 课时（90min）进行设计：案例回顾 10min、小组讨论 20min、集体讨论 30min、知识梳理 20min、问答与机动 10min。

课堂讨论案例之前，要求学生至少要读一遍案例全文，对案例启发思考题进行回答。具备条件者可以小组为单位围绕着所给的案例启发思考题进行讨论。

九、课后思考题

（1）淋巴瘤靶向治疗的常见用药及不良反应有哪些？

（2）淋巴瘤化疗用药不良反应如何防治？

第二节　老年慢性病贫血患者的护理

------- 【案例正文】 -------

一、基本信息

姓名：刘××　　　　性别：男　　　　年龄：81 岁

婚姻：已婚　　　　籍贯：湖南　　　　职业：退休

入院日期：2021 年 8 月 12 日

二、护理评估

(一) 健康史

1. 主诉

腹部胀痛伴腹泻 2 个月余，腹水伴双下肢水肿 2 个月余，加重 5 日。

2. 现病史

患者于 2021 年 6 月 4 日饱食后出现腹部胀痛伴腹泻，无畏寒、发热、恶心呕吐、呕血、便血。入本院急诊，急诊予以"益生菌＋复方消化酶＋解痉"治疗，患者腹部不适症状未见明显好转，停止排气排便，无恶心呕吐，无便血。为求进一步诊治，遂入本科，入院后予以禁食、补液、补充营养、输血、护胃等治疗，复查腹部 CT 示直肠及乙状结肠肠壁增厚较前减轻，肠梗阻较前好转，患者病情稳定，于 2021 年 6 月 28 日出院。出院后患者即逐渐出现腹水伴双下肢水肿，无畏寒、发热、咳嗽、咳痰、胸闷、胸痛，有腹胀、腹泻，排不成形黄色稀便，一天 2 次，于 2021 年 8 月 4 日就诊于长沙市某医院，入院后完善相关检查，予以抗感染、利尿消肿、补充造血原料、调节免疫、补充营养等对症支持治疗，患者自觉症状未见明显好转，腹水伴双下肢水肿加重，要求出院。于 2021 年 8 月 12 日至本院门诊就诊，门诊以慢性淋巴细胞增多症收入本科室，患者自起病以来，精神、饮食、睡眠尚可，小便较前无明显变化，体重下降 3kg。

3. 既往史

患者 30 年前于我院行结肠癌术（具体不详），30 年前曾患粘连性肠梗阻、胃出血，10 余年前曾行胆囊切除术（具体不详）。有高血压、冠心病、肾结石、肝囊肿、前列腺增生、右侧睾丸鞘膜积液、白内障、混合痔病史，无传染病密切接触史，有输血史，无阿司匹林服用史，无过敏史，预防接种史不详。

4. 个人史

出生居住于原籍，否认血吸虫疫水接触史，无地方或传染病流行区居住史，无毒物、粉尘及放射性物质接触史。否认肝炎和长期饮酒史。无冶游、性病史。

5. 婚育史

22 岁结婚，育有 1 子 2 女，配偶、子女均体健。

6. 家族史

否认家族性遗传性疾病史，家族成员中无类似患者。

7. 日常生活形态

（1）饮食：平时饮食规律，近 1 个月食欲下降 50%。

（2）睡眠/休息：一般 21：00～22：00 入睡，夜间多梦易醒，5：00 起床，午睡 30min 左右，睡眠质量尚可。发病以来，睡眠较之前差。

（3）排泄：夜尿 3～4 次/晚，自诉尿量和颜色无明显改变，一周前轻度腹泻，加重 2 天。

（4）自理及活动能力：入院时，Barthel 指数评定量表评分 35 分，中度依赖；8 月 25 日，Barthel 指数评定量表评分 60 分，生活不能完全自理，中度依赖。

8. 心理/情绪状态

情绪低落，恐惧。

9. 对疾病相关知识的了解情况

不了解疾病相关知识；患者留置输液港置管，对导管自我管理知识不足。

10. 风险与症状评估

（1）跌倒风险：2021 年 8 月 12 日 Morse 跌倒危险因素评估量表评分为 60 分、2021 年 8 月 19 日评分为 45 分，均为高度危险；2021 年 8 月 25 日评分为 40 分，中度危险。

（2）压力性损伤风险：入院时 Braden 评估量表评分为 11 分，高度危险；2021 年 8 月 25 日评分为 17 分，低度危险；较入院时评分 11 分（高风险）风险程度减轻。

（3）血栓风险：均为高度危险。2021 年 8 月 12 日 Caprini 风险评估量表评分为 11 分、2021 年 8 月 19 日评分为 8 分和 2021 年 8 月 25 日评分 7 分均为高度危险。

（4）导管滑脱风险：2021 年 8 月 25 日患者导管滑脱风险评估量表评分 10 分，低度危险，入院时评分 11 分，中度危险，危险程度稍有减轻。

（5）疼痛评估：面部表情分级评分法评分 0 分，无痛。

（6）营养风险筛查：NRS 2002 营养风险筛查评分 6 分，有营养风险，需制订营养改善计划。

（7）MAN 评分：6 分，明确为营养不良。

（8）Hart 腹泻评分：24 分，严重腹泻。

（二）体格检查

T 36.8℃，P 80 次/min，R 17 次/min，BP 110/79mmHg，身高 174cm，体重 52kg（体重减轻 3kg），BMI 17.3 kg/m²，BSA（body surface area，即体

表面积）1.6467m^2。贫血貌，营养中等，神志清楚，体位自主，查体合作，步入病房。皮肤黏膜偏白，皮肤弹性良，无肝掌，无蜘蛛痣，皮肤有少量散在出血点、瘀斑，无皮疹。浅表淋巴结可触及。头颅无畸形，眼睑正常，结膜无充血，巩膜无黄染。双侧瞳孔等大等圆，对光反应灵敏。乳突无压痛，鼻窦无压痛，口唇苍白，扁桃体无肿大。伸舌居中。颈部无抵抗，颈静脉无充盈，双侧颈动脉搏动正常。气管居中，甲状腺不肿大，甲状腺血管杂音未闻及，胸壁静脉无充盈。

（三）辅助检查

1. 实验室检查

血常规：白细胞计数 17.2×10^9/L，红细胞计数 2.93×10^{12}/L，血红蛋白 52.0g/L，血小板计数 80.0×10^9/L，淋巴细胞分类计数 15.7×10^9/L，淋巴细胞百分比 91.3%。

网织红细胞计数：40.7×10^9/L。

血生化：白蛋白 30.8g/L，球蛋白 51.5g/L，白球比值 0.6，肌酐 130.0μmol/L，尿酸 457.7μnol/L，葡萄糖 6.76mmol/L，高密度脂蛋白（HDL）0.65mmol/L，超敏 C 反应蛋白 49.91mg/L，肌酸激酶 44.5U/L，钾 3.24mmol/L，前白蛋白 111.7mg/L，视黄醇结合蛋白 186.70mg/L。

凝血常规及相关项目：凝血酶原时间 12.3s，活化部分凝血活酶时间 32.2s，纤维蛋白原 3.87g/L，血浆纤维蛋白（原）降解产物 29.0mg/L，D-二聚体 3.52mg/L。

免疫全套＋C 反应蛋白测定：补体 C3 654.0mg/L，免疫球蛋白 G 26.5g/L，免疫球蛋白 M 18400.0mg/L，C 反应蛋白 29.3mg/L。

营养性贫血：血清叶酸 5.02ng/mL，红细胞内叶酸 90.23 μg/mL，血清维生素 B$_{12}$ 748.3 pg/mL，血清铁蛋白 124.30 ng/mL，红细胞碱性铁蛋白 6.15ag/cell，转铁蛋白 1.50g/L，转铁蛋白饱和度 17.78%，血清铁 8.50μmol/L，总铁结合力 47.80 μmol/L，未饱和铁结合力 39.30 μmol/L。

ANA 谱测定＋狼疮全套：抗核抗体阳性（1∶80，均质型），抗双链 DNA 阳性，抗组蛋白弱阳性。

B 型钠尿肽前体（NT-proBNP）：967.24pg/mL。

结核抗体：IgG（－），IgM（－）。

2. 骨髓穿刺结果

ATMRBA 基因阴性，D13525 基因异常缺失，P53 基因阴性。

3. 淋巴流式结果（复查）

有核细胞中 70％的细胞考虑为异常表型克隆性 B 细胞，考虑为 B 淋巴细胞瘤。

4. 影像学检查

PET-CT：①结肠癌术后，现吻合口已显示不清、直肠壁增厚，糖代谢轻度增高，炎性病变，直肠癌待排查。肝门、肝胃间隙、腹膜后、肠系膜及双侧髂血管旁多发淋巴结增大，糖代谢轻度增高，怀疑巨淋巴结增生症或惰性淋巴瘤，需结合相关检查综合考虑。多浆膜腔积液（双侧胸腔，腹、盆腔，双侧阴囊内）；躯干及双侧大腿根部皮下水肿。②C3 椎体高密度结节灶、糖代谢无异常增高，怀疑血管瘤，建议结合 MR 增强检查，综合考虑。前上纵隔结节、糖代谢轻度增高，良性胸腺瘤可能性大。右侧股骨颈旁条片状糖代谢增高灶，多为炎性病变。③肝硬化，脾大。多发肝囊肿，胆囊术后改变，膀胱结石。④肺气肿，双下肺散在炎症。纵隔及双肺门多发小淋巴结，糖代谢轻度增高；多为淋巴结反应性增生。⑤老年性脑改变。脊柱退行性改变。⑥余 FDG 显像探测范围内未见明显恶性肿瘤病变征象。

（四）医疗诊断

慢性病贫血；B 淋巴细胞瘤；腹腔积液；冠心病；手术后状态（结肠癌术后）；肾功能不全；肝硬化（失代偿期）。

（五）治疗措施

（1）完善大便培养、菌群分析、悬滴试验等检查。

（2）抗感染。

（3）予以蒙脱石粉 3～6g，口服，每日 3 次；双歧杆菌三联活菌散 420mg，口服，每天 3 次；酪酸梭菌活菌散 1.0g，口服，每天 3 次；调节肠道菌群、止泻。

（4）利尿消肿。

（5）补充造血原材料。

（6）调节免疫。

三、护理计划

护理计划见表 8-2-1

表 8-2-1 护理计划

时间	护理诊断	诊断依据	护理目标	护理措施
2021-8-12 16:30	营养失调(低于机体需要量):与腹泻、食欲下降有关	患者食欲下降,腹泻,前白蛋白111.7mg/L、白蛋白30.8g/L	患者食欲增加,体重增加,前白蛋白和白蛋白指标上升	①根据患者理想体重计算每日目标能量和所需蛋白质。②与患者共同制订饮食计划,指导患者进食富含优质蛋白、高能量、低纤维素、易消化的食物。③做好肿瘤患者饮食误区的健康教育。④定期监测患者体重,进行营养风险筛查,以了解其营养状况。⑤必要时予以口服营养补充(ONS),并做好ONS的健康教育。⑥及时监测患者营养相关指标的变化,予以调整营养治疗方案
2021-8-12 16:30	腹泻:与蛋白水平低、抗生素联合使用时间长影响肠道菌群有关	患者腹泻	患者腹泻较前缓解,肛周皮肤完好	①评估患者大便的性状、量。根据患者情况稀释ONS浓度,调至250mL温水+3平勺ONS,小口酌饮,必要时更换ONS的厂家,对于乳糖不耐受者,予以无乳糖的ONS。②完善大便培养、菌群分析、悬滴试验等检查。③予以蒙脱石粉、双歧杆菌三联活菌散、酪酸梭菌活菌散,口服,调节肠道菌群。④注意水、电解质平衡。⑤遵医嘱增加白蛋白的输注。⑥及时为患者清理大便,用液体敷料保护患者肛周皮肤
2021-8-12 16:30	体液过多:与低蛋白血症全身水肿有关	患者中度水肿,PET-CT显示:多浆膜腔积液,躯干及双侧大腿根部皮下水肿	患者白蛋白趋向正常,水肿消失,皮肤完整	①严格限制钠和水的摄入,记录24h出入水量。②及时补充富含优质蛋白的食物,同时提供足够充分的热量和各种维生素。③避免穿紧身的衣服,休息时适量抬高下肢,减轻水肿。④注意水肿皮肤的卫生,清洗时,不要太用力,以免擦伤皮肤。⑤遵医嘱增加白蛋白的输注和利尿药物使用
2021-8-12 16:30	活动无耐力:与贫血、有关	患者下肢水肿,贫血,生活自理能力评估重度依赖	逐渐增加活动时间和强度	①制订个性化活动方案,增加患者的肌肉力量,适当进行抗阻运动训练,帮助患者缓慢增加活动量。②评估患者对活动的反应,监测患者活动时的生命体征,如有异常或不适,应中断或者降低活动的程度及时间。③活动中预防跌倒,穿合适的衣裤和鞋子,下床活动动作宜慢,无头晕不适再下床,防止体位性低血压的发生
2021-8-12 16:30	有感染的风险	患者白细胞、C反应蛋白指标异常	预防感染发生	①严格体温监测。②做好隔离保护,加强局部护理。③加强卫生宣教,六洁到位。④加强五官护理。⑤避免进食不洁食物。⑥避免医源性感染和交叉感染。⑦指导患者学会自我防护

续表

时间	护理诊断	诊断依据	护理目标	护理措施
2021-8-12 16:30	潜在并发症：深静脉血栓	患者下肢水肿；血栓风险评分为高危	患者未发生下肢静脉血栓	①基础预防：进行风险警示，卧床期间下肢抬高30°，避免在下肢输液。②功能训练：进行床上下肢功能锻炼，如踝泵运动、足跟运动。③药物预防：遵医嘱使用抗凝药物，并及时评估患者使用药物的效果及副作用，及时发现出血风险。④病情观察：监测生命体征，注意有无胸闷、胸痛、呼吸困难等症状，观察患者水肿有无加重，每天测量记录下肢周径、皮温。⑤患者教育：向患者及家属介绍深静脉血栓发生的风险、导致的伤害及重要性，保持大便通畅，避免腹压增大影响静脉回流，避免长时间卧床不动，若出现下肢沉重、疼痛、麻木等不适，应及时告知医护人员
2021-8-12 16:30	潜在并发症：出血	患者血小板低于正常值	患者未发生出血	①休息：保证充足睡眠，血小板<50×10^9/L的减少活动，<20×10^9/L的需绝对卧床休息。②饮食：进食软食或半流质食物，避免煎炸、过硬、粗糙、带刺或带壳的食物。③避免肢体的碰撞或外伤。④沐浴时水温不可过高和过于用力擦拭皮肤。⑤保持鼻腔湿润，勿用力擤鼻，避免用手扣鼻甲和外力撞击鼻部。⑥用软毛牙刷刷牙，忌用牙签剔牙，生理盐水或氯己定漱口。⑦勤剪指甲，避免抓伤皮肤。⑧穿质地柔软的衣服，领口、袖子不宜过紧。⑨测血压或静脉穿刺时，避免血压计袖带反复充气及止血带捆扎时间过长，拔针后延长按压时间。⑩避免情绪激动、剧烈咳嗽和用力排便
2021-8-12 16:30	潜在并发症：压力性损伤	患者Braden评估量表评分为高风险，全身水肿，卧床时间长	患者未发生压力性损伤	①增加翻身次数并观察皮肤变化状况，避免发红区域继续受压。②避免摩擦、潮湿及排泄物对皮肤的刺激。③加强营养，增加皮肤抵抗力。④发红区域不可加压按摩，以免加重缺血缺氧。⑤如出现压力性损伤，根据不同分期合理选择敷料，维持伤口局部适度湿润的环境，促进肉芽组织生长，同时注意保护伤口周围皮肤。⑥当伤口存在或疑似感染时，进行细菌培养加药敏实验，根据结果合理选用抗生素。感染伤口的清洗可以选用合适的消毒液+生理盐水的方法

续表

时间	护理诊断	诊断依据	护理目标	护理措施
2021-8-12 16:30	睡眠形态紊乱	患者易醒、夜尿增多	患者睡眠改善	①了解其原因，做好患者的心理疏导。②按摩患者足底的涌泉穴，睡前温水沐足。③指导患者晚餐不宜吃过饱，也不宜空腹，不要饮浓茶、咖啡等。④指导患者在睡前做室内体操等有利于放松肌肉的活动。⑤调节患者病房光线，保持病房安静，可佩戴眼罩。⑥夜间患者可用尿壶在床上小便。⑦必要时遵医嘱用药
2021-8-12 16:30	恐惧	患者对疾病恐惧，夜间梦多	患者情绪温度，对疾病的治疗信心增加。	①主动向患者介绍环境，消除患者的陌生和紧张感，分享治疗成功的案例。②耐心向患者解释病情，嘱其积极配合治疗和充分休息。③经常巡视病房，及时对患者的进步给予正面反馈，包括鼓励、表扬等。④通过连续性护理与患者建立良好的护患关系。⑤指导患者使用放松技术，如缓慢深呼吸、全身肌肉放松、练气功、听音乐等。⑥运用同伴式教育，与相同疾病的其他病友交流，相互鼓励，表达感受。⑦指导患者家属给予其支持与关心，鼓励患者倾诉心中不满，协助其树立治愈的信心。⑧必要时遵医嘱使用药物干预

四、护理记录

护理记录见表8-2-2。

表8-2-2 护理记录

日期	时间	护理记录
2021-8-12	11:30	患者，男，81岁，T 36.8℃，P 80次/min，R 17次/min，BP 110/79mmHg，身高174cm，体重52kg(体重减轻3kg)，BMI 17.3kg/m²。因腹部胀痛伴腹泻2个月余，腹水伴双下肢水肿2个月，加重5日，为求进一步治疗，于今日10:30轮椅入院，诊断为慢性病贫血、慢性淋巴细胞增多症。患者疼痛评估0分，Barthel指数评定量表评分35分，重度依赖，Morse跌倒危险因素评估量表评分为60分，高度危险，Braden评估量表评分11分，高度危险，Caprini风险评估量表评分11分，高度危险，导管滑脱风险评估量表评分11分，中度危险，NRS 2002营养风险筛查表评分6分，有营养风险。入院宣教，介绍科室环境及相关制度、主管医师及责任护士，告知床头呼叫铃使用方法，嘱其卧床休息，保持情绪稳定，防坠床、防跌倒、防血栓、防导管脱出，勿自行外出

日期	时间	护理记录
2021-8-12	12:30	今日查患者血钾为 3.2mmol/L,低于正常水平,遵医嘱予以口服补钾,并告知患者多进食柑橘、葡萄干等含钾高的食物
2021-8-12	16:30	患者全身水肿,呼吸急促,血氧较低,告知医师,遵医嘱增加白蛋白的输注和利尿药物使用,予以低流量鼻导管给氧,密切监测患者生命体征;严格限制钠和水的摄入,记录24h出入水量;嘱患者避免穿紧身的衣服,休息时适量抬高下肢
2021-8-12	17:30	患者今日腹泻,每次约200mL,颜色为黄色、稀便,完善大便培养、菌群分析、悬滴试验等检查,遵医嘱予以蒙脱石粉、双歧杆菌三联活菌散及酪酸梭菌活菌散口服,调节肠道菌群;行肛周护理,用液体敷料保护患者肛周皮肤
2021-8-15	10:30	T38.2℃,P 110 次/min,R 22 次/min,SpO$_2$ 92%,予以调节氧流量至5L/min,告知医师,遵医嘱予以温水擦浴,嘱患者适当饮水,出汗后勤换衣服;严格体温监测,做好隔离保护
2021-8-17	15:30	患者自诉食欲下降,三餐共进食白粥约200mL,医嘱予以口服营养补充(ONS),并做好 ONS 冲泡方法的健康教育,指导患者进食富含优质蛋白、高能量、低纤维素、易消化的食物
2021-8-18	15:30	患者每日摄入量可以达到目标能量和所需蛋白质量,血清前白蛋白、白蛋白指标上升;大便次数正常,颜色、性状正常
2021-8-19	11:30	患者血小板较低,有出血的风险。嘱患者将药品放在易拿到的地方,使用床档等,落实预防跌倒/坠床的措施;进食软食或半流质食物,避免煎炸、过硬、粗糙、带刺或带壳的食物;避免肢体的碰撞或外伤;用软毛牙刷刷牙,忌用牙签剔牙,生理盐水或氯己定漱口;勤剪指甲,避免抓伤皮肤
2021-8-22	11:30	遵医嘱停病危,改病重;嘱患者保证充足睡眠,适当活动,逐渐增加活动量,为患者制订个性化活动计划,增强患者的肌肉力量;告知患者下床活动动作宜慢,无头晕不适再下床,防止体位性低血压的发生等
2021-8-24	17:30	患者精神状态较前好转,面色红润,血红蛋白、血清铁蛋白、转铁蛋白计数较前上升,每日可下地行走 300m,指导患者在床上进行踝泵运动
2021-8-25	07:30	患者夜间睡眠欠佳,指导患者晚餐不宜吃过饱,也不宜空腹,不要饮浓茶、咖啡等;睡前放松,如缓慢深呼吸,全身肌肉放松、练气功、听音乐等;运用同伴式教育,与相同疾病的其他病友交流,相互鼓励,表达感受;指导患者家属给予其支持与关心,鼓励患者倾诉心中不满,协助其树立治愈的信心

五、小结

本案例主要对应案例教学的知识传递目标,启发思考题与案例同时布置,另外要求学生在课前阅读熟悉相关知识点。在案例讨论前需要布置学生阅读材料中关于慢性病贫血的内容，主要包括慢性病贫血的流行病学、临床表现、发病原因、治疗方法、老年慢性病贫血患者其他并发症表现、护理慢性病贫血患者的个案方法和程序等内容。

【案例使用说明】

一、教学目标

通过本案例的学习，希望学生了解慢性病贫血的病情特点以及完整的护理评估、诊断、计划、实施、评价的护理程序。希望学生达到：

（1）了解慢性病贫血的流行病学。

（2）了解马斯洛生存需求层次理论。

（3）熟悉慢性病贫血的临床表现、辅助诊疗手段、治疗方法。

（4）熟悉老年慢性病贫血患者多病共存的护理措施。

（5）掌握护理慢性病贫血患者的个案方法和程序。

（6）掌握营养支持治疗对慢性贫血患者管理。

二、涉及知识点

（1）本案例涉及老年慢性病贫血的诊断依据及鉴别诊断要点。

（2）本案例涉及老年慢性病贫血患者的护理评估、护理诊断、护理目标。

（3）本案例涉及老年慢性病贫血患者的护理措施实施及效果评价。

三、启发思考题

本案例的启发思考题主要对应案例教学的知识传递目标，启发思考题与案例同时布置，另外要求学生在课前阅读熟悉相关知识点。

（1）该患者诊断为慢性病贫血的依据是什么？需要与哪些疾病鉴别诊断？

（2）根据马斯洛生存需求层次理论，你认为患者目前面临的最主要问题是什么？

（3）责任护士应该从哪些方面加强病情观察？

（4）慢性病贫血患者的居家护理包括哪些内容？

四、分析思路

案例分析的基本思路是将案例相关情景材料通过事先设计好的提问引导和控

制案例讨论过程。本案例聚焦患者，在评估患者需求的基础上，选择恰当的介入目标，并确立优先次序和护理过程中的角色。案例分析步骤见图 8-2-1。

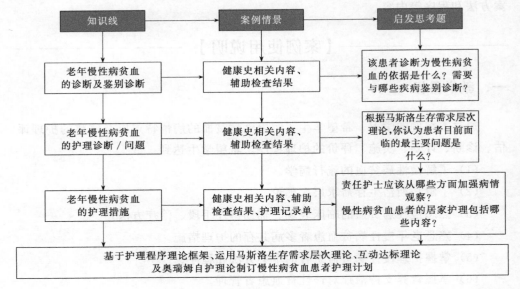

图 8-2-1　慢性病贫血案例分析步骤

五、理论依据及分析

（一）诊断与鉴别

1. 慢性病贫血的原因有哪些？

恶性肿瘤、感染、免疫病、炎症相关疾病、慢性肾病、充血性心力衰竭、慢性肺疾病、慢性肝病、糖尿病、高龄、其他少见原因。

2. 该患者诊断为慢性病贫血的依据是什么？

（1）症状与体征：入院时出现腹泻、恶心呕吐、发热、乏力。贫血貌，营养中等，皮肤有少量散在出血点、瘀斑，口唇、甲床苍白。

（2）既往病史：30 年前曾患粘连性肠梗阻、胃出血，有肝囊肿、混合痔病史，有输血史。

（3）辅助检查：①实验室检查示红细胞计数 2.93×10^{12}/L，血红蛋白 52.0g/L，网织红细胞计数 40.7×10^{9}/L，C 反应蛋白 29.3mg/L，血清叶酸 5.02ng/mL，红细胞内叶酸 90.23 μg/mL，血清维生素 B_{12} 748.3 pg/mL，血清铁蛋白 124.30 ng/mL，红细胞碱性铁蛋白 6.15ag/红细胞，转铁蛋白 1.50g/L，转铁蛋白饱和度 17.78%，血清铁 8.50μmol/L，总铁结合力 47.80 μmol/L，未

饱和铁结合力 39.30 $\mu mol/L$。②病理学检查：B 细胞淋巴瘤。

（4）危险因素：混合痔病史、腹泻、感染，这些均会导致慢性病贫血。

3. 需要与哪些疾病鉴别诊断?

慢性病贫血（ACD）需与缺铁性贫血（IDA）鉴别（见表 8-2-3）。缺铁性贫血（IDA）和慢性病贫血（ACD）是胃肠道疾病患者中最普遍的铁相关贫血原因，对发病率和死亡率有很大影响。IDA 是真正的缺铁状态导致无效的红细胞生成的结果。相反，ACD 中观察到的铁限制性红细胞生成是由于炎症诱导的小肠铁吸收受阻和网状内皮细胞中的铁潴留。IDA 可与 ACD（混合病因）同时发生。ACD 通常表现为正色素正细胞性贫血，血清铁、转铁蛋白饱和度、转铁蛋白减低，铁蛋白正常或升高。但部分 ACD 患者可能同时合并隐性失血导致的 IDA，此类患者有时难以鉴别，此时铁调素测定可能有助于鉴别。

表 8-2-3 ACD 与 IDA 的鉴别

实验室指标	IDA	ACD
平均红细胞体积(MCV)	低	正常
平均红细胞血红蛋白量(MCH)	低	正常
网织红细胞血红蛋白含量(Ret)	低	低
血清转铁蛋白	高	低
血清转铁蛋白受体	高	正常
铁蛋白	低	高
铁调素	低	高

（二）患者目前面临的最主要问题

亚伯拉罕·马斯洛（Abraham Harold Maslow）提出需求层次理论，将人类的需求从低级到高级排成七个等级：生理需要、安全需要、归属和爱的需要、尊重的需要、认知和理解需要、审美需要、自我实现需要。他将前四种需求定义为确实性需要（basic needs），这是我们生活所必需的，他们对生理和心理健康很重要，必须得到一定程度的满足，但一旦得到了满足，由此产生的动机就会消失。他把后三种需要定义为成长性需要（growth needs），这虽然不是我们生存所必需的，但对我们适应社会生活来说却有很重要的积极意义。

根据马斯洛生存需求层次理论，患者目前面临的最主要问题：①腹泻；②有感染的危险；③营养失调（低于机体需要量）；④活动无耐力；⑤体液过多。

（三）病情观察

1. 呼吸、血氧饱和度、体温、脉搏、血压

（1）呼吸、血氧饱和度：观察患者是否有呼吸困难、三凹征、鼻翼扇动等，同时观察是否有呼吸节律的改变。贫血致组织、器官缺氧，患者全身水肿严重，处于端坐位，胸腔积液压迫心肺，导致呼吸困难，需要密切观察患者呼吸和血氧饱和度，出现异常及时予以调节氧气流量，告知医师进一步处理。

（2）体温：观察患者体温的演变和患者的临床表现，对于发热患者予以降温处理。体温在38.5℃以上给予物理降温，如温水擦浴，禁用乙醇擦拭，以免引起皮下出血；冰袋或冷毛巾置于额、枕后、腋下或腹股沟处等；体温39℃以上及时告知医师，遵医嘱做血需氧菌和厌氧菌培养，使用退热药等。

（3）脉搏、血压：慢性病贫血患者一般血压较低，心率或快或慢、不规律，根据患者基础血压和临界值调节心电监护仪报警值。

2. 腹泻情况

（1）每班评估记录大便次数、量、性状及肛周皮肤情况，根据医嘱采取相应措施，减少腹泻，如使用蒙脱石粉3～6g，口服，每日3次；双歧杆菌三联活菌散420mg，口服，每日3次；及酪酸梭菌活菌散1.0g，口服，每日3次；调节肠道菌群。

（2）根据患者情况稀释ONS浓度，调至250mL温水＋3平勺ONS，小口酌饮，必要时暂停使用ONS。

（3）完善大便培养、菌群分析、悬滴试验等检查等。

（4）注意水、电解质平衡，记录24h出入量，观察患者有无脱水体征。

（5）遵医嘱增加白蛋白的输注，减轻肠道黏膜水肿导致的腹泻饮食。

（6）及时为患者清理大便，用液体敷料保护患者肛周皮肤。

（7）注意消毒隔离，防止交叉感染。

（8）提供饮食指导，逐渐增加进食量，维持电解质平衡，注意摄入钾、钠的食物。

3. 预防和控制感染

（1）观察患者生命体征及有无感染的临床表现，如发热、尿液浑浊、脓性排泄物等；严格监测体温，感染的症状、体征、化验结果等。

（2）做好隔离保护，各种操作严格执行无菌技术，避免交叉感染。加强基础护理，加强各种管道护理，保持管道通畅，观察引流液的性质和量。

（3）告知患者/家属增加感染的危险因素，如进食不洁食物、交叉感染，指导患者学会自我防护，指导认识感染的症状、体征。

4. 营养监测

慢性病贫血患者营养摄入低于机体需要量，与铁供应不足、吸收不良、丢失过多或消耗增加有关。

（1）根据患者理想体重计算每日目标能量和所需蛋白质，监测并记录患者每餐的进食量。

（2）与患者共同制订饮食计划，指导患者进食富含优质蛋白、高能量、低纤维素、易消化的食物。

（3）定期监测患者体重，进行营养风险筛查，以了解其营养状况；做好肿瘤患者饮食误区的健康教育。

（4）必要时予以口服营养补充（ONS），并做好ONS的健康教育。

（5）动态监测患者营养相关指标的变化，予以调整营养治疗方案。

（四）慢性病贫血患者的居家护理

1. 生活护理

指导患者适当休息和活动，活动量以不感到疲劳为原则。若感觉活动后有呼吸困难、乏力等现象，需及时就医。

2. 饮食护理

尽量选择蒸、煮的烹饪方式，务必保证食材干净、新鲜，忌油腻、生、冷、硬、辛辣、刺激等。

（1）补充含铁质丰富的食物：红烧肉（牛肉）、鲑鱼、动物的肝脏及蛋黄均含有丰富的铁质。素食者可以选择深绿色的叶菜类或海藻（如紫菜）来补充铁质。

（2）多摄取含蛋白质丰富的食物：可增加铁的溶解度而促进吸收，如奶类、蛋类、瘦肉类、鱼类、豆腐、豆类。

（3）含维生素C丰富的食物：因为维生素C可以促进铁质的吸收，如深绿色、黄红色之类的蔬菜水果（菠菜、柑橘类、苹果、葡萄、西红柿、番石榴等）。

六、案例背景

（一）定义和概述

贫血为老年人群最常见的疾病之一。《实用内科学》中将成年人血红蛋白（hemoglobin，Hb）正常范围定为男性 120 ～ 160 g/L，女性 110 ～ 150 g/L，并无老年人贫血的诊断标准。老年人群的一般定义为 65 岁及以上的人群。世界卫生组织指出，65 岁以上的老年人，若男性 Hb ＜130 g/L、女性 Hb ＜120 g/L，即可诊断为老年性贫血，老年性贫血的定义应与其基础性疾病密切相关。在住院的老年患者中，贫血的发生率为 40％ ，而年龄＞80 岁、住院或疗养院的男性贫血患病率高达50%。Hb过低还是引起心血管疾病、认知功能障碍、睡眠障碍、情绪紊乱的重要危险因素之一，重度贫血还会增加老年患者入院频率和延长住院周期。

在许多老年性贫血的案例中，导致病情进展的原因较多，根据病理生理学机制，将这些潜在的病因归纳为三大类，即营养不良性贫血、慢性病贫血（anemia of chronic disease，ACD）以及不能解释的老年性贫血（unexplained anemia，UA）。ACD是继发于慢性感染、创伤、炎症或肿瘤等慢性疾病的一组贫血，其特点是在有足够储存铁的情况下仍出现铁代谢障碍，体内炎症细胞因子增多。国外研究显示，至少1/3的老年性贫血属于ACD，居老年性贫血病因之首。

（二）ACD的病因与发病机制

1. 促红细胞生成素（erythropoietin，EPO）缺乏

促红细胞生成素（erythropoietin，EPO）缺乏以及红系祖细胞对EPO作用抵抗是ACD最重要的原因之一。EPO作为一种重要的促进红细胞生成激素，在某种状态下（慢性感染、创伤、炎症或肿瘤等）可抑制红系祖细胞的增殖、分化，从而抑制红细胞集落的形成。

2. 铁调素水平升高

铁调素是由肝脏分泌的铁调节激素，与受体结合并诱导转运蛋白内吞，导致铁无法进入循环，机体无法利用铁。有报道显示，恶性肿瘤、自身免疫性疾病、慢性肾脏病可导致人体铁调素水平升高；随着年龄的增长，铁调素水平也将随之升高。另外，感染、损伤也可引起铁调素基因表达增加，使铁吸收减少、网状内皮系统铁外流减少以及循环铁减少，使储存铁增多。

3. 红细胞凋亡

衰老红细胞的吞噬作用是由细胞膜改变导致的，是炎症性贫血的标志。在生理条件下，衰老和被破坏红细胞的回收主要是在脾脏中进行的，磷脂酰丝氨酸移位到细胞膜表面是运转的第一步，它可以使巨噬细胞吞噬红细胞并最终使衰老红细胞在循环中消除。但与年轻人相比，老年人体内活性氧类（reactive oxygen species，ROS）的产生增加了细胞膜呈现磷脂酰丝氨酸的频率，同时，老年患者出现脱水或患有糖尿病以及慢性心脏疾病亦可以影响红细胞的稳定性。

4. 促炎状态

其特点是随着年龄的增长，患者促炎因子水平增高，炎症免疫应答慢性上调。促炎状态与老年人贫血的高发病率及机体紊乱症状（包括肌肉减少症、无

力、体重减轻和虚弱）密切相关。

（三）慢性病贫血的临床表现与实验室检查

1. 临床表现

（1）贫血多为轻度至中度贫血。

（2）常伴有慢性感染、炎症或肿瘤。

2. 实验室检查

（1）多为正细胞正色素性贫血，亦可有（30％～50％）为小细胞低色素性贫血，但 MCV 很少＜72fL。

（2）网织红细胞正常。

（3）骨髓细胞铁染色示红系细胞中铁粒减少，而在巨噬细胞内铁粒增多。

（4）红细胞游离原卟（FEP）增多。

（5）血清铁（SI）及总铁结合力（TIBC）均低于正常，运铁蛋白饱和度（TS）正常或稍低。

（6）血清铁蛋白（SF）水平高于正常。

（四）预防和维持治疗

预防慢性病贫血的措施在于要多吃富含维生素 C 的新鲜蔬菜、水果，有助于食物中铁的吸收。膳食调配要平衡，保证人体所必需的营养成分的供给。纠正强迫、引诱进食、挑食、偏食等不良习惯。

除治疗基础疾病及对症治疗外，输悬浮红细胞制品和用红细胞生成素补充治疗常可取得一定的疗效。

1. 有效

（1）Hb 上升＞30g/L。

（2）临床贫血症状改善。

2. 无效

血象及临床症状无改变。

（五）慢性病贫血患者营养食谱推荐

1. 早餐推荐以下食物

（1）蛋白类食物：如铁强化奶粉、鸡蛋羹、煮鸡蛋、卤鸡蛋、瘦酱肉片、豆腐干等。

（2）主食：如小笼包、三鲜包、面包、豆包、两面枣丰糕、大米红枣粥、红豆粥、龙眼枸杞粥或大枣粥等。

2. 午餐及晚餐推荐以下食物

（1）菜类：如清蒸鱼、卤猪肝、韭菜炒猪肝、鲜虾肉泥、虾末菜花、猪肝丸子、胡萝卜泥、番茄鱼泥、碎菜牛肉、肉末番茄、肉末卷心菜、胡萝卜炒肉丝、海带丝炒肉丝、芹菜炒肉丝、三色鱼丸等。

（2）主食类：如菜肉馄饨、牛肉水饺、小笼包、麻酱花卷、肉末菜粥、鸡肉末粥、肉松饭、小肉卷、菜肉小包子、鱼肉水饺、肉末软饭、鸡蛋面条等。

3. 简易食疗

（1）龙眼红枣粥：龙眼肉 15g，大枣 3～5 枚，粳米 100g，煮粥。

（2）龙眼枸杞粥：龙眼肉、枸杞子各 15g，黑米、粳米各 50g。大火煮沸后改小火煨，至米烂汤稠即可。

（3）薏苡仁大枣粥：糙糯米 100g，薏苡仁 50g，大枣 15 枚。煮粥，食用时可加适量白糖。

（4）羊骨粥：新鲜羊骨 1000g，粳米 200g。羊骨洗净捶碎，加水熬汤，去渣，加入粳米煮成粥。10～15 天为 1 个疗程。

七、关键要点

（1）学会在患者的主诉及辅助检查中分析患者目前面临的主要问题，评估其需求，并根据紧急程度将患者需求与问题排序。

（2）在评估需求和分析问题的基础上，学会理清个案介入的思路，按照由易到难、由最主要到次要的介入思路，拟定个案护理方案，并有效实施。

（3）训练护士自身的临床判断思维，在护理患者的过程中，重视临床判断思维的提升，根据患者的病情，不断拓展自己的相关专业知识，不断提升自我的专业修养和业务水平。

八、课堂计划

案例教学效果与学生的知识储备有很大的关联，因此案例教学前，要求学生预习相关知识是十分必要的。根据本案例所涉及的知识点，要求学生在课前能够尽可能地预习老年慢性病贫血的流行病学、临床表现、发病原因、治疗方法，老年慢性病贫血患者的需求与评估，护理程序理论框架、马斯洛生存需求层次理论、Orem 自护理论等相关知识。

本案例按照 2 课时（90min）进行设计：案例回顾 10min、小组讨论 20min、集体讨论 30min、知识梳理 20min、问答与机动 10min。

课堂讨论案例之前，要求学生至少要读一遍案例全文，对案例启发思考题进行回答。具备条件者可以小组为单位围绕着所给的案例启发思考题进行讨论。

九、课后思考题

（1）你对老年慢性病贫血患者多病共存的护理有什么想法？

（2）你认为还有哪些理论可以运用于本案例中？

（3）如何应用"营养治疗五阶梯"对慢性病贫血患者进行干预？

（4）你认为慢性病贫血患者居家延续护理应如何开展？

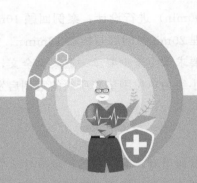

第九章　老年五官疾病护理

　　五官指人体的五种感觉器官，除了眼、耳、口、鼻分别代表视觉、听觉、味觉、嗅觉之外，还有一种感觉器官，指的是位于内耳前庭的"位置器"，也称"平衡器"。中医理念中，五官指耳、目、鼻、唇、舌。常见的老年五官疾病有老年性白内障、老年鼻咽癌等，本章将以这两个案例为切入点，阐述老年五官疾病的护理与管理。

第一节　老年性白内障患者的护理

【案例正文】

一、基本信息

　　姓名：杜×× 　　　　性别：女 　　　　年龄：71 岁

　　婚姻：已婚 　　　　籍贯：湖南郴州 　　　　职业：退休人员

　　入院日期：2021 年 8 月 28 日

二、护理评估

（一）健康史

1. 主诉
右眼视力进行性下降半年余。

2. 现病史

患者半年前开始右眼无明显诱因出现视力下降，呈进行性加重，无眼红、眼痛，无畏光、流泪，未做特殊处理。现为求进一步治疗，来我院就诊。门诊以白内障（双）收住院。自起病来，患者精神、食欲佳，大小便正常，体重无明显变化。

3. 既往史

有高血压病史 10 余年，口服硝苯地平缓释片治疗，收缩压控制在 130～140mmHg。否认冠心病、糖尿病等病史，无肝炎、结核、艾滋病等传染病史及其他密切接触史。无手术史，无外伤史，无血制品输注史，无过敏史，预防接种史不详。

4. 个人史

出生居住于原籍，否认血吸虫疫水接触史，无地方或传染病流行区居住史，无毒物、粉尘及放射性物质接触史。生活规律，无吸烟史，无饮酒史。无冶游、性病史。

5. 婚育史

22 岁结婚，育有 1 子 1 女，家庭和睦，配偶、子女均体健。

6. 月经史

已绝经。

7. 家族史

否认家族性遗传性疾病史，家族成员中无类似患者。

8. 日常生活形态

（1）饮食：平时饮食规律，食欲可。

（2）睡眠/休息：规律，一般 21：00～22：00 入睡，午睡 1h 左右，睡眠质量尚可。发病以来，睡眠较之前无明显改变。

（3）排泄：大、小便正常。

（4）自理及活动能力：生活自理，无需他人帮助，Barthel 指数评定量表评分 100 分。

9. 心理/情绪状态

情绪低落，患者担心手术效果和自我照护能力不足。

10. 对疾病相关知识的了解情况

不了解疾病相关知识。

11. 风险与症状评估

（1）跌倒风险：Morse 跌倒危险因素评估量表评分 35 分，中度危险。

（2）压力性损伤风险：Braden 评估量表评分 23 分，无风险。

（3）血栓风险：Caprini 风险评估量表评分 2 分，低度危险。

（4）疼痛评估：疼痛数字评分法评分 0 分，手术后疼痛数字评分法评分 0 分。

（二）体格检查

T 36.4℃，P 68 次/min，R 18 次/min，BP 114/66mmHg，身高 160cm，体重 55.4kg，BMI 21.64kg/m²。发育正常，营养中等，神志清楚，主动体位。全身皮肤黏膜和浅表淋巴结正常，四肢肌力五级。头颅五官、颈部、甲状腺、血管未见明显异常。胸部心肺、腹部、脊柱四肢、肛门、外生殖器均无异常。

（三）辅助检查

1. 实验室检查

三大常规、凝血功能、肝肾功能、电解质、血糖、输血前四项未见明显异常。

新冠肺炎核酸检测（2021-08-28）：新型冠状病毒核酸检测阴性（未检出），ORF1ab 基因阴性（未检出），N 基因阴性（未检出）。

2. 影像学检查

胸片：未见明显异常。

心电图：窦性心律。

3. 眼科专科检查

眼科专科检查见表 9-1-1。

表 9-1-1　眼科专科检查

项目	右眼	左眼
视力	远 0.1	远 0.3
屈光矫正	/	/
光感定位	/	/
眼睑	红肿畸形：无 畸形：无 倒睫：无 内外翻：无	红肿畸形：无 畸形：无 倒睫：无 内外翻：无

续表

项目	右眼	左眼
结膜	充血:无 胬肉:无 滤泡:无 乳头:无	充血:无 胬肉:无 滤泡:无 乳头:无
泪器	泪点正常;泪道冲洗通畅	泪点正常;泪道冲洗通畅
巩膜	无黄染,无结节	无黄染,无结节
角膜	直径:正常 透明:是 斑翳:无 KP:无 2%FL 染色阴性	直径:正常 透明:是 斑翳:无 KP:无 2%FL 染色阴性
前房	深浅:正常 房闪:无 积血:无	深浅:正常 房闪:无 积血:无
虹膜	色泽:正常 萎缩:无 新生血管:无 粘连:无	色泽:正常 萎缩:无 新生血管:无 粘连:无
瞳孔	形状圆,直径 3mm,对光反应:直接灵敏、间接灵敏。粘连无,闭锁无,膜闭无,瞳孔缘外翻无	形状圆,直径 3mm,对光反应:直接灵敏、间接灵敏。粘连无,闭锁无,膜闭无,瞳孔缘外翻无
晶状体	位置:正位 形态:皮质浑浊 人工晶体:无 后囊完整、透明	位置:正位 形态:皮质浑浊 人工晶体:无 后囊完整、透明
玻璃体	浑浊,无机化膜形成、胶冻状、后脱离、积血、色素颗粒	浑浊,无机化膜形成、胶冻状、后脱离、积血、色素颗粒
眼底	眼底可见;视乳头:边界清楚;色泽淡红;C/D≈0.3;血管走形可;视网膜平伏,黄斑中心凹反光清	眼底可见;视乳头:边界清楚;色泽淡红;C/D≈0.3;血管走形可;视网膜平伏,黄斑中心凹反光清
眼球	眼位正常。无凹陷、眼球震颤 眼球运动正常(同上)	眼位正常。无凹陷、眼球震颤 眼球运动正常(同上)
眼眶	眶缘光滑,肿块未扪及	眶缘光滑,肿块未扪及
眼压	非接触眼压:11mmHg	非接触眼压:13mmHg

(四) 医疗诊断

白内障（双）、高血压。

（五）治疗措施

（1）择期手术。

（2）抗感染等对症支持治疗，一般选用左氧氟沙星滴眼液预防感染。

三、护理计划

护理计划见表 9-1-2。

表 9-1-2　护理计划

时间	护理诊断	诊断依据	护理目标	护理措施
2021-08-28 08:29	感知紊乱:视力下降与晶状体浑浊有关	患者双眼视力下降	患者视力改善	① 保持病区环境整洁、宽敞、明亮。② 向患者介绍病室环境及设施,常用物品固定摆放。③协助患者完善术前检查。④ 做好术前常规护理,如术前患眼滴用抗生素眼药水,术晨结膜囊冲洗、扩瞳等。⑤动态评估患者自理能力,指导或协助患者做好生活护理。⑥术后密切观察患者视力恢复情况
2021-08-28 08:29	有受伤的危险:与白内障所致的视力下降有关	患者双眼视力下降,跌倒风险评估为中危,术后术眼包扎	患者不发生跌倒等意外伤害事件	①床头放置跌倒/坠床中危标识。②向患者介绍病室环境及设施,常用物品固定摆放。③保持病区地面清洁、干燥,卫生间防滑并告知患者紧急呼叫器的使用。④病区内活动空间不设障碍物。⑤病床置于安全高度:患者端坐于床边膝关节呈90°时,双足能接触到地面的高度。⑥夜间开启地灯等适当的照明器材。⑦指导患者穿防滑鞋,选择长短、大小合适的病服。⑧正确使用床护栏、扶手等辅助设施。⑨加强宣教,提高患者及陪护的防跌倒意识,告知陪护应提供24h不间断照护,特别是下床活动或外出检查时。⑩加强巡视,及时发现安全隐患并提醒规避,确保患者安全
2021-08-28 08:29	焦虑:与担心手术效果和自我照护能力不足有关	患者担心手术效果和自我照护能力不足	患者情绪稳定,对疾病预后和自我管理有信心	①主动向患者介绍环境,消除患者的陌生和紧张感。②利用同伴教育,选择手术效果良好的病友分享围手术期心路历程,帮助其缓解紧张、焦虑等不良情绪,以积极心态配合手术。③根据患者对疾病的担心给予相应的

续表

时间	护理诊断	诊断依据	护理目标	护理措施
2021-08-28 08:29	焦虑:与担心手术效果和自我照护能力不足有关	患者担心手术效果和自我照护能力不足	患者情绪稳定,对疾病预后和自我管理有信心	健康宣教:耐心向患者解释疾病、手术、围手术期护理相关知识,示范、指导并教会患者术中配合要点、正确滴眼药水方法,并对术后眼部护理、病情观察、休息与活动、饮食、用眼卫生、复查等居家照护注意事项进行健康宣教,告知患者保持情绪稳定和良好睡眠的重要性。④通过连续性护理与患者建立良好的护患关系;经常巡视病房,对患者的进步给予鼓励和表扬;认真倾听患者主诉,给予心理支持,指导患者使用放松技术,如深呼吸、肌肉放松练习、听音乐等。⑤指导家属支持、关心患者,促进疾病的康复。⑥必要时遵医嘱用药
2021-08-28 08:29	知识缺乏:缺乏白内障治疗及护理相关知识	患者缺乏白内障治疗、护理相关知识	患者知晓白内障相关知识	医护一体、全病程、多途径健康指导,提高患者疾病防治相关知识水平、自我照护能力、遵医行为等健康管理能力。①院前患者预约床位时,给患者发放白内障相关知识宣教手册,初步建立健康行为意识。②院中,由主管医师和责任护士合作,利用口头宣教、宣教展板、手册、短视频等开展多途径宣教,以有效医患沟通和认知教育为手段,并鼓励患者共同参与决策,巩固其健康管理认知,增强其自我管理能力和信心。③院外,术后采用微信、电话和门诊定期随访的方式宣教自我护理常识,维持健康管理能力,提高康复质量
2021-08-29 08:29	潜在并发症:干眼症	与手术及患者高龄有关	患者不出现干眼症症状	①术前评估围术期干眼症的危险因素、药物史和既往史等。②如患眼出现异物感或眼部刺激征,间歇性视物模糊等症状,遵医嘱行干眼症的物理和药物治疗
2021-08-29 08:29	潜在并发症:高眼压	与手术及患者高龄有关	患者不发生高眼压	①一般术后眼压可有短暂升高,24h可恢复。②密切观察患者有无术眼胀痛,伴同侧头痛、恶心等高眼压症状,一旦出现,及时通知医师,如测量眼压值升高,遵医嘱给予降眼压处理

续表

时间	护理诊断	诊断依据	护理目标	护理措施
2021-08-29 08:29	潜在并发症：感染	与手术切口有关	患者不发生感染	①遵医嘱围手术期局部使用抗生素滴眼液。②遵医嘱术前结膜囊聚维酮碘消毒。③换药、滴眼药水时严格执行无菌操作。④健康宣教，嘱患者注意眼部卫生，1个月内眼睛勿进生水。⑤眼内炎可表现为眼痛、视力下降、球结膜水肿、睫状充血、局部伤口分泌物增加、前房积脓、玻璃体浑浊，一旦出现应立即通知医师，遵医嘱用药及处理
2021-08-29 08:29	潜在并发症：人工晶状体移位	与缺乏预防相关知识有关	患者不发生人工晶状体移位	对患者进行健康宣教：①术后勿揉眼，头部避免剧烈晃动，勿长时间低头弯腰。②3个月内避免重体力劳动与剧烈运动。③注意防寒保暖，避免剧烈咳嗽或用力打喷嚏。④不吃过辣、费力咀嚼及油炸食物，保持大便通畅。⑤注意保护术眼，防外伤。⑥术后出现单眼复视、视力下降等情况时，及时就诊

四、护理记录

护理记录见表 9-1-3。

表 9-1-3　护理记录

日期	时间	护理记录
2021-08-28	08:29	患者，女，71岁，T 36.4℃，P 68 次/min，R 18 次/min，BP 114/66mmHg，因右眼视力进行性下降半年余，于今日 08:29 步行入院，诊断为双眼白内障。患者疼痛评估 0 分，Barthel 指数评定量表评分 100 分，Morse 跌倒危险因素评估量表评分 35 分，中度危险，Braden 评估量表评分 23 分，Caprini 风险评估量表评分 2 分，低度危险。行入院宣教，介绍科室环境及相关制度、主管医师及责任护士，告知床头呼叫铃使用方法，嘱患者保持情绪稳定，防跌倒、防坠床、防血栓、勿自行外出。遵守医院疫情防控要求、陪护等相关制度，加强病情观察
2021-08-28	16:00	遵医嘱拟于明日在局部麻醉下行右眼白内障超声乳化吸取＋人工晶体植入术，鼓励患者共同参与决策，根据患者的心理健康状况和健康素养技能，已执行术前宣教：患者术前自身准备、术中配合要点及术后注意事项。利用同伴教育，选择手术效果良好的病友分享围手术期心路历程，帮助其缓解紧张、焦虑等不良情绪，以积极心态配合手术；并指导患者使用放松技术，如缓慢深呼吸、全身肌肉放松、听音乐等

续表

日期	时间	护理记录
2021-08-29	08:30	遵医嘱结膜囊冲洗、扩瞳,术眼小换药,术前准备已完善,现接入手术室
2021-08-29	09:00	T 36.2℃,P 72 次/min,R 20 次/min,BP 121/74mmHg,日常生活能力评定 100 分。患者于今日在局部麻醉下行右眼白内障超声乳化吸取＋人工晶体植入术,手术毕现由手术室返回病房,患者术眼伤口敷料包扎固定,未诉术眼疼痛及胀痛,数字评分法疼痛评估 0 分。已执行术后宣教:进食清淡、易消化和富含维生素的食物,不吃过辣、费力咀嚼及油炸食物,保持大便通畅;保持敷料干燥、干净,避免潮湿,避免碰伤术眼;不长时间低头工作,避免用力咳嗽、打喷嚏,勿剧烈运动
……	……	……
2021-08-31	09:00	T 36.6℃,P 70 次/min,R 16 次/min,BP 117/70mmHg,日常生活能力评定 100 分。遵医嘱患者明日出院,已执行出院宣教:饮食不吃过辣、费力咀嚼及油炸食物,禁烟酒,保持大便通畅;按时遵医嘱点眼药,注意眼部卫生,勿长时间低头弯腰工作,眼部避免强光刺激,3 个月内避免重体力劳动;如果术眼出现剧烈疼痛、胀痛、视力下降应立即来医院就诊

五、小结

本案例以护理程序为理论框架,按照评估、诊断、计划、实施、评价五个步骤,对一例老年性白内障患者进行了系统的案例分析。通过本案例学习,掌握老年性白内障患者的主要评估内容及方法、护理问题及护理措施、病情观察要点及潜在并发症防治原则,为今后的临床护理工作提供实践参考。

【案例使用说明】

一、教学目标

通过本案例的学习,希望学生了解老年性白内障的病情特点及完整的护理评估、诊断、计划、实施、评价的护理程序。引导学生分析老年性白内障的诊断依据及鉴别要点,运用帕累托法则明确该患者护理问题,制订相应的护理措施。建议教师采用讨论或情景模拟的方式呈现。结合本案例学习,希望学生达到:

(1)掌握对老年性白内障患者进行问诊、体格检查等评估方法,资料收集具有逻辑性,详尽且全面。

(2)识别老年性白内障典型症状和体征以及辅助检查结果,分析病例特点,找出诊断依据。

（3）基于护理程序理论框架，运用帕累托法则对患者作出合适的护理诊断，并制订相应的护理计划。

（4）掌握老年性白内障患者病情观察要点。

二、涉及知识点

（1）本案例涉及老年性白内障的诊断依据。

（2）本案例涉及老年性白内障患者的护理评估、护理诊断、护理目标。

（3）本案例涉及老年性白内障患者的护理措施实施及效果评价。

三、启发思考题

本案例的启发思考题主要对应案例教学的知识传递目标，启发思考题与案例同时布置，另外要求学生在课前阅读熟悉相关知识点。在案例讨论前需要布置学生阅读关于老年性白内障疾病进展知识，包括但不限于老年性白内障的流行病学、发病原因、临床表现、治疗方法、护理老年性白内障患者的个案方法和程序等内容。

（1）该患者诊断为老年性白内障的依据是什么？

（2）本案例的介入过程，哪些方面分别体现了奥瑞姆自护理论的"替、帮、教"？

（3）责任护士应该从哪些方面加强病情观察？

（4）根据同伴教育理论，你认为责任护士应该如何选拔同伴教育者？

四、分析思路

案例分析的基本思路是将案例相关情景材料通过事先设计好的提问引导，控制案例的讨论过程。本案例聚焦患者，在评估患者需求的基础上，选择恰当的介入目标，并确立优先次序和护理过程中的角色。案例分析步骤见图 9-1-1。

五、理论依据及分析

（一）诊断依据

（1）症状与体征：视力下降，晶状体浑浊。

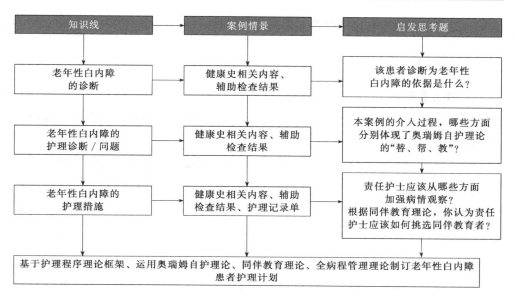

图 9-1-1　老年性白内障案例分析步骤

（2）辅助检查：裂隙灯显微镜下观察到晶状体皮质浑浊。

（3）起病特点：无明显诱因，视力下降呈进行性加重。

（4）危险因素：年龄 71 岁，有高血压病史 10 年。

（二）奥瑞姆自护理论在该案例的应用

本案例护理干预过程中运用奥瑞姆自护理论，以患者的病情、生活自理能力及对眼健康需求为依据，入院时选择辅助教育系统（教），术后选择部分补偿系统（帮），出院时选择辅助教育系统（教）。制订护理计划如下：①入院及术前健康宣教：科室环境及相关制度，防跌倒/防坠床、防血栓，疾病和手术相关知识，滴眼药方法，情绪表达及控制的方法等。②术后协助患者做好生活护理，保持床单位整洁、身体处于舒适状态；协助患者术后早期下床活动，预防深静脉血栓；指导其适当运动，进食清淡、易消化食物，促进疾病康复。③与患者共同制订出院计划，进行居家康复相关知识宣教：眼部护理、正确滴眼药、饮食、运动、并发症的预防及观察、按时复查、不适随诊，提高和促进自我照护能力。

通过评估患者的心理健康状况、疾病相关知识和照护能力，对患者进行个性化咨询、指导和教育，给予精神支持和生活照顾，引导其发展自理能力，以满足治疗性自理需求。同时鼓励患者共同参与决策，共同制订正确的饮食、运动、用药、康复、情绪控制计划等，激发其主动参与健康管理的积极性，促进其维持和增进健康行为，并最大限度发挥家属参与护理的能力，以有效提升患者疾病认知水平、自我照护能力和遵医行为，提高康复质量。

（三）病情观察

1. 视力和眼压

（1）视力：观察患者是否有视力下降、视物模糊、视力达不到预期、视物变形等症状。

（2）眼压：观察患者是否有术眼胀痛，伴同侧头痛、恶心等高眼压症状。

2. 眼部疼痛、刺激征等其他症状

观察患者患眼有无眼部疼痛、畏光、流泪等眼部刺激征，有无异物感，有无球结膜水肿、睫状充血、局部伤口分泌物增加、前房积脓、玻璃体混浊等症状。

3. 生命体征

（1）血压：高血压是眼科手术的相对禁忌证，需观察患者血压的变化。眼科手术多在局部麻醉下进行，如果术前血压控制不好，患者术中可能因手术应激及焦虑情绪导致血压的急剧升高，高血压状态可能造成脑出血、心肌梗死等心脑血管意外，也容易造成眼部出血等并发症。

（2）体温：观察患者体温的演变。患者发生感染性眼内炎，可伴或不伴有体温升高。

4. 潜在并发症的评估和护理

（1）干眼症：白内障手术通过各种机制影响眼表，包括破坏角膜感觉神经，引起泪膜渗透压升高和眼表炎症加重，手术切口与眼表解剖改变、睑板腺结构变化等密切相关。干眼症症状可在术后立即出现，但一般在术后第7天最为严重，随着时间的推移，症状和体征会逐渐得到改善。预防与处理：①术前干眼症危险因素评估、相关检查评估。危险因素包括人口学特征和生活方式倾向，如老年、女性、东亚裔人群、接触镜佩戴史和接触镜不耐受史、绝经期；药物史和既往史，如高度近视、变态反应史、胶原血管性疾病、糖尿病、抑郁、眼睑成形术、眼睑闭合不全等。根据评估结果采取针对性预防措施。②如患眼出现异物感或眼部刺激症，间歇性视物模糊等症状，遵医嘱进行围术期干眼症的物理和药物治疗。

（2）高眼压：白内障术后一般有短暂的眼压升高，24h可下降至正常。若眼压持续升高，则考虑继发性青光眼。眼压升高的原因包括出血、晶状体皮质残留、炎症反应、瞳孔阻滞、黏弹剂残留或术前已存在青光眼。预防与处理：①病情观察，密切观察患者有无术眼胀痛，伴同侧头痛、恶心等高眼压症状，一旦出现，及时通知医师，监测眼压，遵医嘱给予降眼压处理。②心理护理，术前安抚患者，使患者保持放松状态，稳定眼压。③提高手术技术，减少术中对房角结构的损伤及减轻手术后炎性反应。

（3）感染：眼内炎是白内障术后最严重的并发症，最常见的感染源为手术野和手术器械、术后滴眼液等。预防与处理：①遵医嘱围手术期局部使用抗生素。②遵医嘱术前结膜囊聚维酮碘消毒。③换药、滴眼药水时严格执行无菌操作。④注意眼部卫生，1 个月内眼睛勿进生水。⑤感染多发生于术后 4 天内，早期可在术后 24h 内发生，眼内炎可表现为眼痛、视力下降、球结膜水肿、睫状充血、局部伤口分泌物增加、前房积脓、玻璃体浑浊，是白内障最严重的并发症，一旦出现应立即通知医师，遵医嘱用药及处理。

（4）人工晶状体移位：人工晶状体位置异常，包括瞳孔加持、偏位等。预防与处理：①术后勿揉眼，头部避免剧烈晃动，勿长时间低头弯腰。②3 个月内避免重的体力劳动与剧烈运动。③注意防寒保暖，避免剧烈咳嗽或用力打喷嚏。④不吃过辣、费力咀嚼及油炸食物，保持大便通畅；⑤注意保护术眼，防外伤。⑥术后患者出现单眼复视、视力下降等情况时，及时就诊。

（四）同伴教育理论在该案例的应用

本案例护理干预过程中运用同伴教育理论（参见附录Ⅰ-11），邀请年龄相近，手术效果良好、态度积极，具有良好的语言表达能力和交际沟通能力，自愿并热心参与的女性病友与患者共同探讨围手术期心路历程。在该理论的指导下，培训病友成为合格的同伴教育者，通过面对面的交流，情绪表达、感悟分享，彼此分享在疾病治疗和自我管理中的问题和经验，并讨论自我管理过程中的障碍，协助患者提高自我护理的能力，改善心境，获得信心。

六、案例背景

白内障是指晶状体透明度下降或者颜色改变所导致的光学质量下降的退行性改变，它是全球致盲和视力损害的主要原因，也是我国老年人群致盲的首要原因。全球 40～59 岁人群白内障的患病率为 16.97％，60 岁及以上人群的患病率为 54.38％。我国 45～89 岁人群白内障的患病率为 6.71％～77.51％。

（一）定义和概述

老年性白内障是最常见的白内障类型，多见于 50 岁以上的中、老年人，其患病率和发病率都处于较高的水平，且随年龄增加其患病率和发病率明显升高。

在我国，老年性白内障男性患病率从 45～49 岁的 3.23% 上升到 85～89 岁的 65.78%；女性患病率从 45～49 岁的 4.72% 上升到 85～89 岁的 74.03%。预计到 2050 年，我国将有 1.87 亿老年性白内障患者。老年性白内障是晶状体老化后的退行性变，是多种因素作用的结果，流行病学研究表明，年龄、职业、性别、紫外线辐射、糖尿病、高血压、白内障阳性家族史和营养不良等均是老年性白内障的危险因素。在我国西藏地区白内障发病率最高。

(二) 临床表现

常常双眼患病，但发病有先后，严重程度也不一样。视力下降是老年性白内障最明显也是最重要的症状。视力下降的程度取决于晶状体浑浊的部位和范围。晶状体周边部的轻度浑浊可不影响视力，而中央部的浑浊，即使范围较小、程度较轻，也可严重影响视力。晶状体浑浊明显时，视力可下降到仅剩光感。另外还可出现对比敏感度下降、屈光改变、单眼复视或多视、眩光、色觉改变等症状。

根据晶状体开始出现浑浊的部位，老年性白内障可分为三种类型，即皮质性、核性及后囊下性。皮质性白内障是最常见类型，典型的皮质性白内障按其病变发展可分为 4 期：①初发期，散大瞳孔后，在裂隙灯下可见晶状体周边前后皮质出现楔形浑浊，呈羽毛状，多从鼻下开始，尖端指向中央。早期较周边的浑浊并不影响视力，病程发展缓慢。②膨胀期或未成熟期，晶状体浑浊逐渐加重，皮质吸水肿胀，体积增大，前房变浅，可诱发急性闭角型青光眼，视力明显下降。③成熟期，晶状体肿胀消退，体积变小，前房深度恢复正常。晶状体完全浑浊，呈乳白色。患者视力可降至手动或光感。④过熟期，晶状体脱水，体积变小，囊膜皱缩，前房加深。核下沉可使患者觉得视力突然提高，可诱发晶状体过敏性葡萄膜炎、继发性青光眼、晶状体脱位。

(三) 诊断

散大瞳孔后，以检眼镜或裂隙灯活体显微镜检查晶状体。根据晶状体浑浊的形态和视力情况可以作出明确诊断。当视力减退与晶状体浑浊情况不相符合时，应当进一步检查，寻找导致视力下降的其他病变，避免因为晶状体浑浊的诊断而漏诊其他眼病。

(四) 治疗

老年性白内障的药物治疗，疗效均不十分明确。目前手术是治疗白内障唯一有效的方法。白内障超声乳化吸取联合人工晶体植入术是主要手术方式，早期即可获得满意的效果。此外，飞秒激光辅助白内障手术和高端人工晶体的联合开展，可以更好地满足患者对于术后更高的视觉质量及生活质量的追求。

1. 手术适应证

①白内障手术的主要适应证是视功能不能满足患者的需求，而手术后可改善患者视功能并提高生活质量。②白内障摘除也适用于因晶状体浑浊而妨碍眼后节疾病的最佳治疗，如视网膜脱离、糖尿病视网膜病变和眼内炎等。③因晶状体引起的其他眼部病变，如晶状体引起的炎症（晶状体溶解、晶状体过敏）、晶状体膨胀诱发的闭角型青光眼。④虽然患眼已丧失视力，但成熟或过熟的白内障使瞳孔区变成白色，影响外观时，可以在患者要求下考虑行白内障手术。

2. 手术禁忌证

①患者不愿手术，不能获得患者或其他代理人的知情同意。②患者的生活质量没有受到影响，或能够通过眼镜或者其他辅助装置获得患者需要的视力时。③患者同时患有其他严重疾病，不能安全地完成手术。④没有术后照护能力或不能得到适当的术后照护。

3. 预后和风险

预后：高达 95% 的患者对白内障手术的结果感到满意。不满意的患者年龄更大，并伴有眼部其他疾病。白内障手术后不会再发生白内障。白内障摘除手术可恢复患者视功能，改善患者日常生活能力、促进心理健康、提高患者安全和生活质量。

风险：白内障手术通常在局部麻醉下进行，除与眼睛直接相关的风险外，一般手术风险最小。白内障手术后常见的并发症见表 9-1-4。

表 9-1-4 白内障手术并发症及相关症状

并发症	眼部症状
常见手术并发症	
干眼症	异物感或眼部刺激征,间歇性视物模糊
后囊膜浑浊(高达 53%),可以用激光治疗	视力下降
不常见的手术并发症(<9%)	
持续性角膜水肿或角膜失代偿	持续的视物模糊
黄斑囊样水肿	持续的视物模糊
上睑下垂	上眼睑下垂
可导致永久性失明的罕见并发症(<1.1%)	
高眼压	视力下降,剧烈疼痛
眼内出血	大量飞蚊症

续表

并发症	眼部症状
可导致永久性失明的罕见并发症（<1.1%）	
眼前节毒性反应综合征	红肿和疼痛加剧，视力下降
感染性眼内炎	红肿和疼痛加剧，视力下降
视网膜脱离	闪光感，大量的飞蚊症和视野缺陷

（五）围术期管理

1. 术前检查及评估

（1）眼部检查包括：视力、光感及光定位、红绿色觉；裂隙灯、检眼镜检查，记录角膜、虹膜、前房及晶状体浑浊情况，散瞳后检查玻璃体、视网膜、黄斑及视神经，排除活动性眼部炎症及眼底病变。

（2）特殊检查包括：眼压；角膜曲率及眼轴长度测量，计算人工晶状体度数；角膜内皮细胞；眼部B超等检查。

（3）全身检查包括：高血压、糖尿病患者监测血压和血糖；心、肺、肝、肾等脏器功能检查，确保可耐受手术，必要时请内科会诊；凝血功能检查；乙型肝炎、梅毒等传染性疾病检查。

（4）白内障术后视力预测：视力下降是白内障患者就医的主要原因，因此白内障术前进行行术后视力预测是非常重要的。由于浑浊的晶状体遮挡了对视网膜的直接观察，因此必须采取一些检查方法对视网膜和黄斑功能进行评估。光定位检查，是判断视网膜功能是否正常的一种简单有效的方法，当光定位不准确时，提示患眼的视网膜功能可能较差。视觉电生理检查包括视网膜电图检查和视觉诱发电位检查视网膜电图检查可反映视网膜视锥细胞和视杆细胞功能，视觉诱发电位检查可反映黄斑和视神经功能异常。

（5）术前准备包括：术前结膜囊聚维酮碘消毒，建议术前使用5%～10%聚维酮碘消毒结膜囊3min以上。但使用前需关注患者是否存在眼表问题，如角膜上皮损伤、一定程度干眼症等，建议使用浓度为1%或低于5%的聚维酮碘进行结膜囊消毒，散瞳剂扩大瞳孔等。

2. 围术期预防感染和抗炎管理

（1）围术期局部使用抗生素预防感染：术前使用氟喹诺酮类和氨基糖苷类等广谱抗生素滴眼液。因氟喹诺酮类抗生素眼内穿透性强，故建议术后最好采用氟喹诺酮类抗生素滴眼液。建议常规术前连续使用3d，每天4次。术后建议使用抗生素滴眼液1～2周，每天4次。

（2）围术期抗炎治疗：

手术前：可根据具体情况决定是否使用非甾体类抗炎滴眼药，一般情况可以不使用。

手术中：尽量减少虹膜刺激和过度操作，并缩短手术时间。如果因各种情况导致手术难度增大，术中操作虹膜刺激较多，预计术后发生严重炎症反应的可能性较大，术毕可结膜下注射糖皮质激素以增加抗炎效能。但是，结膜下注射糖皮质激素可引起术眼不适，如表面麻醉患者眼部疼痛，或偶发坏死性结膜溃疡等并发症，故建议术者根据实际情况决定是否注射。

手术后：建议局部联合使用糖皮质激素和非甾体类抗炎药物，其抗炎效能优于任何一种单独用药。参照欧洲眼科专家的共识性意见，建议用药方式为术后 2 周内一般使用非甾体类抗炎滴眼液联合糖皮质激素滴眼液，4 次/天，两种药物间隔时间 15min；术后 2 周后仅使用非甾体类抗炎滴眼液，以防止长期使用糖皮质激素引起高眼压。白内障摘除术后血-房水屏障完全修复一般需要 4 周，虽视力已比较稳定，但 4～6 周内仍存在发生黄斑水肿的风险，故可使用非甾体类抗炎滴眼液至术后 6 周。根据炎症反应的活动情况，第 3 周后以 1 滴/d 的频度递减，最低维持剂量为 1 滴/d。若术后 6 周后术眼无任何炎症反应表现，可停止用药（可参见《我国白内障围手术期非感染性炎症反应防治专家共识 2015 年》）。

随访时间及检查项目：在术后 1 天、1 周及 1 个月进行复诊，检查项目包括眼前后节炎症反应情况、眼压、眼表完整性。术后 1 个月后根据术眼的视力和炎症反应情况决定是否停用药物，如术后发现矫正视力提高与手术不符，在排除感染因素的情况下，应追加眼底（散大瞳孔）、角膜地形图和光学相干断层扫描技术（optical coherencetomography，OCT）等检查，必要时可进行荧光素眼底血管造影（fluorescein fundus angiography，FFA）等相关检查，并根据实际情况调整抗炎药物的用药方案，延长药物使用时间，增加术后 3 个月等随访时间和频次。

3. 需要重视的患者情况

随着社会老龄化的加剧，高龄患者日渐增多。该部分人群往往存在白内障程度严重、晶状体悬韧带状态不佳，伴发眼底疾病及全身疾病等情况，需要更加精细和完善的术前检查，眼科医师应充分与患者沟通，计划手术方式并预测手术风险。此外还要充分重视高度近视、青光眼、黄斑病变、假性囊膜剥脱、瞳孔不能充分散大、全身疾病、口服前列腺药物或抗凝药物的患者，预测术中风险及可能出现的情况并制订预案，尽量规避术中风险。对于独眼患者更要谨慎，患者的手术应在利大于弊的情况下进行，不应仅因单眼状态而延迟，过度推迟手术会增加手术并发症的风险，并减缓视力恢复。在这种情况下，需要仔细检查，与患者及家属充分沟通，告知失明是白内障手术的罕见风险之一。此类患者术后应延长住院时间，必要时双眼点药。对侧眼往往感染严重，尤其是长期佩戴义眼片的患者。

（六）预防

（1）白内障的发展与吸烟、类固醇应用、糖尿病和紫外线照射之间存在流行病学上的联系。未达到手术指征的患者可能会从生活方式的改变中受益，如戒烟、减少紫外线暴露（如戴帽子，戴防紫外线的太阳镜）。

（2）长期使用糖皮质激素（任何途径，剂量和持续时间）的患者应被告知会增加白内障发生的风险。

（3）营养补充并没有被证明可以减缓白内障的发展进程。

（4）目前还没有有效预防白内障的局部用药。

（七）非手术患者的管理

目前，还没有药物可以消除白内障或阻止其进展。白内障手术的主要非手术替代方法是使用框架眼镜或隐形眼镜优化患者的屈光矫正；在某些情况下，这可能会延迟患者的手术需求。使用有色镜片和放大镜、增加照明是改善视觉功能的临时措施。

（八）白内障日间手术患者的管理

日间手术是指患者入院、手术和出院在1个工作日中完成的手术。随着医学技术的不断发展、医疗支付方式的转变、人口老龄化所致医疗需求的增长，日间手术在许多国家得到了推广和普及，近20年在我国也得到了蓬勃发展。该模式可有效提高床位周转率，缩短住院天数，降低医疗费用，简化就医流程，满足患者快捷、经济和实用的要求，提高患者满意度。眼科白内障手术由于耗时短、创伤小、术后恢复快等特点适宜开展日间手术。研究表明，欧美国家日间白内障摘除手术占到所有白内障摘除手术的68%以上。

但短、平、快的诊疗模式给医疗和护理工作带来挑战：①照护时间缩短。由于患者在院内停留时间短，其在手术前后得到直接医疗照护相对住院治疗较少，对患者自我照护能力要求更高。②存在安全隐患。患者住院时间短，出院脱离了严密的医学观察，存在一定的安全问题。③抑郁、焦虑等心理问题更突出。医务人员对患者心理状况的关注和重视程度不够，使患者面临更严重的心理应激，尤其是老年患者。④支持系统不完善。日间手术患者术后康复在非医疗机构进行，目前我国缺少访视护理中心、康复旅馆等支持系统，后续治疗无法满足等。由于老年患者其病理生理的特殊性，使得日间白内障手术患者围手术期管理更为复杂。

因此，医护人员需积极探索调整围手术期管理，针对眼科日间手术的设施建设、组织管理模式、手术执行的具体实施、质量与安全管理等环节完善眼科日间手术流程，提升眼科日间手术的规范化管理水平。可通过关注患者的健康需求，应用最佳证据构建眼科日间白内障手术患者围手术期管理方案，做好全病程服务，以增强患者的自我照护能力，促进术后康复，预防并发症发生，保障医疗质量和患者安全，推进眼科日间手术推广和健康发展。

七、关键要点

（1）学会根据患者的主诉及辅助检查，分析患者目前面临的主要问题，评估其需求，并根据紧急程度将患者需求与问题排序。

（2）在评估需求和分析问题的基础上，学会理清个案介入的思路，按照由易到难、由最主要到次要的介入思路，拟定个案护理方案，并有效实施。

（3）训练护士的临床判断思维，在护理患者的过程中，重视临床判断思维的培养，根据患者的病情，不断拓展相关专业知识，不断提升专业修养和业务水平。

八、课堂计划

案例教学效果与学生的知识储备有很大的关联，因此案例教学前，要求学生预习相关知识是十分必要的。根据本案例所涉及的知识点，要求学生在课前能够预习白内障的流行病学、临床表现、发病原因、治疗方法，白内障患者的需求与评估，Orem自护理论、同伴教育理论、全病程管理理论等相关知识。

本案例按照2课时（90min）进行设计：案例回顾10min、小组讨论20min、集体讨论30min、知识梳理20min、问答与机动10min。

课堂讨论案例之前，要求学生至少要读一遍案例全文，对案例启发思考题进行回答。具备条件者可以小组为单位，围绕着所给的案例启发思考题进行讨论。

九、课后思考题

（1）你对老年性白内障患者的护理发展有什么想法？

（2）你认为还有哪些理论可以运用于本案例中？

第二节　老年鼻咽癌患者的护理

────────── 【案例正文】 ──────────

一、基本信息

姓名：管××　　　　　性别：男　　　　　年龄：65 岁

婚姻：已婚　　　　　籍贯：湖南长沙　　　职业：工程队职员

入院日期：2021 年 7 月 27 日

二、护理评估

（一）健康史

1. 主诉

确诊鼻咽癌 1 个月余，第 2 周期化疗后 3 周。

2. 现病史

患者因右侧听力下降 1 个月余，确诊鼻咽癌 5 天，于 2021 年 6 月 9 日第一次入院，完善相关检查。鼻咽部活检病理学检查：未分化型非角化性癌。鼻咽镜：鼻咽顶侧壁、右侧咽窝可见淡红色新生物，表面欠光滑，血管扩张。PET-CT（2021-6-10）：①鼻咽右侧壁增厚，PET 于相应部位见异常放射性浓影，符合鼻咽癌；②双侧颈部多个小于 0.8cm 淋巴结，PET 于相应部位见淡淡放射性浓影，考虑淋巴结增生可能性大；③右侧上颌窦炎；④肝右前叶下段钙化灶；胆囊结石；⑤全身其他部位未见异常。EB 病毒 DNA 定量检测：8.116E+002 拷贝/mL。鼻咽部磁共振：①鼻咽右侧壁及顶后壁增厚，符合鼻咽癌；右侧腭帆提肌、腭帆张肌及头长肌受累，右侧咽后间隙及颈动脉鞘区淋巴结转移可能；②右侧乳突积液；右侧上颌窦炎。根据患者影像学检查结果，患者肿瘤侵犯蝶骨基底部，咽后淋巴结达标。根据第 8 版美国癌症联合会（American Joint Committee on Cancer，AJCC）分期，目前分期 T3N1M0 Ⅲ 期，患者有化疗指征，于 2021 年 6 月 13 日开始化疗，方案为吉西他滨 2.14g 第 1 天＋顺铂 171mg 第 1 天并辅以护胃、止呕等对症支持治疗，患者顺利完成治疗出院。出院后患者一般情况可，为求第二周期化疗，于 2021 年 7 月 6 日再次入院，患者有化疗指征，于 2021 年 7 月 6 日开始化疗，方案为吉西他滨 2.15g 第 1 天＋顺铂 172mg 第 1 天并辅以相关对症支持治疗，患者顺利完成治疗出院。出院后患者精神欠佳、食欲下降，一个月来体重下降 4kg，为求放疗再次入住我科。

3. 既往史

2013 年 2 月 18 日全身麻醉下行腹腔镜腹膜外腹股沟疝修补术；无乙型肝炎、肺结核、艾滋病病史及其密切接触史，无糖尿病、高血压病、冠心病、脑梗死、消化性溃疡等病史，无外伤史，无血制品输注史，无食物及药物过敏史，预防接种史按计划进行。

4. 个人史

生于原籍，未到过疫区。无冶游史，无放射性物质接触史，无化学物质接触史，无吸烟、饮酒史。

5. 婚育史

患者已婚，25 岁结婚，育有 1 子，配偶、儿子均体健。

6. 家族史

否认家族性肿瘤病史及遗传性疾病史。

7. 日常生活形态

（1）饮食：平时饮食规律，食欲欠佳。化疗后食欲减退，有恶心呕吐不适，少食多餐。

（2）睡眠/休息：一般 22：00～00：00 入睡，睡眠质量尚可。发病以来，睡眠较之前无明显改变，偶有失眠。

（3）排泄：大小便正常。

（4）自理及活动能力：生活自理，无需他人帮助，Barthel 指数评定量表评分从入院时到出院均为 100 分。

8. 心理/情绪状态

情绪较差，自诉患病以来担心疾病预后，由于家中无人料理，经济压力大，心理负担重。

9. 对疾病相关知识的了解情况

对鼻咽癌疾病相关知识了解欠缺，担心预后；患者留置 PICC 导管，应对 PICC 相关并发症，识别和初步处理知识缺乏。

10. 风险与症状评估

（1）跌倒风险：Morse跌倒危险因素评估量表评分从入院到出院前评分均为0分，低度危险。

（2）压力性损伤风险：Braden评估量表评分从入院到出院前评分均为21分，无风险。

（3）血栓风险：Caprini风险评估量表评分从入院到出院前评分均为6分，高度危险。

（4）导管滑脱风险：导管滑脱风险评估量表评分从入院到出院前评分均为9分，低度风险。

（5）疼痛评分：入院时评估面部表情分级评分法评分0分，无痛；住院期间最高疼痛评分为3分，轻度疼痛。

（6）营养风险筛查：NRS 2002营养风险筛查评分4分，具有营养风险。

（7）口腔黏膜炎评级：世界卫生组织（WHO）口腔黏膜炎评估表评级，入院时（2021年7月27日）Ⅰ级，住院时（2021年8月10日）、出院前（2021年8月30日）为Ⅲ级。

（8）放射性皮炎评级：放射治疗肿瘤协作组RTOG急性放射损伤分级标准评级为Ⅰ级。

（二）体格检查

T 36.3℃，P 88次/min，R 16次/min，BP 135/90 mmHg，身高170cm，体重51kg，BMI 17.6 kg/m^2。发育正常，营养中等，神志清楚，双侧瞳孔等大等圆，直径3mm，对光反应灵敏，脑神经征阴性，颈部浅表淋巴结未扪及肿大，乳突无压痛，鼻窦无压痛，扁桃体无肿大，颈软，气管位置居中，甲状腺未触及。双肺听诊呼吸音清，无干湿啰音。心前区无隆起，心尖搏动正常，位于左侧第5肋间锁骨中线内侧0.5cm，触诊心尖搏动正常，位于左侧第5肋间锁骨中线内侧0.5cm，心前区未及震颤，无心包摩擦感，心界叩诊正常。心率88次/min，心律整齐，心音正常，听诊无杂音，未闻及心包摩擦音。腹部平坦，无肠型，无蠕动波，腹壁静脉无曲张，可见腹腔镜腹膜外腹股沟疝修补术后瘢痕，无疝，脐孔无外突，腹壁柔软，全腹无压痛。腹肌无紧张，无反跳痛，墨菲征阴性，肝脾未触及，腹部无包块，移动型浊音阴性，双侧肾区无叩击痛，肠鸣音正常，3次/min。脊柱正常，棘突无压痛，无叩击痛，四肢活动正常，双侧下肢无凹陷性水肿，无杵状指（趾）。肛门、外生殖器未查，四肢肌张力正常，肌力5级，病理征未引出。鼻咽镜检查未合作。

（三）辅助检查

1. 实验室检查

血常规：白细胞计数 $3.1\times10^9/L$，血红蛋白 100g/L，血小板计数 $124\times10^9/L$，中性粒细胞百分比 76.7%。

凝血常规及相关项目：凝血酶原时间 12.2s，活化部分凝血活酶时间 22.3s，纤维蛋白原 3.02g/L，血浆纤维蛋白（原）降解产物 7.3mg/L，D-二聚体 0.79mg/L。

肝肾功能、心肌酶、血脂、血糖及电解质：葡萄糖 6.42mmol/L，尿酸 $484.0\mu mol/L$，甘油三酯（TG）3.29mmol/L，低密度脂蛋白（LDL）3.34mmol/L，乳酸脱氢酶 267U/L，丙氨酸氨基转移酶 79.9U/L，天冬氨酸氨基转移酶 84.3U/L。

EB 病毒 DNA 定量检测：420.97 拷贝/mL。

2. 影像学检查

鼻咽部磁共振：鼻咽右侧壁及顶后壁增厚较前减轻，右侧腭帆提肌、腭帆张肌及头长肌受累较前减轻；右侧乳突积液；右侧上颌窦炎。

（四）医疗诊断

鼻咽癌化疗后。

（五）治疗措施

（1）高热量、高蛋白质、高维生素、优质脂肪食物。

（2）留置 PICC 导管。

（3）放射治疗：6MV-X 线调强放射治疗，每周连续 5d，1 次/d，分割剂量 2Gy/次。

（4）化学治疗：吉西他滨 2.15g 第 1 天＋顺铂 172mg 第 1 天，静脉滴注。

（5）对症治疗：预防骨髓抑制、放射区域皮肤及黏膜感染，加强营养。

三、护理计划

护理计划见表 9-2-1。

表 9-2-1 护理计划

时间	护理诊断	诊断依据	护理目标	护理措施
2021-07-27 10:30	营养失调(低于机体需要量):与放化疗引起食欲下降及口腔黏膜炎有关	一个月体重下降 4kg	体重维持或增加	①为患者创造良好的就餐环境。②告知只有自己进食才能增强免疫力,告知患者无需忌口,只有在放疗开始时至放疗后 3d 内不能进食促进唾液腺分泌的食物,如带酸味的山楂、苹果等;主食应以半流质或软烂食物为好,如面条、蛋羹、肉汤、鱼汤、肉粥等。③饮食口味要清淡甘润,忌饮生冷,避免感冒。④按时服用口服营养补充剂安素补充营养
2021-7-27 10:30	有皮肤完整性受损的危险:与放射线损伤有关	放化疗期间易出现放射性皮炎	放射性皮炎未发生或发生后症状缓解	①保持局部皮肤皱褶处清洁干燥,如腋窝、颈部、耳后,指导患者使用温和的洗浴用品,照射野皮肤宜用温水和柔软的毛巾轻轻蘸洗,忌用肥皂,照射野不可贴胶布。②放射野局部皮肤尽量暴露,防止任何形式的搔抓,避免紧身、化纤内衣、高领套衫,减少局部静电刺激与摩擦。③不宜私自涂药及使用护肤化妆品,防止金属离子刺激。④外出避免日光照射和紫外线直接灼伤皮肤,避免局部过热,减少毛细血管充血、渗出,防止红、肿、痛、痒。⑤不可随意涂酒精、碘伏
2021-07-27 10:30	有口腔黏膜受损的危险:与放射治疗引起口腔黏膜炎有关	放化疗期间易出现口腔炎	口腔黏膜炎未发生或发生后症状缓解	①保持口腔清洁,勤漱口,三餐前后及睡前漱口,选择合适的漱口液(复方氯己定)杀菌抑菌,每次含漱 3～5min。②遵医嘱予以康复新液一日 3 次含服,嘱患者于口腔清洁后服药,促进黏膜恢复。③嘱其多饮水湿润口腔及咽喉部位以缓解疼痛,尽量选择湿润柔软、清淡易消化的温凉食物以减少对咽喉部皮肤黏膜的摩擦和刺激。指导患者使用雾化吸入方式缓解患者口腔黏膜干燥及不舒适感。④观察患者口腔疼痛的部位、性质、时间及伴随症状,予以 NRS 疼痛评分,得分为 3 分,暂不予以特殊处理,鼓励患者表达疼痛的感受并指导其采取减轻疼痛的方法,如听音乐、冥想等。告知患者若疼痛加重,影响睡眠时应及时告知医护人员,予以镇痛药对症处理

续表

时间	护理诊断	诊断依据	护理目标	护理措施
2021-7-27 10:30	焦虑、恐惧:与担心疾病预后有关	情绪较差	情绪稳定	①评估患者心理状况,焦虑、恐惧程度和原因。②告知患者不必过分恐惧,以关心爱护的语言了解其顾虑,说明疾病的治疗和护理要点,解除其心理压力,同时告知患者早期鼻咽癌通过及时的放、化疗综合治疗,其5年生存率较高,列举治愈成功患者的案例,帮助患者树立战胜疾病的信心。③以积极的心态影响患者,保证患者处于接受治疗所需的最佳心理状态,调动机体的免疫力,促进疾病转归。④鼓励患者主动配合完成治疗
2021-7-27 10:30	知识缺乏:缺乏有关放化疗期间护理的相关知识	患者诉未充分了解放化疗知识,尤其是放疗相关知识	患者了解放化疗相关知识,并采取健康行为	①告知患者化疗的目的及用药,鼻咽癌对化疗敏感,化疗方案中顺铂有常见的神经毒性、耳毒性,可导致胃肠道反应,如恶心、呕吐,指导患者用药期间多喝水,出现相应症状时及时告知医护人员进行对症处理。②向患者介绍放疗前的各项检查意义及配合,放疗前注意做好口腔的准备,治疗照射范围内的患齿,填充龋齿,拔除患牙,避免相关并发症的发生。告知患者放疗和化疗的目的和原理,使其做好充分的心理准备
2021-7-27 10:30	潜在并发症:张口困难	患者采取放射治疗,照射区域为鼻咽及口咽部,射线可促使局部肌肉纤维化	患者住院期间及出院后未出现张口困难症状	向患者讲述放疗中或放疗后可能发生张口困难,指导患者进行功能锻炼。①漱口:每次进食后用温水漱口,鼓颊与吸吮动作交替结合,充分含漱1~3min。②叩齿:上下齿轻轻叩击(或咬牙),每日2~3次,每次100下左右,最后用舌舔牙周3~5圈结束,以坚固牙齿,锻炼咀嚼肌。③咽津:经常做吞咽动作,使津液下咽,以减轻口干舌燥,运动舌头、牙齿腭部的肌肉,防止口腔功能退化发生吞咽困难。④鼓腮:闭住口唇向外吹气,使腮部鼓起,每日2~3次,每次不少于20下,同时用手指腹轻轻按摩腮部和颞颌关节,预防颞颌关节及其周围肌肉组织的纤维化。⑤弹舌:微微张开口,让舌头在口腔里

续表

时间	护理诊断	诊断依据	护理目标	护理措施
2021-7-27 10:30	潜在并发症：张口困难	患者采取放射治疗，照射区域为鼻咽及口咽部，射线可促使局部肌肉纤维化	患者住院期间及出院后未出现张口困难症状	弹动，发出"嗒嗒"的响声，能使舌头在口腔里运动，防止舌头、口腔黏膜、咬肌发生退化现象，每日2次，每次不少于20下。⑥张口运动：大幅度张口锻炼，即口腔迅速张开，然后闭合，幅度以可以忍受为限，每日3～4次，每次2～3min。⑦颈部旋转运动：每日进行颈部旋转运动，每日3次，每次5～10min。⑧自行鼓膜按摩术：即患者以自己的示指扣住外耳道，做压、松运动，以改善听力，防止鼓室粘连。⑨鼻咽冲洗：抬高下颌，用冲洗器冲洗鼻咽部，最好让冲洗液从口腔流出，以达到冲洗鼻咽的目的，每天2～3次
2021-7-27 10:30	有感染的危险：与白细胞减少有关	患者白细胞计数下降至$3.1 \times 10^9/L$	患者白细胞计数恢复至正常范围	①定期监测血象，嘱患者进食营养丰富的食物，增强机体免疫力，遵医嘱服用生血宝合剂。②注意个人卫生，保持房间及床单位清洁干燥。③外出时戴上口罩，避免去人流密集处。④保持室内空气新鲜，每日通风两次，每次15～30min；同时注意保暖，预防感冒

四、护理记录

护理记录见表9-2-2。

表9-2-2 护理记录

日期	时间	护理记录
2021-07-27	10：30	患者，管某，男，65岁，T 36.3℃，P 88次/min，R 16次/min，BP 135/90mmHg。因确诊鼻咽癌1个月余，第2周期化疗后3周，为求进一步放化疗，于今日10：30步行入院，诊断为鼻咽癌。患者疼痛评估0分，Barthel指数评定量表评分100分，Morse跌倒危险因素评估量表评分为0分，Braden评估量表评分21分，Caprini风险评估量表评分6分，高度危险，导管滑脱风险评估量表评分9分，低度危险，NRS 2002营养风险筛查表评分4分，具有营养风险，口腔黏膜炎评级为I级。患者左上肢携带PICC导管，穿刺点无红肿及渗血渗液，置入体内长度49cm，体外长度3cm，导管尖端定位胸片结果显示T7，冲管通畅，妥善固定。行入院宣教，介绍科室环境及相关制度、主管医师及责任护士，告知床头呼叫铃使用方法，嘱其卧床休息，保持情绪稳定，防坠床、防跌倒、防血栓、防导管脱出，遵守医院疫情防控要求、陪护等相关制度，勿自行外出

续表

日　期	时间	护理记录
2021-07-27	11:30	与患者沟通疾病与治疗相关事宜,并予以入院健康宣教。了解患者目前十分担心疾病预后,存在焦虑、恐惧心理问题。主动向患者介绍环境,消除患者的陌生和紧张感,分享治疗成功的案例,增强患者治疗信心;耐心向患者解释病情,嘱其积极配合治疗和充分休息;与患者建立良好的护患关系;指导患者使用放松技术,如看书、听音乐、与病友和朋友多交谈;指导家属积极参与协助安排患者的日常生活及治疗,给予其支持与关心
2021-07-27	14:30	患者血常规检验:白细胞计数为$3.1×10^9$/L,提示有感染的危险。遵医嘱使用升白细胞药物重组人粒细胞刺激因子,指导患者及家属保持室内空气新鲜,每日通风两次,每次15~30min,同时注意保暖,预防感冒;定期监测血常规,嘱患者进食营养丰富的食物,适当锻炼运动,增强机体免疫力;指导患者注意个人卫生,保持房间及床单位清洁干燥;外出戴上口罩,避免去人流密集处,减少感染机会
2021-08-03	09:00	肿瘤患者机体消耗量大,由于放疗及化疗导致的口腔黏膜炎易引发口腔疼痛,食欲下降,经口摄入食物减少,导致营养失调。与患者及家属共同制订饮食计划,指导患者进食高热量、高蛋白、高维生素、优质脂肪,且清淡易消化的食物,如牛奶、鸡蛋、瘦肉、坚果、水果蔬菜等食物,多饮水,保证每日饮水量达2500~3000mL,同时指导患者正确服用口服营养补充剂,鼓励患者加强经口进食,为患者创造良好的就餐环境;当患者恶心、呕吐症状严重时,告知医师,遵医嘱予以止吐药;每周监测患者体重,以了解其营养状况变化
2021-08-10	09:00	查看患者口腔黏膜受损,患者口腔黏膜充血、水肿,片状溃疡,上覆白膜,疼痛加剧并影响进食,根据世界卫生组织(WHO)口腔黏膜炎评估表评估等级为Ⅲ级。指导患者保持口腔清洁,勤漱口,三餐前后及睡前漱口;予以康复新液一日3次含服,嘱患者于口腔清洁后服药,促进黏膜恢复;嘱其多饮水湿润口腔及咽喉部位以缓解疼痛。尽量选择湿润柔软、清淡易消化的温凉食物;观察疼痛的部位、性质、时间及伴随症状,鼓励患者表达疼痛的感受并指导采取放松法减轻疼痛
2021-08-12	09:00	查看患者颌面部及颈部皮肤,完整性受损,局部皮肤出现滤泡样暗红色红斑,范围约4cm×4cm,局部干性脱皮,出汗较少。根据RTOG急性放射损伤分级标准,评估为Ⅰ级。指导患者穿宽松的露脖开衫,尽量暴露放射野局部皮肤,防止衣服与皮肤摩擦,以及任何形式的搔抓;外出避免日光照射导致紫外线灼伤皮肤,选择遮阳帽、遮阳衫、墨镜及遮阳伞;指导患者使用温和的洗浴用品,照射野皮肤宜用温水和柔软的毛巾轻轻蘸洗,忌用肥皂,不可随意涂抹药物;保持皮肤皱褶处清洁干燥
……	……	……
2021-08-30	18:00	患者T 36.8℃,P 75次/min,R 17次/min,BP 117/68mmHg。出院时精神食欲欠佳,体重较前稍有上升,增加至52kg(住院期间最低体重51kg)。口腔黏膜炎疼痛症状缓解,疼痛评分降至1分,轻度影响进食及睡眠;放射性皮炎症状未进一步加重,未出现感染等并发症;患者对疾病治疗信心恢复,采取积极应对方式;指导患者每日进行张口功能锻炼

五、小结

本案例依照护理程序的评估、诊断、计划、实施、评价五个步骤，对一例鼻咽癌患者进行了系统的案例分析。通过本案例学习，能掌握鼻咽癌的流行病学特点、典型临床表现、主要治疗方法、放化疗常见并发症、主要护理问题及护理措施、指导促进肿瘤康复方法，为今后的临床护理工作提供实践参考。

—————————— 【案例使用说明】 ——————————

一、教学目标

通过本案例的学习，希望学生了解鼻咽癌肿瘤疾病的病情特点以及完整的护理评估、诊断、计划、实施、评价的护理程序。本案例适用于"老年健康与社区慢病管理""社区护理学"等课程，也可作为肿瘤患者护理方法/康复指导学习的辅助案例。建议教师在教学时借助案例进行情景模拟，引导学生主动探索鼻咽癌疾病的特点和护理要点，通过借助护理理论分析病例，明确该患者的护理问题，从而制订相应的护理措施，促进肿瘤康复。通过本案例学习，帮助学生达到以下目标：

（1）了解鼻咽癌的流行病学及危险因素。

（2）熟悉鼻咽癌的典型临床表现、辅助检查、临床诊断及治疗方法，分析病例特点，找出护理诊断依据。

（3）了解罗伊适应模式，基于该理论模式分析患者面临的护理问题。基于护理程序理论框架，对患者作出合适的护理诊断，并制订相应的护理计划，促进患者有效应对。

（4）掌握鼻咽癌患者的肿瘤康复护理方法。

二、涉及知识点

（1）本案例涉及鼻咽癌的临床诊断及治疗方法。

（2）本案例涉及鼻咽癌患者的护理评估、护理计划、护理诊断、护理目标。

（3）本案例涉及鼻咽癌患者的护理措施实施及效果评价。

三、启发思考题

本案例的启发思考题主要对应案例教学的知识传递目标，启发思考题与案例

同时布置，另外要求学生在课前阅读熟悉相关知识点。在案例讨论前需要布置学生阅读材料中关于鼻咽癌的疾病进展相关知识内容，主要包括鼻咽癌的流行病学、危险因素、临床表现、辅助检查、临床诊断、治疗方法及康复管理等内容。

（1）该患者确定为鼻咽癌的诊断依据是什么？鼻咽癌具有哪些重要的治疗方法？

（2）根据罗伊适应模式，你认为该患者目前面临的无效反应有哪些？责任护士对患者目前存在的护理问题是否判断准确及全面？

（3）本案例的介入过程，借助罗伊适应模式分析责任护士采取的哪些护理方式提高了该患者的适应水平？

（4）你认为鼻咽癌患者的肿瘤康复过程涉及了哪些内容？

四、分析思路

案例分析的基本思路是将案例相关情景材料通过事先设计好的提问引导和控制案例讨论过程。本案例聚焦患者，在评估患者需求的基础上，选择恰当的介入目标，并确立优先次序和护理过程中的角色。案例分析步骤见图 9-2-1。

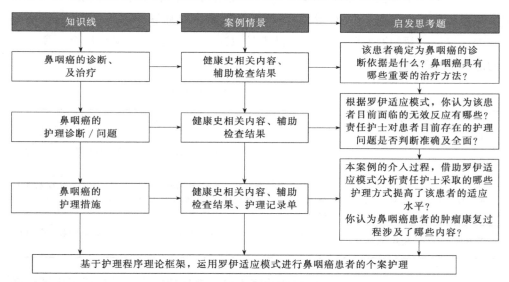

图 9-2-1 鼻咽癌案例分析步骤

五、理论依据及分析

（一）诊断与治疗

1. 该患者诊断为鼻咽癌的依据是什么？

（1）症状与体征：右侧听力下降 1 个月余。符合鼻咽癌常见临床症状，即耳鸣及听力下降。

（2）鼻咽镜检：鼻咽顶侧壁、右侧咽窝可见淡红色新生物，表面欠光滑，血管扩张。

（3）病理学检查：鼻咽部活检病理结果提示未分化型非角化性癌。

（4）磁共振及 PET-CT 检查：①磁共振示鼻咽右侧壁及顶后壁增厚，符合鼻咽癌，右侧腭帆提肌、帆腭张肌及头长肌受累，右侧咽后间隙及颈动脉鞘区淋巴结转移可能；右侧乳突积液，右侧上颌窦炎。②PET-CT：鼻咽右侧壁增厚，PET 于相应部位见异常放射性浓影，符合鼻咽癌；双侧颈部多个小于 0.8cm 淋巴结，PET 于相应部位见淡淡放射性浓影，考虑淋巴结增生可能性大；右侧上颌窦炎。

（5）EB 病毒 DNA 定量检测：8.116E＋002 拷贝/mL。

2. 针对鼻咽癌，目前有哪些重要的治疗方法？

根据《美国国家综合癌症网络（National Comprehensive Cancer Network，NCCN）2021 最新实践指南》，参考《头颈部肿瘤综合治疗专家共识》及《中国鼻咽癌放射治疗指南（2020 版）》，以第 8 版美国癌症联合会（AJCC）分期为基础，根据不同的原发肿瘤（T）、淋巴结（N）、远处转移（M）组合，鼻咽癌的总体治疗原则见表 9-2-3：

表 9-2-3 鼻咽癌的总体治疗原则

临床分期	治疗原则
Ⅰ期（T1N0M0）	单纯根治性放疗
Ⅱ期（T0～2N0～1M0）	根治性放疗或加用同期化疗；T2N1 患者具有高远处转移发生率，建议应联合铂类药物同期化疗
Ⅲ～ⅣA 期（T0～4N0～3M0）	放疗联合系统性治疗，以联合铂类同步化疗为主。同步放化疗基础上联合诱导化疗或辅助化疗。无法耐受或不愿接受化疗者，可采取放疗联合靶向治疗及免疫治疗
ⅣB 期（任意 T，任意 N、M1）	化疗为主的综合治疗，如果远处转移灶完全缓解，行鼻咽和颈部淋巴结根治性放疗±同步化疗

（1）放疗：放疗是鼻咽癌的主要治疗手段。常见的放疗技术包括固定野调强放疗、容积旋转调强放疗及螺旋断层放疗等。由于调强适形放射治疗（intensive modulated conformal radiotherapy，IMRT）技术的使用可以明显地提高鼻咽癌的疗效以及更好地保护其周围的正常组织，提高长期存活患者生存质量，应尽可能采用 IMRT 作为鼻咽癌的主要放疗技术。

（2）化疗：化疗是鼻咽癌的重要治疗手段。同步放化疗是局部晚期鼻咽癌的主要治疗模式。鼻咽癌患者的化疗方案应根据其临床分期个体化制订和执行。

①同步化疗方案：以顺铂的使用为主，如顺铂 100mg/m^2，每 3 周重复，共 3 个周期；或顺铂 40mg/m^2，每周重复；不耐受顺铂者使用奈达铂、卡铂、洛铂等。②诱导化疗方案：包括 TPF 方案（顺铂＋多西他赛＋5-FU，3 周 1 次）；GP 方案（顺铂＋吉西他滨，3 周 1 次）；PF 方案（顺铂＋5-FU，3 周 1 次）；TP 方案（顺铂＋多西他赛，3 周 1 次）。③辅助化疗方案：顺铂＋5-FU，3 周 1 次；卡铂＋5-FU，3 周 1 次。

（3）靶向治疗：适用于局部晚期或复发/转移鼻咽癌。常用的药物有表皮生长因子受体（epidermal growth factor receptor，EGFR）单克隆抗体，如西妥昔单抗、尼妥珠单抗，1 周 1 次；抗血管生成药物，如重组人血管内皮抑制素、贝伐单抗、阿帕替尼、安罗替尼。

（4）免疫治疗：鼻咽癌组织中高度表达程序性细胞死亡蛋白-配体 1（PD-L1），富含淋巴细胞，使用免疫治疗进行免疫检查点抑制可使患者获益。程序性细胞死亡蛋白-1（PD1）免疫抑制剂在鼻咽癌患者中的应用目前已展现出较好的治疗效果，但还处于初步阶段，其抗肿瘤治疗效果及安全性尚需更多临床研究进行进一步验证。

（二）罗伊适应模式在该案例的应用

罗伊适应模式（参见附录Ⅰ-14）应用于护理工作的基本步骤为一级评估、二级评估、诊断、制订目标、干预和评价。一级评估是指收集与生理功能、自我概念、角色功能和相互依赖 4 个方面相关的行为，通过一级评估可确定患者管先生产生的行为反应是适应性反应还是无效反应。本案例护理干预过程中责任护士在患者入院 4h 内全面评估了患者的基本信息、临床症状体征、心理状况（焦虑恐惧）、Barthel 指数评定量表评分（100 分）、Morse 跌倒危险因素评估量表评分（0 分）、Braden 评估量表评分（21 分）、Caprini 风险评估量表评分（6 分）、导管滑脱风险评估量表评分（9 分）、NRS 2002 营养风险筛查表评分（4 分）。口腔黏膜炎评级（Ⅲ级），急性放射损伤分级标准评级（Ⅰ级）。该患者存在的无效反应主要体现在心理调适和症状群的自我管理（包括营养失调、口腔及放射区域皮肤健康受损）。

为将无效反应进行归纳总结，进行二级评估，即对影响患者管先生行为的各种刺激因素进行评估，责任护士与患者及家属进行深入交流，明确了引发患者管先生出现无效反应的原因主要有知识缺乏（缺乏有关放化疗期间护理的相关知识）和心理调适障碍（焦虑、恐惧，担心疾病预后）。

明确患者无效反应的原因后，根据无效反应及其原因推断护理诊断或护理问题，责任护士与患者及家属共同制订护理目标，采取针对性的干预措施，并对干预结果进行评价。出院时再次评估患者病情，虽然口腔及放射区域皮肤健康受损情况尚未恢复，因为放射性黏膜/皮肤损伤获得恢复需要漫长的过程，但患者各项无效应对情况较入院时有了显著改善，体重较入院时增加，营养状况加强，且恢复了治疗信心。

该模式有利于全面分析患者的适应水平，有效地识别个体面临的不良刺激，从生理功能、自我概念、角色功能和相互依赖4个方面来评估个体是否产生适应性反应，从而有针对性地给予患者精准护理，纠正患者无效性反应，促进其适应性反应，从而获得疾病的康复和生命质量的提高。

（三）提高患者的适应水平

本案例护理干预过程中，责任护士基于入院评估结果，通过一系列健康指导来提高患者的适应水平，从而促进患者的适应性反应。根据罗伊适应模式分析患者出现无效反应的原因主要有知识缺乏（缺乏有关放化疗期间护理的相关知识）和心理调适障碍（焦虑、恐惧，担心疾病预后）。针对知识缺乏责任护士采取的护理措施如下：①定期监测血常规，指导患者注意个人卫生，保持通风，避免外出聚集，提高免疫力来降低感染的风险。②每日观察患者口腔清洁情况，督促饮水保持口腔湿润，指导患者使用合适漱口液和清水漱口预防口腔感染，使用镇痛药物减轻口腔疼痛。③指导患者选择高热量、高蛋白、富含维生素和优质脂肪的半流质食物，制订饮食计划，加强营养。④指导患者保护放射野皮肤，使用温水，忌用肥皂，避免日光照射，保持皮肤皱褶处清洁干燥。通过加强患者的健康教育提升其对鼻咽癌疾病认识水平与自我护理知识水平，有效提高患者的治疗信心。针对患者的心理调适障碍，及时予以心理干预。评估患者心理特征，了解导致患者心理问题的原因。指导家属积极参与协助安排患者的日常生活及治疗，鼓励患者主动配合完成治疗。

（四）鼻咽癌患者的康复护理

肿瘤康复是指在癌症疾病本身和癌症治疗手段所导致的限制条件下，帮助癌症患者，使其能够最大限度地恢复身体、社会、心理和职业功能。美国国立癌症研究院将肿瘤康复明确划分为：社会心理支持、体能优化、职业辅导（帮助患者恢复生活技能）、社会功能优化4个方面。鼻咽癌患者的肿瘤康复护理也囊括以上4个方面，根据鼻咽癌肿瘤疾病特点，可将其康复护理内容总结为并发症管理、进食及营养管理、运动康复和社会心理康复。

1. 并发症管理

慢性张口困难和吞咽障碍是鼻咽癌放射治疗患者常见的并发症。鼻咽癌患者放疗期间颞颌关节及周围组织受射线影响出现反应性渗出、硬化，继发组织纤维化和粘连形成关节挛缩，导致张口困难的发生。而张口困难和放疗继发的涎腺损伤、脑损伤、神经损伤及患者心理调适不良均可进一步引发吞咽障碍，导致营养摄入障碍，不利于肿瘤康复。头颈部功能锻炼一般包括面部训练、张口训练、舌咽喉肌运动训练，或可结合一些专业的康复医疗用具如 Jaw Dynasplint、Therabite 等，或自制易得的小工具如软木塞、开口器、牙垫等。头颈部功能锻炼可在一定程度上保持鼻咽癌患者颞颌关节的正常功能，预防肌肉萎缩，改善咀嚼肌功能，降低张口困难和吞咽障碍的发生。头肩部的活动还能避免颈部活动受限，预防肩颈部肌肉纤维化。

2. 进食及营养管理

鼻咽癌患者治疗周期长，由于放疗及化疗的影响，常可发生口腔黏膜和皮肤反应，包括口干、口腔黏膜炎、张口困难、吞咽障碍等，导致进食困难，极易出现营养不良，甚至出现误吸、吸入性肺炎等严重并发症。对于存在进食困难的患者，一般进行口腔和颜面部的基础训练，改变进食体位、食物性状和一口量等摄食直接训练，或采用电刺激治疗、环咽肌球囊导管扩张治疗等。对于经口摄食无法满足患者机体营养时需进行营养支持治疗，可使用口服营养补充剂或置入管道补充肠内营养，如鼻胃肠管、咽部造瘘术、食管造口术、胃和空肠造口术。必要时还可添加肠外营养由静脉途径来补充营养。

3. 运动康复

躯体运动可改善患者机体携氧状况，延缓肿瘤的进展，延长患者生存期及改善预后，提高肿瘤患者的机体耐受性。有大量研究显示运动对肿瘤患者有益，可提高放化疗的疗效，抑制慢性炎症反应，减缓肿瘤组织细胞的生长。尤其是有氧运动，被认为是肿瘤运动康复中的一种重要运动形式。有氧运动是指在氧气充分供应，使得机体达到氧气供需平衡状态的一种耐力性活动，具有强度低、富有节律性、持续时间长的特点。对缓解癌因性疲乏、改善睡眠质量及总体生命质量具有较好的效果。

4. 社会心理康复

鼻咽癌患者由于治疗周期长，患者及家属需耗费大量精力和时间往返于家庭和医院之间，较多功能被剥夺，对患者身体功能、社会功能、家庭功能、心理状况具有较大的影响。通过对患者实施社会心理康复，建立彼此信任的护患关系，提供充足的人文关怀，给予心理支持，调动社会支持，可帮助患者减轻焦虑、恐惧、抑郁等消极的心理情绪体验，重新建立对肿瘤治疗的信心，改善并发症和副作用，提高患者的生存质量。

六、案例背景

鼻咽癌（nasopharyngeal carcinoma，NPC）是常见的头颈部恶性肿瘤之一。据 WHO 国际癌症研究所（International Agency for Research on Cancer，IARC）最新统计数据显示，2020 年全球新发鼻咽癌病例数约为 13.34 万，死亡病例约 8 万。鼻咽癌的发病具有明显的地域和种族差异特点。从全球范围来看，鼻咽癌在亚洲和非洲发病率超过了 1/10 万，在其他洲发病率却不足 0.5/10 万。而在东南亚，鼻咽癌的发病率最高，达到 5.5/10 万。中国年度新诊断 62444 例鼻咽癌患者，占全球 46.8%，是鼻咽癌新发患者最多的国家。根据全国肿瘤登记中心统计数据，全国鼻咽癌的发病率约为 3.26/10 万。其中中国广东、广西、福建、江西等华南地区鼻咽癌高发，根据广东省四会市的调查，鼻咽癌发病率在该区域高达 30.0/10 万。鼻咽癌的发病率也存在性别和年龄差异。全球范围内，性别标准化发病率男性为 2.2/10 万，女性为 0.82/10 万，男性是女性的 2.7 倍。中国鼻咽癌性别标准化发病率，男性 4.51/10 万，女性 1.94/10 万。鼻咽癌发病率在 0～24 岁处于较低水平，男性和女性发病年龄高峰分别为 60～64 岁和 75～79 岁年龄段。

NPC 是一种发源于鼻咽黏膜柱状上皮的恶性肿瘤，绝大多数为鳞状细胞癌。鼻咽癌的病因尚不明确，目前认为是一种多基因遗传病，涉及多个基因之间或基因与环境之间的交互作用。其显著的种族、地理分布差异及患者群中普遍的 EB 病毒（epstein-barr virus，EBV）感染提示鼻咽癌发病是病毒感染、遗传及环境因素等多因素共同作用的结果。

NPC 根据其侵犯部位和范围、淋巴结转移及远处转移等情况的不同，表现出不同的症状和体征。典型的症状如下。①血涕：较早期外生型 NPC 的典型表现为回吸性血涕，以晨起多见，偶有鼻咽大量出血。②耳鸣及听力下降：通常为单纯一侧耳部症状，表现为患侧耳沉闷堵塞感、耳鸣、听力下降。③鼻塞：进行性加重的单侧或双侧鼻塞，严重时可出现张口呼吸。④头痛：持续性偏头痛，偶有颅顶、枕后或颈部疼痛，与病变侵犯部位有关。⑤面部麻木：侵犯三叉神经时可引起浅表感觉异常，如触觉过敏或麻木、皮肤蚁爬感，严重者出现感觉减退或消失。⑥复视及眼部症状。典型体征之一为颈部肿块，NPC 颈淋巴结转移率高达 60%～80%，初诊时 40%～50% 左右的鼻咽癌患者以无症状的颈部肿块就诊。

其他体征还包括鼻咽肿物和脑神经受侵表现，临床常见眶上裂、眶尖、垂体蝶窦症候群等。

NPC 病理分型根据形态可分为 4 种类型：结节型、菜花型、溃疡型和黏膜下浸润型，以结节型最常见。根据鼻咽癌世界卫生组织分类标准，NPC 组织学分型主要有三类：角化型鳞状细胞癌、非角化型鳞状细胞癌和基底细胞样鳞状细胞癌。NPC 临床分期采用 TNM 分期系统，治疗原则需根据临床分期来制订个体化综合治疗策略，包括放疗、手术、化疗、靶向治疗、免疫治疗等手段。放射治疗是鼻咽癌的主要治疗手段，早期病例单纯放疗可以取得很好的疗效。对于中晚期患者以同时期放化疗为主的综合治疗已成为目前标准治疗模式。

七、关键要点

（1）学会在患者的主诉及辅助检查中分析患者目前面临的主要问题，行为反应是适应性反应还是无效反应，分析无效反应产生的原因。

（2）在评估需求和分析问题的基础上，学会理清个案介入的思路，根据无效反应及其原因推断护理诊断或护理问题，制订护理目标，拟定个案护理方案，并有效实施。

（3）培养护士的批判性思维，在个案学习的过程中根据患者的病情特点，提出符合临床实际的问题，拓展专业知识，不断提升专业水平。

八、课堂计划

案例教学效果与学生的知识储备有很大的关联，因此案例教学前，要求学生预习相关知识是十分必要的。根据本案例所涉及的知识点，要求学生在课前能够尽可能地预习鼻咽癌的流行病学、临床表现、发病原因、治疗方法，鼻咽癌患者有效反应与无效反应评估，掌握罗伊适应模式的相关知识。

本案例按照 2 课时（90min）进行设计：案例回顾 10min、小组讨论 20min、集体讨论 30min、知识梳理 20min、问答与机动 10min。

课堂讨论案例之前，要求学生至少要读一遍案例全文，对案例启发思考题进行回答。具备条件者可以小组为单位围绕着所给的案例启发思考题进行讨论。

九、课后思考题

（1）你认为鼻咽癌患者的管理要点有哪些？

（2）你认为还有哪些护理理论可以运用于本案例中？

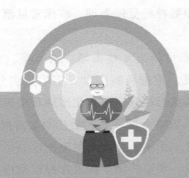

第十章　老年运动系统疾病护理

　　运动系统疾病指发生于骨、关节、肌肉、韧带等部位的一种临床常见疾病，可表现为局部疾病也可表现为全身性疾病。随着医学科学的发展，生活条件的改善和人均寿命的延长，老年骨折、骨关节病、颈臂痛及腰腿痛的发病率相对提高，特别是老年脆性骨折发病率增高，更应该引起我们的警惕。本章将以老年脆性骨折和老年膝关节骨性关节炎为例，以案例分析形式详细阐述老年运动系统疾病的护理及健康管理。

第一节　老年脆性骨折患者的护理

──────── 【案例正文】 ────────

一、基本信息

姓名：汤某	性别：女	年龄：85 岁
婚姻：丧偶	籍贯：湖南益阳	职业：离退休

入院日期：2019 年 11 月 21 日

二、护理评估

（一）健康史

1. 主诉

摔倒后致左髋部疼痛、功能活动受限伴功能障碍 1 个月。

2. 现病史

1个月前站立状态失衡摔倒致左髋明显疼痛、功能活动受限，受伤时无昏迷、恶心、呕吐、无大小便失禁，未见明显皮肤破损、出血。当时卧床在家，未做特殊处理。现因疼痛加重于长沙市某医院检查：提示左侧股骨颈骨折。为求进一步诊治遂来我院就诊，考虑诊断左侧股骨颈骨折。患者自起病以来，睡眠、食欲较之前没有明显改变，大小便正常，体重无明显改变。

3. 既往史

患高血压、糖尿病10多年，血压控制良好，血糖控制不佳；5年前行颈动脉周围结节切除术，病检提示良性病变；3年前因右侧股骨粗隆间骨折行右股骨颈骨折内固定术，术后恢复良好。

4. 个人史

出生居住于原籍，否认血吸虫疫水接触史，无地方或传染病流行区居住史，无毒物、粉尘及放射性物质接触史。生活较规律，无吸烟史，无饮酒嗜好，对青霉素过敏。无冶游、性病史。

5. 婚育史

初潮14岁，经期5天，周期25～28天，48岁绝经。既往经量中等，鲜红色，无血块，无痛经。18岁结婚，育有4子2女，家庭和睦，丧偶，子女体健。

6. 家族史

否认家族性遗传性疾病史。

7. 日常生活形态

（1）饮食：平时饮食规律，食欲可。

（2）睡眠/休息：睡眠可，发病以来，睡眠较之前无明显改变。

（3）排泄：大小便正常。

（4）自理及活动能力：12月11日，患者Barthel指数评定量表评分65分，生活不能完全自理，少部分需他人帮助，轻度依赖，较入院时评分25分（重度依赖）有提高。

8. 心理/情绪状态

担心疾病预后，情绪稍焦虑。

9. 对疾病相关知识的了解情况

对疾病相关知识缺乏了解。

10. 风险与症状评估

（1）跌倒风险：Morse跌倒危险因素评估量表两次评分均为50分，高度危险。

（2）压力性损伤风险：12月11日，患者 Braden 评估量表评分16分，轻度危险，较入院时评分12分（高度危险）风险程度降低。

（3）血栓风险：Caprini 风险评估量表两次评分均为10分，高度危险。

（4）导管滑脱风险：12月11日，患者导管滑脱风险评估量表评分8分，低度风险；入院时评分8分，低度危险；手术后评分11分，中度危险。

（5）疼痛评分：面部表情分级评分法评分2～3分，均为轻度疼痛。

（6）营养风险初筛：入院时 NRS 2000 营养风险筛查表评分6分，处于营养风险。

（二）体格检查

T 36.3℃，P 81 次/min，R 16 次/min，BP 127/76mmHg，身高 155 cm，体重 46 kg，BMI 19.1 kg/m^2。被动体位，慢性病容，颈部见约5cm手术切口瘢痕，局部无红肿，左髋稍肿胀，压痛明显，左髋叩击痛，左下肢短缩、外旋畸形，左下肢纵向叩击痛，左髋关节活动明显受限。右侧髋部见长约15cm手术瘢痕，局部无红肿，双下肢肢端血液循环、感觉无异常。

（三）辅助检查

1. 实验室检查

肝功能：白蛋白 33.8g/L，其余无异常。

E4A＋血清离子：血钾 3.47mmol/L，其余无异常。

血糖：16.5mmol/L。

其余检验结果正常。

2. 影像学检查

髋部 X 线示左侧股骨颈骨折，右侧股骨粗隆间骨折术后状态。

（四）医疗诊断

左侧股骨颈骨折；原发性高血压（3级、极高危险组）；2型糖尿病；手术后状态（右侧股骨粗隆间骨折术后）。

（五）治疗措施

1. 控制血糖

根据血糖结果调整胰岛素用量，门冬胰岛素，皮下注射，每日3次（三餐前）；甘精胰岛素，皮下注射，睡前 1 次。

2. 控制感染

头孢西丁 1.0g，静脉滴注，每日 2 次。

3. 镇痛

曲马多 100mg，肌内注射，必要时。

4. 护胃

泮托拉唑 40mg，静脉滴注，每日 1 次。

5. 加强营养支持

复方氨基酸注射液 500mL，静脉滴注，每日 1 次；蔗糖铁注射液 100mg 静脉滴注，每日 1 次；20％人血白蛋白 50mL，静脉滴注，每日 2 次。

6. 择期手术

择期行左股骨颈骨折人工关节置换术。

三、护理计划

护理计划见表 10-1-1。

表 10-1-1　护理计划

时间	护理诊断	诊断依据	护理目标	护理措施
2019-11-21 09:30	躯体活动障碍：与骨折有关	患者骨折后功能活动受限，卧床在家	患者肢体功能逐渐恢复，能自行下床活动；未发生合并症	①嘱患者卧床休息，准确评估患者躯体移动障碍的程度，协助患者进食、洗漱、排泄及个人清洁卫生等。②翻身时注意动作轻柔，避免加重肢体损伤。③指导并鼓励患者做力所能及的自理活动。④注意翻身拍背，防止发生压力性损伤及坠积性肺炎。⑤指导并协助患者进行功能锻炼，防止关节僵硬及肌肉萎缩。⑥防止跌倒、坠床发生
2019-11-21 09:30	疼痛：与骨折有关	患者骨折后感觉左髋疼痛，并且较前加剧	疼痛较前缓解，镇痛效果好；术后疼痛逐渐消失	①定期、规范地评估患者的疼痛程度、性质、伴随症状等。②遵医嘱使用镇痛药，观察药物效果及副作用。③采取物理的方法缓解疼痛，如呼吸训练、放松疗法、音乐疗法及分散注意力。④翻身时动作轻柔，大腿和膝关节间放置枕头，避免内收或旋转患肢。⑤翻身时多人协助，防止骨折移位

续表

时间	护理诊断	诊断依据	护理目标	护理措施
2019-11-21 09:30	有感染的风险:与骨折、血糖过高有关	患者骨折、血糖控制不佳	患者住院期间未发生感染	①控制血糖值在正常范围。②加强营养支持。③加强骶尾部及受压部位皮肤护理。④定时翻身拍背预防坠积性肺炎。⑤必要时遵医嘱使用抗菌药物
2019-11-21 09:30	有皮肤完整性受损的危险:与长期卧床有关	患者白蛋白低,摔倒后一直卧床	未发生压力性损伤	①保持皮肤清洁、干燥,大小便后及时清洁局部皮肤。②卧气垫床,定时协助翻身。③足跟使用枕头垫起悬空。④加强营养支持,保证足够的蛋白质、维生素、水分、能量等供应,制订个性化营养方案
2019-11-21 09:30	潜在并发症:静脉血栓栓塞症	患者行左股骨颈骨折人工关节置换术、卧床,左下肢活动障碍	未发生静脉血栓栓塞症	①指导患者多喝水、多活动,协助患者进行肢体的主动、被动运动,术后早期下床,早期进行康复锻炼。②物理预防。③遵医嘱予以药物预防,观察是否有出血倾向。④观察患者有无肢体肿胀、疼痛、发热等下肢深静脉血栓症状;有无呼吸困难、胸痛、血氧饱和度下降等肺栓塞症状。出现上述症状及时报告医师并按相应护理常规护理
2019-11-21 09:30	焦虑:与担心疾病预后有关	患者因担心疾病预后,且日常生活受限制,出现焦虑情绪	焦虑情绪较前缓解,对疾病的治疗信心增加	①提供良好的休息环境,减少外界不良刺激。②多巡视和关心患者,建立良好的护患关系。③耐心向患者解释病情,告知患者手术后的效果,让患者对疾病康复充满信心,积极配合治疗和护理。④指导患者使用放松技术,如缓慢深呼吸、全身肌肉放松、练气功、听音乐等。⑤指导患者家属给予患者支持与关心,鼓励患者倾诉心中不满,协助其树立治疗疾病的信心。⑥遵医嘱使用抗焦虑药
2019-11-21 09:30	知识缺乏:缺乏糖尿病及骨折术后护理知识	患者及家属缺乏糖尿病管理知识,血糖控制不佳	对疾病相关知识掌握较好	①向患者及家属讲解骨质疏松的原因、预防跌倒的重要性和措施。②糖尿病管理相关知识宣教。③术前宣教。④术后护理措施、康复指导。⑤日常生活指导

四、护理记录

护理记录见表10-1-2。

表 10-1-2　护理记录

日期	时间	护理记录
2019-11-21	09:30	汤某,女,85 岁,T 36.3℃,P 81 次/min,R 16 次/min,BP 127/76 mmHg,SpO₂ 99%。摔倒后致左髋部疼痛、功能活动受限伴功能障碍 1 个月,于今日 9:30 平车入院,诊断为左股骨颈骨折。患者疼痛评估 3 分,Barthel 指数评定量表评分 25 分,Morse 跌倒危险因素评估量表评分 50 分,Braden 评估量表评分 12 分,Caprini 风险评估量表评分 10 分,导管滑脱风险评估量表评分 8 分,NRS 2002 营养风险筛查表评分 6 分。行入院宣教,介绍科室环境及相关制度、主管医生及责任护士,告知床头呼叫铃使用方法,嘱其绝对卧床休息,防止骨折部位再次移位造成二次伤害,保持情绪稳定,予以防坠床、防跌倒、防血栓形成、防压力性损伤等健康宣教
2019-11-21	10:00	嘱患者卧床休息,评估躯体移动障碍的程度,协助进食、洗漱、排泄及个人清洁卫生。协助患者翻身。指导并鼓励患者做力所能及的自理活动
2019-11-21	10:30	患者诉骨折处疼痛,疼痛评分 4 分,为刺痛,无呕吐等其他症状,指导患者家属给其听音乐,分散其注意力
2019-11-21	11:00	向患者及家属讲解骨质疏松的原因、预防跌倒的重要性和措施。讲解糖尿病血糖控制的重要性及注意事项
2019-11-21	12:00	指导并协助家属给患者进行双下肢肌肉按摩,防止关节僵硬及肌肉萎缩。协助患者翻身、拍背
2019-11-21	14:00	测餐后 2h 血糖为 15.3 mmol/L。指导患者及家属糖尿病饮食
2019-11-22	08:00	予以气压治疗,预防深静脉血栓形成。遵医嘱使用抗凝药物,患者未发生牙龈出血等出血倾向
2019-11-23	08:30	患者疼痛较前缓解;未发生皮肤、肺部及血源性感染;未发生压力性损伤;未发生静脉血栓栓塞;焦虑情绪较前缓解,对疾病的治疗信心增加;患者及家属对疾病护理知识有一定的了解
……	……	……
2019-11-27	08:00	患者能自己刷牙、洗脸、梳头、更换病服;情绪稳定
2019-11-27	09:00	测餐后 2h 血糖为 9.6mmol/L
2019-11-27	11:00	明日拟行左股骨颈骨折人工关节置换术,向患者及家属讲解术前准备知识
2019-11-28	16:00	患者在全麻下行左股骨颈骨折人工关节置换术,返回病房,予吸氧及心电监测。遵医嘱使用抗生素。妥善固定伤口引流管,引流出血性液体 100mL,伤口无红肿,敷料无渗血渗液
2019-11-28	16:30	向患者及家属讲解左股骨颈骨折人工关节置换术后护理措施
2019-11-29	08:00	指导患者予优质高蛋白、富含维生素的食物,与营养科共同制订个性化营养方案
2019-11-29	09:00	每 2h 协助翻身。测餐后 2h 血糖为 6.6mmol/L
2019-11-29	10:00	指导患者及家属尽早开始运动及锻炼,促进功能恢复
……	……	……

续表

日期	时间	护理记录
2019-12-02	07:00	测空腹血糖为 8.1mmol/L
2019-12-02	17:00	拔除伤口引流管,伤口敷料无渗血渗液
2019-12-03	08:00	患者能在床上坐起自行进食、梳洗;未诉伤口处疼痛;未发生皮肤、肺部及血源性感染;未发生压力性损伤;未发生静脉血栓栓塞

五、小结

本案例以护理程序为理论框架,按照评估、诊断、计划、实施、评价五个步骤,对一例老年脆性骨折(髋关节骨折、股骨颈骨折)患者进行了系统的案例分析。通过本案例学习,能掌握脆性骨折患者的主要评估内容及方法、行人工关节置换术后的护理问题及护理要点、病情观察要点及潜在并发症防治措施,为今后的临床护理工作提供实践参考。

【案例使用说明】

一、教学目标

通过本案例的学习,希望学生了解老年脆性骨折(髋关节骨折及股骨颈骨折)的病情特点以及完整的护理评估、诊断、计划、实施、评价的护理程序。希望学生达到:

(1)通过对老年脆性骨折(髋关节骨折、股骨颈骨折)患者问诊和体格检查,收集准确且全面的资料。

(2)识别老年脆性骨折(髋关节骨折、股骨颈骨折)典型症状和体征,结合辅助检查结果,作出准确的诊断。

(3)基于护理程序理论框架,运用奥瑞姆自护理论对患者进行护理,制订详细的护理计划。

(4)了解老年脆性骨折的类型和危险因素,运用加速康复外科理论对患者实施有效的康复训练。

(5)熟悉老年脆性骨折(髋关节骨折、股骨颈骨折)辅助诊疗手段和治疗方法,掌握人工关节置换术的围术期管理。

二、涉及知识点

（1）老年脆性骨折（髋关节骨折、股骨颈骨折）的诊断依据。

（2）老年脆性骨折（髋关节骨折、股骨颈骨折）的护理评估、护理诊断、护理目标。

（3）老年脆性骨折（髋关节骨折、股骨颈骨折）围术期的护理措施实施及效果评价。

三、启发思考题

本案例的启发思考题主要对应案例教学的知识传递目标，启发思考题与案例同时布置，另外要求学生在课前阅读熟悉相关知识点。在案例讨论前需要布置学生阅读材料中关于老年脆性骨折的内容，主要包括脆性骨折的定义、类型、骨质疏松的危险因素、脆性骨折的预防措施、护理老年脆性骨折患者的个案方法和程序等内容。

（1）本案例入院时如何使用奥瑞姆自护理论对患者进行护理？

（2）入院时护士应从哪些方面加强对患者的观察和护理？

（3）患者行髋关节置换术围术期护理的要点有哪些？

（4）本案例如何运用加速康复外科（ERAS）理论帮助患者术后康复训练，恢复关节功能？

四、分析思路

案例分析的基本思路是将案例相关情景材料通过事先设计好的提问引导和控制案例讨论过程。本案例聚焦患者，在评估患者需求的基础上，选择恰当的介入目标，并实施对应的护理措施。案例分析步骤见图10-1-1。

五、理论依据

（一）奥瑞姆自护理论在该案例的应用

本案例基于入院评估结果，Bartherl指数评定量表评分25分，为重度依赖。运用奥瑞姆自护理论（参见附录Ⅰ-1），以患者的病情严重程度和生活自理能力为依据，入院时选择护理系统中全补偿系统（替），后期病情稳定后，逐步选择部分补偿系统（帮），制订护理计划如下。

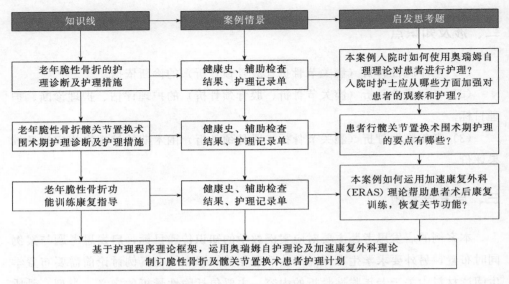

图 10-1-1　老年脆性骨折案例分析步骤

（1）完全补偿系统：①帮助患者做好生活护理，包括床上擦浴、更换病服、多人共同翻身、床上使用便器，保持床单位整洁，预防压力性损伤发生。②翻身时拍背，预防肺部感染。

（2）部分补偿系统：①指导患者进行踝泵运动、床上下肢锻炼等，预防深静脉血栓等并发症。②与患者及家属共同制订饮食计划，指导患者进食糖尿病及优质高蛋白糖尿病饮食，控制血糖的同时增加蛋白质的摄入。

本案例护理干预过程中运用奥瑞姆自护理论，通过对患者及家属的健康教育以及对患者心理状况进行干预，提升他们对疾病的认知水平与自我护理知识水平，同时提供人性化关怀，给予充分的耐心与信心，纠正并帮助患者渡过心理危机，调动并发挥家属的主观能动性，主动参与到护理工作中，从而有效地帮助家属提升对患者的照护能力，同时促使患者尽快恢复自理能力。

（二）观察和护理

1. 脆性骨折的危险因素评估

患者高龄（85 岁）、女性、既往有过骨折史、骨折后长期卧床、糖尿病血糖长期控制不佳，这些均为脆性骨折发生的高危因素。

2. 疼痛

患者摔倒后在家卧床 1 个月，没有经过正规的治疗，近期疼痛剧烈。入院后应定期、规范地评估患者的疼痛程度、性质及伴随症状。该患者间感疼痛，疼痛评分 2～3 分，程度为轻度，无其他伴随症状。首先采用物理方法予以缓解疼痛，如无效则可以遵医嘱使用镇痛药，但老年人用药应注意剂量，在观察镇痛效果的同时还要密切观察药物的副作用。

3. 躯体活动障碍

患者骨折后一直卧床，未进行功能训练，入院后应准确评估患者躯体移动障碍的程度，是否因疼痛影响患者活动。在协助患者进食、洗漱、排泄及个人卫生活动等生活护理的同时鼓励其做力所能及的自理活动。在患者疼痛缓解后指导并协助患者进行功能锻炼，防止关节僵硬及肌肉萎缩。活动期间加强健康宣教，避免跌倒和坠床的发生。

4. 潜在并发症的观察和护理

（1）压力性损伤：患者长期卧床伴躯体活动障碍，生活不能自理，存在压力性损伤发生的高风险。入院后在评估患者压力性损伤风险及营养风险筛查后，该患者均为高危，需要营养干预。应加强患者的皮肤护理，班班交接皮肤情况，观察有无指压不变白的红斑或皮肤破损。在大小便后及时护理皮肤，保持皮肤干燥、清洁。使用气垫床，定时协助翻身。足跟处可使用枕头垫起悬空，大腿和膝关节间放置枕头。加强营养支持，保证足够的蛋白质、维生素、水分、能量等供应，和营养师共同制订个性化营养方案。

（2）深静脉血栓形成：患者长期卧床缺乏活动，入院后 Caprini 风险评估量表评分 10 分，为高危。需指导患者摄入充足的水分，采取机械预防措施的同时指导患者进行踝泵运动，遵医嘱使用抗凝药物并观察有无出血倾向。观察患者有无肢体肿胀、疼痛、发热等下肢深静脉血栓症状，有无呼吸困难、胸痛、血氧饱和度下降等肺栓塞症状，出现上述症状及时报告医师并按相应护理常规护理。

（三）髋关节置换术围术期护理的要点

手术是髋部骨折的首选治疗方法，它可以控制疼痛、稳固患肢，有助于患者早期恢复活动并降低并发症风险。保守治疗会因患者活动受限导致其他风险增加，如静脉血栓形成、压力性损伤、其他并发症以及自理能力受限等各种风险。围手术期护理包括 3 个阶段：术前、术中和术后阶段。术前护理的目标是稳定骨折、管理疼痛和恢复功能，需要标准化的术前评估以及以患者为中心的管理策略。术中护理旨在减轻手术引起的病理生理反应，而不破坏患者的生理稳定性。术后护理旨在减轻手术的影响，协助患者复健，激励患者，为出院做好准备，使其在一个理想的状态下回归家庭。术后护理包含早期活动、疼痛管理、术后低血压和液体管理、术后贫血管理、谵妄评估和营养优化等。

（四）加速康复外科理论的应用

加速康复外科（ERAS）可以通过减少患者围手术期生理和心理上的创伤和应激反应，从而降低术后病死率、输血率、并发症发生率，缩短住院时间，最终达到患者快速康复的目的。本案例基于 ERAS 理论，采取以下措施，患者术后 6 天出院，未发生并发症。

（1）健康宣教：向患者及家属讲解疾病知识，使其认识到髋部骨折发生的原因、治疗方法、预后、术后并发症预防的重要性等，术后康复训练有利于促进功能恢复，恢复患者生活自理能力。

（2）营养支持：保证患者获取足够营养，嘱其多进食豆类、肉类、海产品、绿色蔬菜等食物，补充维生素，适当增加蛋白质。

（3）及早术后镇痛：术后患者最先感受到的即为伤口的疼痛，所以疼痛是患者评价手术"成功"的一个重要方面。疼痛不仅会延长住院时间、延缓患者下地活动时间，还会影响患者术后关节功能。护士应定期评估患者疼痛程度，在患者麻醉完全消退前即予以镇痛药物，并评估镇痛药物的效果和副作用，及时处理恶心、呕吐及中枢神经系统的并发症。

（4）功能锻炼：进行关节置换的首要目的即为促使患者早日下床行走，从而减少由于长期卧床带来的并发症。在手术麻醉消退后协助患者进行床上肌肉等长收缩等锻炼，指导家属进行下肢按摩，在术后第 2 天下地活动，规定下床活动时间，并逐步增加，尽早下床活动可以给予患者充分的信心，能充分调动患者的积极性，更好地配合医护人员的治疗。

六、案例背景

（一）基本概念

脆性骨折是指在没有明显外伤或轻微暴力（通常不会引起骨折的外力）情况下，身体骨质部位出现断裂的情况。脆性骨折既是骨质疏松的信号，也是骨质疏松的症状，所以也称骨质疏松性骨折。骨质疏松患者典型的脆性骨折包括椎体（脊柱）骨折、股骨近端（髋）骨折、前臂远端（腕）骨折和肱骨近端骨折。

腕部骨折在骨质疏松性骨折常见类型中排第三位，占老年人所有骨折的18％。腕部骨折通常是第一次脆性骨折，随后可能会发生髋部骨折或椎体骨折。髋部骨折是最严重的脆性骨折。髋部骨折患者多数需要住院治疗，在所有的髋部骨折病例中有近1/4的患者存在死亡风险。存活的患者多数不能恢复到受伤前的功能水平，30％的患者失去独立生活的能力。

我国是世界上老年人口规模最大的国家，目前我国人口正转向重度老龄化和高龄化，75～84 岁人群在 10 年内髋部骨折发生率高达 7％。髋关节骨折极大地增加老年人死亡和主要并发症的风险。

对我国老年人来说，引发脆性骨折的最大问题是骨质疏松症，我国 60 岁以上老年人中至少三成存在骨质疏松问题。骨质疏松固有的危险因素包括：年龄、女性、骨质疏松症家族史、骨折史、种族、绝经期、长期使用糖皮质激素、类风湿关节炎、男性原发性/继发性性腺功能低下。次要的危险因素包括长时间制动、炎性肠病、饮食失调、内分泌紊乱。骨质疏松症可改变的危险因素包括酒精、吸烟、营养不良、维生素 D 缺乏、饮食失调、缺乏锻炼、钙摄入不足、频繁跌倒。

（二）老年髋部骨折受伤机制

髋关节是一个球窝结构，通过骨盆带和躯体相对固定。

1. 股骨颈骨折

老年髋部骨折为低能量所致，患肢外旋产生扭转力而造成骨折。在外旋扭力作用下，骨质疏松的股骨颈和髋臼后缘发生撞击，股骨颈后方发生粉碎性骨折。

2. 股骨转子下骨折

老年人由低能量损伤引起，转子下区域常发生病理性骨折，如骨折前该区有疼痛史，且有硬化或边缘不规则的横行骨折，应怀疑前期存在病理性改变。

3. 股骨转子间骨折

老年人 90％由跌倒所致。

老年人因年龄增大、骨内成骨减少，而破骨相对增多，使总的骨量减少；骨的微观结构退化，骨吸收大于骨形成，表现为骨小梁变细、变薄、变稀乃至断裂，微骨折导致骨内微结构改变，骨强度降低。骨的强度下降，脆性增加，难以承载原来载荷，可悄然发生或是在不大的外力下就可发生髋骨近端骨折或腕部桡骨远端骨折。而转子间区与股骨颈区都是髋部骨密度最低部位，也是骨量低下、骨结构脆弱、骨量丢失最敏感的部位，故该部位易发生骨折。老年人除骨密度降低外，其骨内微结构也受到破坏，但由于骨重建、塑形慢，很难达到或恢复合理的承重结构，因此在遭受暴力时极易发生骨折。

（三）髋部脆性骨折围术期管理

手术是髋部骨折的首选治疗方法，它可以控制疼痛、稳固患肢，有助于患者早期恢复活动并降低并发症风险。保守治疗会因患者活动受限导致其他风险增加，如深静脉血栓形成、压力性损伤、其他并发症以及自理能力受限等各种风险。围手术期护理包括 3 个阶段：术前、术中和术后阶段。

术前护理阶段是指从骨折到进入手术室，即准备手术前的一段时间。术前护理的目标是稳定骨折、管理疼痛和恢复功能，需要标准化的术前评估以及以患者为中心的管理策略。目的是通过协调老年骨科护理与麻醉护理，及时有效地进行术前准备。

术中护理旨在减轻手术引起的病理生理反应，而不破坏患者的生理稳定性。高龄、虚弱增加围手术期并发症发病率和死亡率；一个或多个并发症、多重用药以及认知功能障碍很常见，并可能对生理功能产生负面影响。

术后护理旨在减轻手术的影响，协助患者复健，激励患者，为出院做好准备，使其在一个理想的状态下回归家庭。术后早期活动至关重要，因为术后活动延迟会导致住院时间延长。此外，术后护理包含疼痛管理、术后低血压和液体管理、术后贫血管理、谵妄评估和营养优化。

1. 疼痛管理

急性疼痛需要持续评估，在整个护理过程中还需要定期评估，以便实施有效疼痛管理。护士都应规律、准确地评估患者的疼痛，遵医嘱使用镇痛药，观察药物疗效及副作用。在手术固定前，应避免髋部骨折患者向患侧翻身。进行护理操作和检查患者背部皮肤时，轻柔地"倾斜"患者；在大腿和膝关节之间放置枕头有助于减轻疼痛，避免内收或旋转患肢。更换患者体位时，应由多位护士采用规范的手法来操作。

2. 并发症管理

卧床相关并发症包括坠积性肺炎、压力性损伤、静脉血栓栓塞症、泌尿系感染、便秘等，应定期进行综合评估并采取相应的预防措施防止并发症的发生。

3. 营养支持

保证患者充足的营养，可以提高患者的康复水平。在实际护理时，可以鼓励患者以高蛋白、高钙、高维生素饮食为主。但是需要注意的是如果有特殊患者要给予有效的饮食指导，例如在合并冠心病患者饮食指导过程中，要保证患者摄入充足营养的同时，还要注意食物的热量，对食物的胆固醇以及脂肪含量等要进行合理控制，特别是要重视对患者进食量进行控制，防止患者在治疗期间冠心病发病率增高。此外，在合并伤口的过程中要禁止患者摄入刺激性食物与饮料。

4. 活动和锻炼指导

对于髋部骨折后的老年人，早期活动尤为重要，因为它与死亡率、功能恢复以及由于损伤、围手术期制动、肌肉无力、疲劳和术后并发症导致的功能下降直接相关。人工股骨头置换术后，运动可以早期进行，一般来说，通常平均 2d 左右下地活动，如果患者机体功能弱，则可适当推迟。鼓励患者尽快坐在椅子上进餐，鼓励他们独立完成自我护理和个人卫生。指导患者进行足、踝关节活动，股四头肌/臀肌/腹肌的静力训练，膝关节伸/屈，髋关节外展练习以及功能锻炼。

5. 心理护理

老年人出现突发骨折心理上会受到比较大的冲击，再加上会考虑家庭环境经济条件等，髋部骨折的老人很容易产生抑郁、焦虑等情绪。这些情绪会影响患者对治疗方案的依从性，对患者的治疗效果产生一定影响。护理人员需要加强心理护理，要以积极认真的态度对待患者，耐心解答患者在治疗过程中的疑惑以及问题，倾听患者的诉求，尽最大可能满足患者的合理诉求。

6. 合并症管理

在髋部骨折患者护理过程中，如果患者本身存在一定合并症，会对患者的手术是否能顺利进行产生一定影响，还会对患者的护理效果和康复训练效果产生影响。因此，需要对患者的合并症进行积极、有效地处理。高血压患者需要进行降压措施，保证患者血压在稳定水平；糖尿病患者需要口服降糖药或者利用胰岛素对血糖水平进行合理控制。

7. 出院指导

讲解髋部骨折发生的原因、治疗方法、预后及并发症预防的重要性。保证充分休息，获取足够营养，养成良好的生活习惯，补充维生素，适当增加蛋白质，增强阳光照射。根据具体情况进行康复训练指导，提高活动能力，加强髋关节功能锻炼，促进功能恢复，降低功能减退风险。

七、关键要点

（1）学会在患者的主诉及辅助检查中分析患者目前面临的主要问题，评估其需求，学会理清个案介入的思路，按照由易到难、由最主要到次要的介入思路，拟定个案护理方案，并有效实施。

（2）训练护士自身的临床判断思维，在护理患者的过程中，重视临床判断思维的提升，根据患者的病情，不断拓展自己的相关专业知识，不断提升自我的专业修养和业务水平。

八、课堂计划

本案例可作为专门的案例讨论课进行，如下是按照时间进度提供的课堂计划建议。

整个案例课的课堂时间控制在 2 课时（90min）。

课前计划：案例教学效果与学生的知识储备有很大关联，因此案例教学前，要求学生预习相关知识十分必要。根据本案例所涉及的知识点，要求学生在课前能够预习脆性骨折的相关内容，主要包括脆性骨折的定义、类型、骨质疏松的危险因素，脆性骨折的预防措施，奥瑞姆自护理论、奥马哈问题分类系统理论等相关知识。

课中计划：开场 5min、案例回顾 10min、分析讨论 45min、知识要点梳理 20min、归纳总结 10min。

课堂讨论案例之前，要求学生至少要读一遍案例全文，对案例启发思考题进行回答，具备条件者可以小组为单位围绕着所给的案例启发思考题进行讨论。根据学生回答整理出知识脉络结构。

课后计划：如有必要，请学员进行其他相似案例的报告，根据本案例学习的方法进行分析。

九、课后思考题

（1）你觉得对于老年脆性骨折疾病的预防，社区及家庭应采取哪些有效的措施降低发病率？

（2）如何采取有效的措施促进脆性骨折后患者的术后康复？

第二节　老年膝关节骨性关节炎患者的护理

【案例正文】

一、基本信息

姓名：郭××　　　　性别：男　　　　年龄：62 岁
婚姻：已婚　　　　籍贯：湖南　　　　职业：农民
入院日期：2022 年 04 月 7 日

二、护理评估

(一) 健康史

1. 主诉

右膝关节疼痛 3 年余，左膝关节疼痛半年，加重 1 个月。

2. 现病史

患者 3 年前无明显诱因出现右膝关节疼痛，行走后疼痛加重，休息后可稍缓解，无夜间痛，有活动受限，下蹲和上下楼困难，无明显肿胀，就诊于当地医院，行 MRI 提示右膝关节积液，予以穿刺抽液、镇痛等对症治疗后症状好转。半年前左膝关节活动后疼痛，患者未予以诊治。1 个月前右膝关节疼痛加重，就诊于当地另一医院，诊断为右膝关节骨性关节炎，予以镇痛、消肿等对症治疗后上述症状稍有缓解，为求进一步诊治到我院治疗。起病来，患者精神状态可，食欲可，大小便正常，睡眠可，体重无明显变化。

3. 既往史

2018 年诊断高血压，最高血压不详，未规律服药；2017 年诊断前列腺炎，未规律服药；否认糖尿病、冠心病等其他慢性病史，否认肝炎、结核等传染病史及密切接触史，否认外伤及输血史，无药物及食物过敏史，预防接种史不详。

4. 个人史

出生居住于原籍，否认血吸虫疫水接触史，无毒物、粉尘及放射性物质接触史，无地方或传染病流行区居住史，无新冠流行病学接触史及旅居史。生活规律，吸烟 30 余年，40 支/d，无嗜酒。无冶游、性病史。

5. 婚育史

30 岁结婚，育有 1 子，家庭和睦，配偶、子均体健。

6. 家族史

否认家族性遗传性疾病史，家族成员中无类似患者。

7. 日常生活形态

(1) 饮食：平时饮食规律，食欲可。

(2) 睡眠/休息：一般 22：00～00：00 入睡。午睡 30min 左右，睡眠质量尚可。发病以来，睡眠较之前无明显改变。

(3) 排泄：大小便正常。

(4) 自理及活动能力：入院当天，生活完全自理，Bartherl 指数评定量表评分 100 分；4 月 11 日手术后评估，评分下降到 35 分，重度依赖；4 月 13 日为 65 分，4 月 14 日为 75 分，为轻度依赖。

8. 心理/情绪状态

情绪焦虑。

9. 对疾病相关知识的了解情况

基本了解疾病相关知识。

10. 风险与症状评估

(1) 跌倒风险：入院时，Morse 跌倒危险因素评估量表评分 35 分，中度危险；术后评分 60 分，为高度危险。

(2) 压力性损伤风险：Braden 评估量表评分 20 分，无风险；术后 14 分，为中度危险。

(3) 血栓风险：Caprini 风险评估量表评分 3 分，为中危；术后评估 9 分，为高度危险。

(4) 导管滑脱风险：术后留置伤口引流管引流淤血，患者导管滑脱风险评估量表评分 6 分，为低度风险。

(5) 疼痛评估：疼痛数字评分法评估静痛 0 分/动痛 7 分；术后即刻评分为静痛 0 分/动痛 0 分；术后 6h 评分为静痛 2 分/动痛 3 分。

(6) 营养风险筛查：NRS 营养风险筛查表评分 0 分，营养状况良好。

（二）体格检查

T 36.2℃，P 85 次/min，R18 次/min，BP 137/70mmHg，身高 160cm，体重 71.5kg，BMI 27.92kg/m^2。神志清楚，自主体位，查体合作。跛行入病房，双下肢不对称，右膝关节呈内翻畸形，右膝关节内侧及髌骨周围少许压痛，左膝关节周围压痛不明显，右膝关节主动伸直正常，屈曲 95°，内翻 5°，屈曲及外旋活动时关节疼痛明显，研磨试验阳性；左膝关节屈伸活动基本正常；双下肢未见水肿，右足背部行走后活动麻木感，双足血运、活动正常，余肢体未见明显异常，双下肢肌力正常。

（三）辅助检查

1. 实验室检查

血常规：白细胞计数 11.8×10^9/L，中性粒细胞分类计数 9.5×10^9/L，单核细胞分类计数 0.9×10^9/L，淋巴细胞百分比 12.1%，中性粒细胞百分比 80.2%。

白介素-6：43.72pg/mL。

C 反应蛋白（CRP）：16.2mg/L（2022-04-12），25.3mg/L（2022-04-15）。

降钙素原全定量：0.12ng/mL。

肝功能＋血脂＋肾功能＋电解质＋血糖：葡萄糖 6.68mmol/L，甘油三酯（TG）5.69mmol/L；胆固醇（TC）5.5mmol/L，低密度脂蛋白（LDL）3.55mmol/L，其余正常。

新冠肺炎核酸检测：新型冠状病毒核酸检测阴性（未检出），ORF1ab 基因阴性（未检出），N 基因阴性（未检出）。

血沉、凝血常规、糖化血红蛋白（HbA1c）、脑利钠肽前体（NT-proBNP）测定大致正常。

2. 影像学检查

双下肢全长站立正位 X 线：双膝关节退行性变，右膝关节内翻畸形，内侧关节间隙狭窄，软骨下骨硬化，关节周缘及髌骨上下可见大量骨赘形成。

腰椎正侧位 X 线：①腰椎退行性变；腰椎骨质增生，T11/T12、T12/L1 椎间盘病变可疑，L4/5 椎间盘变性。②T12 压缩性骨折。

骨盆＋双下肢全长 CT 平扫三维成像：双膝关节退行性变；右膝内侧髁斑片状密度增高影，炎性病变可能。

脊柱全长 MRI 平扫：①颈椎退行性变，C3/4、C4/5、C5/6、C6/7 椎间盘膨出，C4/5 左侧黄韧带增厚，C5/6、C6/7 双侧黄韧带增厚，相应椎管狭窄。②胸椎退行性变，T12 椎体陈旧性压缩骨折。③腰椎退行性变，L4/5 椎间盘膨出并向左后方突出，L3/4、L5/S1 椎间盘稍向后突出。

双下肢深静脉彩超：未见明显异常。

心电图：窦性心律，频发室性早搏。

（四）医疗诊断

右膝关节骨性关节炎，高血压，前列腺炎，T12 陈旧性压缩性骨折，腰椎退行性病变，颈椎退行性变。

（五）治疗措施

（1）完善术前准备。

（2）神经阻滞麻醉下行右膝关节置换术。

（3）抗感染：0.9%氯化钠注射液 100mL＋头孢唑林 2g，静脉滴注，每日 2 次。

（4）镇痛：0.9%氯化钠注射液 250mL＋酮卡酸氨丁三醇 60mg，静脉滴注，每日 2 次。

（5）消肿：48h 内患处持续冰敷；迈之灵片 300mg，口服，每日 2 次。

（6）预防血栓：那屈肝素钙 4100U，皮下注射，每日 1 次；间歇性加压充气装置治疗，每日 2 次，每次 30min。

（7）其他：对症支持治疗。

三、护理计划

护理计划见表 10-2-1。

表 10-2-1　护理计划

时间	护理诊断	诊断依据	护理目标	护理措施
2022-04-07-10:33	疼痛：与右膝关节内翻畸形，内侧关节间隙狭窄，软骨下骨硬化，关节周缘及髌骨大量骨赘形成、手术创伤有关	X 线片：示双膝关节退行性病变，右膝关节内翻畸形，内侧关节间隙狭窄，软骨下骨硬化，关节周缘大量骨赘形成；活动时疼痛加剧，疼痛评分：静痛 0 分/动痛 7 分；术后 6h 疼痛评分为静痛 2 分/动痛 3 分	患者主诉疼痛减轻	①评估患者疼痛的原因、强度、部位、性质，有无伴随症状。②取舒适体位，保持患肢功能位。③保持环境整洁、安静，温、湿度适宜。④护理操作时，动作轻柔，避免粗暴动作，尽量集中进行。⑤转移注意力，指导患者做一些放松疗法，如听音乐、聊天、看报等。⑥术后 48h 内持续予以冰敷，以减少积液产生，减轻疼痛。⑦多模式镇痛，遵医嘱给予药物镇痛，如等酮卡酸氨丁三醇、地佐辛等
2022-04-07-10:33	有跌倒的风险：与患者下蹲、上下楼困难，关节活动受限有关	测量患者膝关节活动度，右膝关节屈曲 95°，跛行步态。跌倒风险评估为 35 分，中度危险。术后第一次下床活动时跌倒风险评分为 60 分，高度危险	患者住院期间不发生跌倒	①予以跌倒风险评估，根据评估结果予以健康指导，提高患者和照护者防跌倒意识。②术后第一次下床活动时跌倒风险评分为 60 分，属于高危。签署高危跌倒知情同意告知书，指导其正确的"起床三部曲"：床上坐立 30s，床旁坐立 30s，床旁站立 30s。③穿防滑鞋，裤腿不能过长，尽量使用助行器。④保持地面清洁干燥，灯光照明良好，病房设施摆放合理。⑤如厕和洗浴有专人协助

续表

时间	护理诊断	诊断依据	护理目标	护理措施
2022-04-07-10:33	焦虑:与对手术的担心及新环境不适应有关	活动受限后开始焦虑	患者保持情绪稳定,积极配合治疗	①了解患者产生焦虑的原因,做好解释和心理疏导工作。②予以疾病相关知识宣教,增强患者战胜疾病信心,积极配合治疗。③予以正念干预治疗、听轻音乐等,缓解焦虑情绪
2022-04-10-10:00	知识缺乏:缺乏骨关节炎相关知识	患者小学学历,曾多次咨询术前注意事项	患者了解治疗方案、预后康复期要点	①发放宣教册;②运用 Teach-back 对患者进行相关知识宣教。③耐心讲解,解答患者的疑惑
2022-04-11-18:15	有感染的风险:与手术伤口、留置尿管等有关	患者术后存在手术切口;患者有前列腺炎	住院期间不发生伤口感染和泌尿系感染	①评估感染的危险因素。②加强伤口护理,伤口渗血、渗液时及时更换敷料,保持伤口敷料干燥。定时观察评估伤口情况,注意伤口有无红、肿、热、痛等症状。③观察患者尿液颜色,性状和量,有无尿频、尿急、尿痛等症状。④保持管道通畅,充分引流。⑤加强病情观察,定时监测患者血常规及体温变化。⑥严格无菌操作。⑦嘱患者多饮水(2000~3000mL/d)以达到利尿、冲洗膀胱的作用,做好会阴护理。⑧遵医嘱给予抗菌药物治疗。⑨加强营养,特别是高蛋白食物,增强免疫力。⑩严格执行疫情防控制度,谢绝探视,医务人员严格手卫生,防止交叉感染
2022-04-11-18:15	潜在并发症:深静脉血栓	患者行右膝关节置换手术,Caprini 风险评估量表评分 9 分,属于高危血栓风险	患者住院期间不发生深静脉血栓	①做好深静脉血栓的风险评估,加强深静脉血栓的预防:基本预防(多喝水、抬高患肢、早期下床活动等)+机械预防(间歇性加压充气装置)+药物预防(那屈肝素钙)。②加强病情观察,及时发现患者异常体征、症状

四、护理记录

护理记录见表 10-2-2。

表 10-2-2　护理记录

日期	时间	护理记录
2022-04-07	10:33	患者,男,62 岁,T 36.2℃,P 85 次/min,R18 次/min,BP 137/70mmHg,因右膝关节疼痛 3 年余,左膝疼痛半年,加重 1 个月,于今日 10:33 跛行入院,诊断为骨性关节炎(右膝)。患者 Barthel 指数评定量表评分 100 分,Morse 跌倒危险因素评估量表评分 35 分,中度危险,Braden 评估量表评分 20 分,Caprini 风险评估量表评分 3 分,中度危险,NRS 2002 营养风险筛查表评分 0 分,疼痛数字评分法评分静痛 0 分/动痛 7 分。告知患者以休息为主,减少活动,减少疼痛。行入院宣教,介绍科室环境及相关制度、主管医师及责任护士,告知患者床头呼叫铃使用方法,防跌倒、防坠床,勿自行外出。遵守医院疫情防控要求、陪护等相关制度,加强病情观察。遵医嘱监测血压每日 2 次
2022-04-08	10:00	拟下周一在神经阻滞麻醉下行右膝关节置换术,告知患者术前禁食、禁饮时间,予以交叉配血等术前准备,指导床上大小便适应性训练及深呼吸咳嗽训练
……	……	……
2022-04-11	18:15	患者在神经阻滞麻醉下行右膝关节置换术,术后留置伤口引流管及尿管。伤口引流管予以夹闭,4h 后打开,尿管通畅,尿液为淡黄色,清亮。现伤口敷料干燥,患肢末梢血运、感觉及活动正常,足背动脉能扪及,指导患者禁食、禁饮 2h,抬高患肢,促进下肢静脉回流;继续予以抗感染、补液、止血、消肿、镇痛等对症治疗,持续低流量吸氧及心电监测。膝关节局部持续冰敷,减少关节积液产生,减轻疼痛。Barthel 指数评定量表评分 35 分,Morse 跌倒危险因素评估量表评分 35 分,Braden 评估量表评分 14 分,NRS 2002 营养风险筛查表评分 0 分,导管滑脱风险评估量表评分 6 分,疼痛评分 0 分,Caprini 风险评估量表评分 9 分,属于血栓高危患者,麻醉清醒后指导患者踝泵运动、间歇性加压充气装置治疗,抗凝药物等预防深静脉血栓措施
2022-04-12	07:30	患者生命体征平稳,予以停心电监测及吸氧,监测血压每日 2 次。指导患者床上进行主动+被动功能锻炼
……	……	……
2022-04-13	09:08	伤口引流液<50mL,遵医嘱停留置伤口引流管;患者有前列腺炎病史,予以多次试夹导尿管,训练膀胱功能后遵医嘱拔除导尿管
2022-04-13	10:50	按照"起床三部曲"指导并协助患者下床活动,Morse 跌倒危险因素评估量表评分 60 分,属于高危患者,予以预防跌倒注意事项宣教
……	……	……
2022-04-15	10:40	患者 Barthel 指数评定量表评分 75 分,Morse 跌倒危险因素评估量表评分 60 分,Braden 评估量表评分 20 分,NRS 2002 营养风险筛查表评分 0 分,疼痛评分 2 分,Caprini 风险评估量表评分 8 分,患者今日出院。协助并指导患者办理出院手续,予以出院指导,嘱患者回家后继续予以高蛋白、高钙、富含粗纤维的低盐低脂饮食;再次进行跌倒预防的宣教,对助行器的使用给予个体化指导,避免发生跌倒;进一步加强患肢功能锻炼,采取基本预防+药物预防,预防下肢深静脉血栓的发生;嘱遵医嘱定期复查,若有不适应随诊

五、小结

本案例以护理程序为理论框架，按照评估、诊断、计划、实施、评价五个步骤，对一例膝关节骨性关节炎患者进行了系统的案例分析。通过本案例学习，能掌握膝关节骨性关节炎病患者的主要评估内容及方法、护理问题及护理措施、病情观察要点及潜在并发症的防治原则，为今后的临床护理工作提供实践参考。

【案例使用说明】

一、教学目标

通过本案例的学习，希望学生了解老年膝关节骨性关节炎的特点以及完整的护理评估、诊断、计划、实施、评价的护理程序。引导学生分析老年膝关节骨性关节炎的诊断依据及鉴别要点，运用帕累托法则明确该患者护理问题，制订相应的护理措施。建议教师采用讨论或情景模拟的方式呈现。结合本案例学习，希望学生达到：

（1）掌握对老年膝关节骨性关节炎患者进行问诊、体格检查等评估方法，资料收集具有逻辑性，详尽且全面。

（2）识别老年膝关节骨性关节炎典型症状和体征以及辅助检查结果，分析病例特点，找出诊断依据。

（3）基于护理程序理论框架，运用帕累托法则对患者作出合适的护理诊断，并制订相应的护理计划。

（4）掌握老年膝关节骨性关节炎患者的病情观察要点。

二、涉及知识点

（1）本案例涉及老年膝关节骨性关节炎的诊断依据及鉴别诊断要点。

（2）本案例涉及老年膝关节骨性关节炎患者的护理评估、护理诊断和护理目标。

（3）本案例涉及老年膝关节骨性关节炎患者的护理措施实施及效果评价。

三、启发思考题

本案例的启发思考题主要对应案例教学的知识传递目标，启发思考题与案例

同时布置，另外要求学生在课前阅读熟悉相关知识点。在案例讨论前需要布置学生阅读关于老年膝关节骨性关节炎疾病进展知识，包括但不限于老年膝关节骨性关节炎的流行病学、发病原因、临床表现、治疗方法、护理老年膝关节骨性关节炎患者的个案方法和程序等内容。

（1）该患者诊断为膝关节骨性关节炎疾病的依据是什么？需要与哪些疾病鉴别诊断？

（2）根据帕累托法则及互动达标理论，你认为责任护士对该患者制订的护理计划是否准确、全面？

（3）本案例的介入过程，哪些方面分别体现了奥瑞姆自护理论的"替、帮、教"？

（4）针对该患者的护理问题，你认为责任护士应该从哪些方面加强病情观察？

（5）你认为老年膝关节骨性关节炎患者术后康复涉及哪些内容？

四、分析思路

案例分析的基本思路是将案例相关情景材料通过事先设计好的提问引导和控制案例的讨论过程。本案例聚焦患者，在评估患者需求的基础上，选择恰当的介入目标，并确立优先次序和护理过程中的角色。案例分析步骤见图 10-2-1。

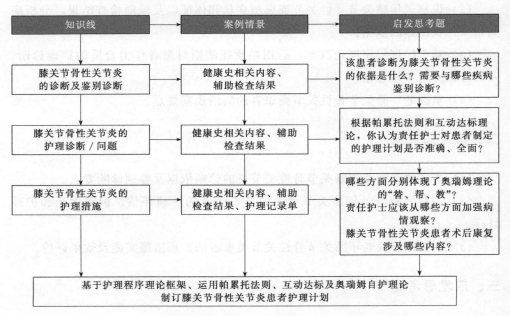

图 10-2-1 膝关节骨性关节炎案例分析步骤

五、理论依据及分析

（一）诊断与鉴别

1. 该患者诊断为膝关节骨性关节炎的依据是什么？

（1）症状与体征：3年前无明显诱因出现右膝关节疼痛，行走后疼痛加重，休息后可稍缓解，上下楼时疼痛加重。晚期伴有明显滑膜炎症状，如关节疼痛、积液和活动受限。双下肢不对称，右膝关节呈内翻畸形，右膝关节内侧及髌骨周围少许压痛，左膝关节周围压痛不明显，右膝关节主动伸直正常，屈曲95°，内翻5°，屈曲及外旋活动时关节疼痛明显，研磨试验阳性。

（2）既往病史：2022年3月10日当地医院X线示右膝关节骨性关节炎。

（3）辅助检查：①双膝关节X片（双下肢全长站立正位）示双膝关节退行性变；②CT（骨盆＋双下肢全长）平扫＋三维成像：双膝关节退行性变；右膝内侧髁斑片状密度增高影，炎性病变可能。

2. 需要与哪些疾病鉴别诊断？

膝关节骨性关节炎应与类风湿关节炎、化脓性关节炎、膝关节结核、痛风性关节炎等疾病进行鉴别（见表10-2-3）。

表10-2-3　膝关节骨性关节炎与其他疾病的鉴别要点

膝关节骨性关节炎	好发于中老年人，起病缓慢，初期可因受凉、劳累或轻微外伤而感到关节酸胀不适或钝痛，逐步加重。活动多时疼痛加剧，休息后好转。晚期伴有明显滑膜炎症状，关节疼痛、肿胀、积液和活动受限。血液检查一般无异常
类风湿关节炎	好发于青壮年，伴有晨僵、体重减轻、低热及疲乏感等全身症状。主要表现为多关节受累、关节畸形及全身其他系统受累
化脓性关节炎	好发于儿童、年老体弱者，突发寒战、高热，全身症状严重，局部关节红肿疼痛及明显压痛等急性炎症表现，关节液增加有波动感，且血常规及血培养可呈阳性
膝关节结核	好发于儿童和青少年，多有结核病史，或有结核原发灶，起病缓慢，可先有低热、乏力、盗汗、厌食等全身症状，脓肿液或关节腔穿刺液培养结核阳性
痛风性关节炎	好发于40岁以上男性，受累关节及周围软组织明显发红发热和肿胀，剧痛难忍，有痛风结节，血尿酸增高

注：以上疾病多具有典型的临床特征，但并非所有患者都有以上临床表现。

（二）帕累托法则及互动达标理论在该案例的应用

本案例护理干预过程中责任护士在患者入院4h内全面评估了患者的个人信

息、症状、体征、心理/情绪（焦虑）、Barthel 指数评定量表评分（100 分）、Morse 跌倒危险因素评估量表评分（35 分）、Braden 评估量表评分（20 分）、Caprini 风险评估量表评分（3 分）、NRS 2002 营养风险筛查表评分（0 分）。等，然后做出了护理诊断。并运用帕累托法则，将其按首优、次优原则对该患者护理诊断进行了排序。目前郭某存在的主要护理诊断/问题是疼痛、有跌倒的风险、焦虑、知识缺乏、有感染的风险、潜在并发症（深静脉血栓）等。

运用互动达标理论，针对患者的护理问题，护士与患者/家属一起讨论，逐一制订了护理目标，并共同努力、相互影响，不断评价效果，促进护理目标的实现。根据评估要求，动态评估患者病情，活动痛较术前明显缓解，未发生跌倒/坠床、深静脉血栓及引流管脱出等并发症，对疾病治疗和未来生活充满信心。

（三）奥瑞姆自护理论在该案例的应用

本案例护理干预过程中，基于全面的评估结果，患者术后当日 Bartherl 指数评定量表评分 35 分，Morse 跌倒危险因素评估表评分 35 分，Braden 评估量表评分 14 分，Caprini 风险评估量表评分 9 分。运用奥瑞姆自护理论，以患者的病情严重程度和生活自理能力为依据，手术后选择护理系统中部分补偿系统（帮），后期病情逐渐稳定后，可选择辅助教育系统（教）。制订护理计划如下：①协助患者做好生活护理，勤擦浴、勤更换、勤翻身，定期拍背按摩，保持床单位整洁、身体舒适状态，预防压力性损伤发生。②指导患者进行力所能及的踝泵运动、呼吸康复、床上下肢锻炼等，预防深静脉血栓等并发症，促进病情缓解。③与患者共同制订饮食计划，指导患者进食高营养、高维生素、高蛋白低盐低脂饮食，补充机体营养。

通过对郭某的健康教育以及心理状况进行干预，提升其疾病认识水平与自我护理知识水平，激发其护理参与积极性，减少依赖。同时提供人性化关怀，给予充分的耐心与信心，纠正并帮助患者渡过的心理危机，调动并发挥其主观能动性，主动参与到护理工作中，从而有效促使患者尽快承担自我照护责任，进而提升其自我照护能力。

（四）病情观察

1. 生命体征监测与观察

（1）呼吸：观察患者是否有呼吸急促、呼吸困难的情况，警惕肺栓塞。

（2）体温：观察患者术后体温变化及伴随症状，如有发热则予以降温处理。

体温在 39℃ 以上者给予物理降温，如 50％乙醇擦拭颈部、四肢；冰袋或冷毛巾置于额、枕后、腋下或腹股沟处；冰水灌肠，温水擦浴等。

（3）脉搏、心率、血压：观察患者术后是否有脉搏、心率和血压变化，如果出现变化，及时告知医师处理。患者可能由于疼痛导致脉搏和心率代偿性增快，血压增高。

2. 观察皮肤温度、颜色、肿胀程度、毛细血管回流等情况

（1）皮肤颜色和温度：皮肤苍白，说明动脉供血不足；患肢发绀，说明静脉回流障碍。患侧与健侧的皮温相差一般应在 3℃ 以内，若患侧皮温较健侧低 4℃，或皮温不断下降，常表示血液循环危象的存在，应分析原因，并及时报告医师。

（2）肿胀程度及局部表现：见表 10-2-4。

表 10-2-4 肿胀程度及局部表现

肿胀程度	局部表现	肿胀程度	局部表现
（－）	轻微肿胀	（＋＋）	皮肤肿胀明显,皮纹消失
（＋）	皮肤有肿胀,但皮纹尚存在	（＋＋＋）	皮肤极度肿胀,皮肤上出现水泡

（3）毛细血管回流实验

① 正常指标：指压皮肤后，皮肤毛细血管迅速回流充盈，在 1～2s 内恢复。

② 变化规律：动脉栓塞时回流消失；静脉栓塞时早期回流增快，后期消失；不论动脉痉挛还是静脉痉挛，肢体毛细血管回流均不会消失，故毛细血管回流是鉴别栓塞和痉挛最重要的指标。

3. 潜在并发症的评估和护理

（1）有下肢深静脉血栓形成的可能：对于高危患者，需要每班体查，采用 Homans 征和 Neuhofs 征（腓肠肌压迫试验）进行筛查，如果出现阳性体征，应警惕患者出现下肢深静脉血栓，及时采取措施。

（2）感染的危险：护理过程中应做到以下几点。①详细观察并记录体温变化；②观察伤口有无红、肿、热、痛表现，伤口有脓性分泌物流出；③监测血常规、红细胞沉降率、白介素-6、C反应蛋白（CRP）、降钙素原全定量等炎性指标。

（五）膝关节骨性关节炎患者术后康复

膝关节置换术后康复指基于全面综合评估后为患者量身制订的综合干预措施，包括但不限于运动训练、患者教育和行为改变，促进患者形成长期有效的健康行为习惯。术后有效的康复锻炼可以提高患者关节活动度、提高与健康相关的生活质量，以及减少住院等。

康复需要医师、护士、营养师、物理治疗师、心理治疗师、家属等共同参与来实施。包括由卫生保健专业人员先进行康复评估，根据患者情况制订个性化的康复计划。

康复实施包括下肢淋巴回流技术＋复合手法推拿按摩治疗，患肢主动、被动活动训练（直腿抬高＋屈髋屈膝等），桥式运动、转移训练、平衡训练、步态训练等。

六、案例背景

（一）定义和概述

膝关节骨性关节炎（又称膝骨关节病、膝关节退行性关节炎）是关节软骨受到磨损而引起的疾病。它的主要改变是关节软骨面的退行性变和继发性的骨质增生。主要表现是关节疼痛和活动不灵活，X线表现关节间隙变窄，软骨下骨质致密，骨小梁断裂，有硬化和囊性变。关节边缘有唇样增生。后期骨端变形，关节面凹凸不平。关节内软骨剥落，骨质碎裂进入关节，形成关节内游离体。

在我国，骨性关节炎是一种最常见的膝关节炎。这是一种关节的退行性改变，或称为关节的老化，多见于50岁以上的患者。骨性关节炎通常发生在下肢负重的大关节，如髋关节和膝关节。在这种退化的关节周围会出现骨刺和骨赘，这些更加重了膝关节的活动障碍。

本病患病率随年龄增长而增高，特别是绝经前后妇女，由于激素水平改变，关节退行性变最易发病。由于某些职业、文化及生活习惯等使得关节损伤和过度使用的人容易得骨性关节炎，如教师、佛教徒、舞者、肥胖及穿高跟鞋者较易发病。

（二）诊断和初始评估

存在无明显诱因出现膝关节疼痛、关节肿胀、关节活动障碍时应考虑膝关节骨性关节炎。X线检查是确诊膝关节骨性关节炎的必备条件。膝关节骨性关节炎的初始评估要评价患者症状、体征、起病缓急，原发性骨性关节炎患者没有创伤、感染、先天性畸形病史。

疼痛、关节僵硬、关节肿胀和关节功能障碍是膝关节骨性关节炎常见问题。

在获取病史时，抑郁和/或焦虑症状值得具体询问，因为它们在外科手术中很常见，并与疾病知识缺乏、手术风险增加等相关。

（三）预防和维持治疗的支持证据

1. 预防

（1）控制体重或减肥。肥胖是本病发生的重要原因，故中老年朋友应控制体重，防止肥胖。一旦超过标准体重，那么毫无疑问，减肥最重要。体重下降后能够防止或减轻关节的损害，并能减轻患病关节所承受的压力，有助于本病的治疗。

（2）及时和妥善治疗关节外伤、感染、代谢异常、骨质疏松等原发病。

（3）避免长时间站立及长距离行走。因为他们会增加关节承受力及加速关节退变。

（4）补钙。应以食补为基础，要注意营养的平衡，多食奶制品（如鲜奶、酸奶、奶酪）、豆制品（如豆浆、豆粉、豆腐、腐竹等）、蔬菜（如金针菜、胡萝卜、小白菜、小油菜）及紫菜、海带、鱼、虾等海鲜类。同时应多见阳光及补充维生素D，以促进钙吸收。必要时，适量补充钙剂，如葡萄糖酸钙、巨能钙是临床常用物美价廉的补钙品。但应注意一定要在医师指导下补钙。

（5）坚持适量体育锻炼，防止骨质疏松。有规律的运动能够通过加强肌肉、肌腱和韧带的支持作用而有助于保护关节，预防骨关节病的发生。

（6）注意关节保暖。这一点对于预防骨关节病也很重要。关节受凉常诱发疾病的发生。

2. 治疗

（1）一般治疗：注意保护关节，避免过度负重活动和损伤，可采用适当的康复治疗，如游泳等。对于肥胖患者，减肥治疗也有一定的效果。严重时应卧床休息，支具固定，防止畸形。物理疗法也可以缓解疼痛。

（2）药物治疗：活血化瘀中草药内服以及外部热敷、熏洗、浸泡等可缓解症状、延缓病程。非甾体类抗炎药可以缓解疼痛。对于早期患者，研究表明已有口服药物成分参与软骨代谢，防止病情进展。关节内注射透明质酸钠，是利用它的流变学特性作为黏弹性物质的补充，起到润滑关节，保护关节软骨的作用。关节内注射皮质激素类药物，虽然可在短期内缓解症状，但对软骨的损害反而随注射次数增加而加重，故一般情况下不应使用。

（3）手术治疗：对于早期患者，可行关节清理术，在关节镜下清除关节内的炎性因子、游离体和增生滑膜，效果良好。晚期出现畸形或持续性疼痛，生活不能自理时，可手术治疗，如膝内翻畸形可行胫骨上端高位截骨术。依年龄、职业及生活习惯等可行膝关节置换术。

（四）膝关节置换术后康复管理

术后康复锻炼遵循的原则：个性化、循序渐进、全身训练。

（1）踝泵运动：手术后当天起即可在床上做此运动。患者用力把膝关节伸直、踝关节背屈，再努力收缩大腿和小腿肌肉至少6s，之后完全放松。

（2）压腿练习：术后第2天患者可坐起练习按压膝关节。将腿伸直放在床上，用软垫垫于足跟处，并将双手放在膝盖上方，轻轻下压，使腿尽量伸直，每次要维持5min左右，到患者可以忍受疼痛的程度为止。

（3）持续被动活动器（CPM机）练习：手术后第1天即可练习，此时避免引流管脱出。因膝关节周围肌肉少而肌腱多，加上长期膝关节病变使肌肉萎缩，此时锻炼的主要目的是促进膝关节活动，可以借助CPM机进行关节活动度的训练。膝关节的活动范围可以由0°～30°开始，每天2次，每次30～60min，速度每分钟1～2次，以后每天增加10°，术后2周应达到90°以上。

（4）直腿抬高练习：收紧大腿肌肉，尽量伸直膝关节，用力抬高足部并使其离床10～20cm，维持5s，慢慢放低，重复练习直至大腿感到疲劳为止。

（5）弯腿练习：术后第3天起开始练习。开始时可在床侧进行，患者坐于床边自然放松，小腿凭借重力垂到床下，达到90°，然后将健肢放到患肢前方，向后压，即可增加屈膝角度，用力大小以能够忍受为度。

（6）行主动膝关节屈伸活动。

（7）患者出院后继续加强患膝的功能锻炼、肌肉锻炼，如骑车锻炼每天15～20min；避免慢步长跑、跳、短跑、太极拳、搬运重物、爬山等活动。

（五）膝关节置换术后居家管理

（1）适当的休息与运动，渐进性增加活动量，避免太劳累，运动后要有适量的休息，让关节在正常的姿势下尽量放松。

（2）保持理想体重，以减轻膝关节的负担。

（3）日常活动应避免膝关节的过度负担，以减少关节磨损的机会，如过重的东西以推车来代替手提，上下楼梯多利用扶手等。

（4）膝关节手术后，避免蹲马步、爬山、跑、提重物、走远路等行为。

（5）手术后6个月可以游泳、骑脚踏车，恢复到正常生活。

（6）身体其他部位有感染时及时就医，并告诉医务人员曾进行过膝关节置换，避免其他部位感染诱发膝关节感染。

（7）如果有下列情况时应立即复诊：伤口发炎，有分泌物时，疼痛加剧时，膝关节受伤并造成走路困难时。

（六）新型冠状病毒疫情防控期间膝关节骨性关节炎患者的管理

新型冠状病毒疫情防控期间膝关节骨性关节炎患者若出现疼痛剧烈的情况不方便就医时，可以采用冰敷来缓解疼痛。冰敷使局部血管收缩、血液循环减少，因而降低组织新陈代谢率，抑制炎性反应，有较好的镇痛效果。在活动时发生膝盖疼痛，应立即让伤部休息，用冰块冰敷，并抬高患部 $20 \sim 30 \mathrm{min}$。可在当天晚间，或隔天早晨起床时，再用冰块敷一次。避免长时间处于同一体位，避免长时间进行负重大的活动，可使用拐杖等工具助行，减轻膝关节的负担以减轻疼痛。

七、关键要点

（1）学会在患者的主诉及辅助检查中分析患者目前面临的主要问题，评估其需求，并根据紧急程度将患者需求与问题排序。

（2）在评估需求和分析问题的基础上，学会理清个案介入的思路，按照由易到难、由最主要到次要的介入思路，拟定个案护理方案，并有效实施。

（3）训练护士的临床判断思维，在护理患者的过程中，重视临床判断思维的提升，根据患者的病情，不断拓展自己的专业知识，不断提升自我专业修养和业务水平。

八、课堂计划

案例教学效果与学生的知识储备有很大的关联，因此案例教学前，要求学生预习相关知识是十分必要的。根据本案例所涉及的知识点，要求学生在课前能够预习膝关节骨性关节炎的流行病学、临床表现、发病原因、治疗方法、康复内容，膝关节骨性关节炎患者的需求与评估，护理程序理论、Orem 自护理论、互动达标理论、帕累托法则等相关知识。

本案例按照 2 课时（90min）进行设计：案例回顾 10min、小组讨论 20min、集体讨论 30min、知识梳理 20min、问答与机动 10min。

课堂讨论案例之前，要求学生至少要读一遍案例全文，对案例启发思考题进行回答。具备条件者可以小组为单位围绕着所给的案例启发思考题进行讨论。

九、课后思考题

（1）你对膝关节骨性关节炎护理管理的发展有什么想法？

（2）你认为还有哪些理论可以运用于本案例中？

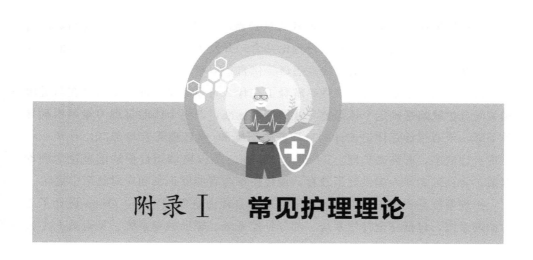

附录Ⅰ 常见护理理论

附录Ⅰ-1 奥瑞姆自护理论

奥瑞姆自护理论（orem self-care theory）又称自我照顾模式，由美国著名护理学家 Dorothea. E. Orem 于 1971 年在 *Nuring：Concepts of Practice* 一书中首次提出，主要针对个人护理，此后此书再版多次，扩展到对家庭、群体、社区的护理。奥瑞姆自护理论是一个综合性的护理理论，理论框架包括人、护理、健康、环境四个基本要素，基本内容由"自护理论（theory of self-care）""自护缺陷理论（theory of self-care deficit）""护理系统理论（theory of nursing systems）"组成。

自护又称自我护理，个体为维持自身的结构完整和功能正常，维持正常的生长发育过程，所采取的一系列自发的调节行为和自我照顾活动，强调以自我照护为中心。自护能力又称自我照顾的能力，人进行自护活动的能力，即人的自我护理能力。自护理论明确了什么是自护，人有哪些自护需求，个体在不同的状态下应进行哪些自护活动。奥瑞姆自护理论认为，护理的终极目标就是恢复和提高患者的自护能力，适应社会需要。目前，随着"以患者为中心"的优质护理服务发展，自护理论已被广泛应用于慢性病护理，特别是脑卒中、糖尿病、高血压、癌症等疾病的护理中，可提高患者的自护能力，改善患者生活质量，对社会产生积极的影响。Ali，Mohammadpour 等通过一项随机对照试验证实了基于奥瑞姆自护理论开发的支持性教育干预措施，能有效提高心肌梗死患者自护能力，还可以帮助医疗保健提供者识别并满足患者的自护需求。Hauffman A 等将奥瑞姆的自护缺陷理论与 Bandura 的社会学习理论结合，开发了一个基于理论和证据的交互式健康交流应用程序，从而为癌症患者提供自护策略。

自护缺陷理论是核心，该理论解释了在什么时候需要护理，认为存在与健康相关的自护缺陷是确定个体需要专业护理的标准，即当个体的自理力量因疾病导致下降，或通过诊疗评估预计到自理能力下降和/或自理需求增加时，存在或将出现自理缺陷，即需要护理。Jennifer、Sposito 等以奥瑞姆自护缺陷理论为理论框架，为社区老年人提供健康教育，最终使参与者能够识别和应对脑卒中症状。

护理系统是护士根据个体的自理需求和自理力量而设定的，Orem 设计了三种护理系统，包括完全补偿系统、部分补偿系统、辅助教育系统。见附图Ⅰ-1-1。

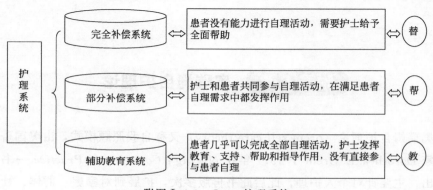

附图Ⅰ-1-1　Orem 护理系统

附录Ⅰ-2　帕累托法则

帕累托法则（pareto principle）又称帕累托定律、最省力法则、不平衡原则、犹太法则、80/20 法则（The 80/20 Rule），是由约瑟夫·朱兰（Joseph M. Juran）根据维尔弗雷多·帕累托本人当年对意大利 20% 的人口拥有 80% 的财产的观察推论出来的。

1897 年，意大利经济学者帕累托偶然注意到 19 世纪英国人的财富和收益模式，在调查取样中，发现大部分的财富流向了少数人手里。同时，他还从早期的资料中发现，在其他的国家，都发现有这种微妙关系一再出现，而且在数学上呈现出一种稳定的关系。于是，帕累托从大量具体的事实中发现：社会上 20% 的人占有 80% 的社会财富，即财富在人口中的分配是不平衡的。

同时，人们还发现生活中存在许多不平衡的现象，二八定律成了这种不平等关系的简称。习惯上，二八定律讨论的是顶端的20%，而非底部的80%。只要能控制具有重要性的少数因子即能控制全局，划分事情的紧急程度时，首先应该是轻重，再就是缓急。要学会避免将时间和精力花费在琐事上，要学会抓主要矛盾。

帕累托法则在经济学、管理学、医学等领域应用广泛。戴丹凤等将80/20法则用于抢救车药品、物品管理，针对可能存在或大概率发生情况进行处理，采取抓重点、集中处理的方式，有效改善了抢救车药品、物品的管理流程，增加了医护人员间的协调，保证了抢救车的药品、物品管理质量。顾宇峰等采用帕累托法则对子宫腺肌病住院患者费用构成的主要原因进行描述，并对影响住院费用的重要因素进行方差分析，结果显示影响患者住院费用的主要因素为住院时间、手术操作、病情状况，其重要性分别为0.581、0.175、0.088，从治疗费用的角度来看，高强度聚焦超声治疗是目前子宫腺肌病较为合理的治疗方式。

附录Ⅰ-3 优势视角理论

优势视角是20世纪80年代在社会工作领域中兴起的一种新的理念和实践模式。1989年，美国堪萨斯大学的Weich等四人发表了论文《社会工作实践的优势视角》，被看作是优势视角理论的开端。1992年，Dennis Saleebey出版了《社会工作实践中的优势视角》一书，该书成为了解优势视角的主要文本，使得优势视角理论在社会工作领域得到广泛认识。自2005年以来，这一新的实践模式在国内学术界和实务界引起了广泛的关注。

优势视角强调以下几点。

(1) 个人、团体、家庭和社区都有优势。所谓优势，包括体验、个人品德、天赋、感悟、故事、灵性、意义和社区资源。优势的内容、范围非常广泛，正如Saleebey（2004）认为的那样：几乎所有的事情在某种特定条件下都可以视为一种优势，只是有的优势已经较明显地表现出来，有的则未被发现或调动起来。在某种情境下，这种优势是可以激发和调动出来的。

(2) 创伤、虐待、疾病和抗争具有伤害性，但它们也可能是挑战和机遇。在服务对象遭遇逆境时，从表面上看是一种不幸，但是即便是在逆境下，周围环境中仍充满着资源，环境在增加了人产生各种问题可能性的同时，也提供各种保护性因素。优势视角的实践要求人们把不幸实践看作是生命中的转折点，接受挑战并抓住机遇，实现个人跨越式的发展。

（3）与服务对象合作，可以最好地为服务对象服务。在特定的情境下，只有服务对象自己才最了解他们自己的优势资源和能力，而专业工作者更倾向于用官方知识和专业标准来衡量服务对象的情境。因此，社会工作者最佳的选择就是与服务对象合作，良好的合作关系可以避免助人关系的霸权体现。

（4）所有的环境都充满资源。在一个环境中，个人、团体和社区都有一些东西可以提供，都会有一些别人需要的知识、勇气、才能或物资，这些资源通常不属于社会服务机构，而是分散于社区之中。只有认知到所有的环境都充满资源这一点并积极寻找，这些资源才能发挥其应有的作用。

（5）专业关系。在优势视角社会工作实务中，专业关系必须是真正平等合作的伙伴关系。社会工作者不是专家、权威，而是支持者、合作者，他们为服务对象营造一种安全、信任、自在的环境，与服务对象一起讨论，让服务对象发现优势资源和能力，协助他们从困境中走出来。

优势视角是一种关注人的内在力量和优势资源的视角，关注点在于患者的优势和潜能，强调要把注意力聚焦于患者如何生活、如何看待他们的世界以及从他们的经验里找出意义。优势视角的代表人物韦克和钱姆布兰认为，问题只是生活的一部分，不管服务对象面临多少困难，他们的实际生活远远超过问题，而且问题只是服务对象生活的某些方面需要改善；相反，如果过分关注服务对象的问题，就会忽视服务对象的优势及服务对象在面对和处理问题中的一些成功之处。

附录 I-4　莱温守恒模式理论

美国著名的护理理论家莱温应用归纳法，在护理学科基本结构基础上综合其他学科的原理和法则建立了以维护人的完整性、提高人的适应性为核心的守恒模式，其核心内容是4条守恒原则，即能量守恒、结构完整性守恒、个体完整性守恒和社会完整性守恒。

莱温守恒模式实施过程的规定与护理程序基本相符。不同的是，莱温提出了一个新名词"trophicognosis"来代替护理程序中的护理诊断，它的意思是通过使用科学的方法做出护理判断，即通过观察和选择分析资料，形成对患者困境的一个假设性陈述。莱温理论模型的应用过程见附表 I-4-1。

附表Ⅰ-4-1 守恒模式的应用过程

步骤	目的	实施
评估 assessment	通过对患者内、外部环境的观察和调查,收集影响因素的资料并对其进行评估	护士通过以下几个方面的工作获取患者的需求信息:①观察患者针对疾病产生的生物功能反应。②阅读医疗报告。③评价诊断结果 护士对影响患者内、外部环境的不良因素进行评估
假设性陈述 trophicognosis	为各种不良影响因素赋予含义,即护理诊断	护士用特定方式描述患者所处的困境
假说 hypothesis	以保持完整性、提高适应性为目标提出护理干预方法	护士与患者及支持性人员共同找出解决患者存在问题的方法。然后,护士通过归纳总结提出假说,实质上就是护理计划
干预 intervention	具体实施护理计划,对假说的正确性进行检验	护理干预的设计应以四个守恒原则为基准,要注意护理干预的实施不是强加性的,而是护患双方都接受的。护士对这个过程的期望是所选用的干预方法能保持患者完整性、促进适应性
评价 evaluation	观察患者针对护理干预所产生的生物功能反应,找出不足,提出修改方案	护士通过对干预后患者的生物功能反应进行评估来评价假说,同时还要对护理干预的性质进行区分(治疗性的或支持性的)。根据评价结果,如果假说不正确或不合适,则需要修整护理计划、提出新假说

莱温的守恒模式及基本理论从理论上丰富了整体护理理论思想和护理程序内涵,特别是深化了对护理对象整体性的认识,使之更具丰富性。

近几年来,我国积极开展了整体护理,但从国情出发,患者数量众多,疾病种类繁多,护理人员短缺、整体受教育水平不高;临床实践条件、设施参差不齐,导致整体护理从观念形成到行为规范各层次发展都处于较低水平徘徊状态,需要有科学系统的学科理论指导。将莱温的守恒模式及基本理论应用于临床护理,可为临床实践者制订整体护理实践方案提供理论框架和相应的护理干预方案,指导护理人员从整体性水平和不平衡程度对患者进行评价,特别是四个守恒原则可以指导临床护理人员从生命的物质活动、生命的精神活动、生命的社会活动以及不同的活动水平和广阔的活动内涵对患者的完整性和不平衡程度做出客观的评估,为制订实用性、针对性更强的干预方案提供科学的理论依据。

熊小利进行了基于莱温守恒模式理论的健康教育对老年高血压患者血压控制水平及自我管理能力的研究,结果试验组血压控制水平及自我管理行为明显优于对照组。冯军等的研究显示莱温守恒模式可为护士制订整体护理实践方案提供理论框架和相应的护理干预方案,深化了对护理整体性的认识,进一步提高了优质护理服务质量。刘婷婷等的研究显示莱温守恒模式护理干预应用于急性脑梗死患者可有效提高患者自我管理能力，改善肢体运动功能，减轻神经功能缺损程度，提高患者护理满意度。

附录 I-5　健康信念理论

健康信念理论（health belief model，HBM）是 20 世纪 50 年代由美国公共卫生领域的社会心理学专家提出，是目前应用最广的健康行为理论之一。健康信念模式的结构包括：对疾病威胁的感知（对疾病易感性的感知和对疾病严重性的感知）、对行为的结局期望（对采纳所建议的行为的益处和障碍的感知）、自我效能、社会人口学因素和诱发健康行为发生的提示因素（附图 I-5-1）。

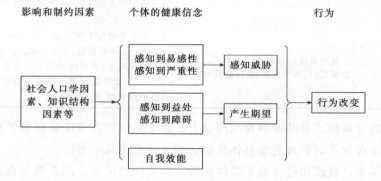

附图 I-5-1　健康信念理论

该理论基于刺激反应理论和价值期望理论，认为个体对疾病的危险性和后果严重性认知越强，越意识到健康行为带来的益处，采取行动的障碍越少，越容易采取健康行为。该理论重点关注患者的心理变化，认为若患者存在与健康和疾病相关的信念，并主动改变危险行为，采取对健康有益的行为是实现疾病好转的保障。

国外该模式用于健康促进、预防保健或健康教育项目、行为干预等领域，主要应用于各种健康危险行为的预测和改变上；国内注重在健康教育实施过程中改变个体的健康信念，促使其行为改变。国内外学者都进行了该理论与其他理论的整合研究，如国外学者 Poss 等综合应用了健康信念理论和理性行动理论对美国的墨西哥移民农业工人参加结核筛检的影响因素进行了分析，并总结了一个整合的模式，包含行为信念、态度、准则信念、主观准则、易感性、严重性、提示因素、意向、行为等变量；国内学者孙昕霙等建立了健康信念理论与计划行为理论的整合模型（用北京城乡妇女铁强化酱油基线调查数据建立影响购买行为的通径模型），整合模型较好地解释了人们购买铁酱油的行为，对购买行为的解释程度在 30% 以上，对购买意向的解释程度更高一些，平均达到 35%，表明健康行为学相关理论的综合应用，有助于在更大程度上解释人们的行为，找到影响行为的社会心理因素，为进一步开展有的放矢的教育干预提供科学的依据。

附录 I-6　互动达标理论

美国护理理论家 King 在系统理论的基础上，应用符号互动论及多学科范式，建立了互动达标理论，强调在共同建立目标的前提下，人与人之间的相互合作。

互动是达标理论中的互动过程模式，它强调的是互动双方——护患都要通过感知、判断、行动、反应、互动等过程，最后达到感知上的统一，并强调患者要积极地参与到护理目标的制订中，在护患双方互动的过程中，通过交流确定目标，探索达到目标的方法，并最终实现目标。

达标理论则提供了应用护理程序的理论基础，达标理论的所有概念在护理程序中均得到了应用，和一般护理程序的过程一样，互动达标理论也分为评估、诊断、计划、互动达标和评价五个步骤。

从护患互动过程模式中可以看出，护士和患者双方都要通过感知、判断和行动，然后相互做出反应，产生互动，若双方能达到感知的统一并能消除阻碍因素，就会促进相互交流；如果在交流的过程中出现不断的反复判断、感知，同样也增进交流。

目前，互动达标理论被广泛运用于临床护理、护理教学、心理护理、延续护理、护理管理中。2005 年美国护士资格认证中心明确了专业护理模式制订的意义及标准，并指出互动达标理论是专业护理模式制订的指导理论。

附录 I-7　奥马哈问题分类系统理论

奥马哈系统（Omaha system，OS）起源于美国社区护理，由奥马哈家访护士协会在 20 世纪 70 年代发展起来，是美国护士协会认可的 12 种标准化护理语言之一，广泛应用于护理研究、护理教育、延续护理、临床护理等领域。

奥马哈系统由相互联系的三部分组成，包括问题分类系统、干预系统、结局评价系统。其中奥马哈问题分类系统（omaha classification system，OCS）包含4个层级，第一个层级将评估对象的护理问题划分为环境、心理、生理和健康相关行为4个领域；第二个层级指出具体的问题，即42个常见问题；第三个层级是选择护理问题的修饰语，即是个人/家庭/社区和健康促进/潜在的/现存的；第四个层级为描述现存问题的症状和体征，共包含336项具体条目。奥马哈问题分类系统结构框架见附图Ⅰ-7-1。

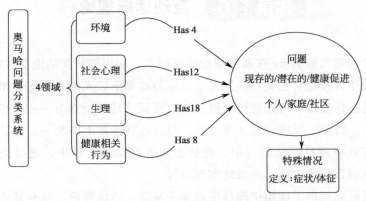

附图Ⅰ-7-1　奥马哈问题分类系统结构框架

OCS作为奥马哈系统的第一部分，是制订社区不同人群或临床患者整体护理计划的先驱步骤，清晰的组织框架，详细具体、层次分明且联系紧密的内容，可逐步引导实践者以整体护理观念的模式全面评估对象，提炼出存在的健康问题。以OCS框架为导向可避免护士收集资料时的主观性和随意性，引导护士朝着正确的方向思考，训练护士在整体护理观念下评估患者健康问题的能力，为制订整体护理计划提供理论和技术支持。

有国外学者使用奥马哈问题分类系统在全球5个不同国家收集社区居民的健康信息，并运用该系统对社区居民进行健康问题评估及电子病例建立，研究揭示了奥马哈问题分类系统可作为社区评估的有效手段之一。

2002年，我国香港理工大学黄金月教授最早将其翻译引进国内，作为临终患者和慢性病患者的健康信息评估和交流的工具，既往研究验证中文版奥马哈系统内容效度为0.850，Cronbach系数为0.729。近年来，国内多位学者将奥马哈系统应用于我国脑卒中、肿瘤、糖尿病等患者的临床护理及家庭访视中，证实了奥马哈系统在我国社区护理领域应用的可行性，同时也印证了奥马哈问题分类系统可作为我国社区护理评估的有效工具之一。

OCS 标准术语有利于护士在实践中收集评估社区人群或临床患者存在的健康问题，有利于制订优质的护理计划，也可以为其他相关专业的决策提供依据；更重要的是统一标准的语言可以加强医院之间、国际之间护理成果的沟通交流，促进优秀护理成果的推广，进而对促进护理学科的发展有积极意义。

附录 I-8　舒适护理理论

随着社会的发展，人们需要健康的生活。在以患者为中心的整体护理开展之际，舒适护理理论的提出，不仅提高了护理服务质量，而且丰富了整体护理的内涵。

南丁格尔强调病房必须空气新鲜，条件舒适，环境清洁、安静，形成了早期舒适护理萌芽。1995 年美国阿克伦大学护理学院副教授 Kolcaba 提出了舒适护理理论（thonry of comfort care），认为舒适护理是一种艺术化、理想化的整体护理过程，并更加重视患者的舒适度及满意度。1998 年台湾华杏出版机构总裁萧丰富先生整理了各界人士对护理工作的意见，提出了"萧式双 C 护理模式"，提出护理人员除目前的护理活动（care）外，应更加注重患者的舒适度（comfort）及感受，并将研究成果应用于患者。

舒适指使人在生理、心理、灵性上达到最愉快的状态，或缩短、降低其不愉快的程度。舒适护理理论研究主要包括四个方面。①生理舒适：身体的感觉，包括环境中的温度、湿度、光线、音响等所带来的舒适。②心理舒适：心理感觉，如满足感、安全感、尊重感等。③社会舒适：包括人际、家庭、学校、职业等社会关系上带来的舒适。④灵魂舒适：宗教信仰方面带来的舒适。

国内外大量文献资料显示，舒适护理在临床护理工作中得到有效应用，且范围日趋广泛，如内、外、妇、儿科各病房、重症监护室（ICU）、特需病房、手术室整体护理、康复疗养、临终生命质量护理等。刘普可等探讨了基于马斯洛理论的护理干预结合舒适护理理论对麻醉恢复室患者心理状态及苏醒质量的影响，结果显示观察组的 Kolcaba 舒适状况量表各项评分均高于对照组（$P < 0.05$）。李小臣的研究表明舒适护理可以缩短患者的肛门排气时间、拔除胃管时间、术后住院时间。李颖等的研究表明优质护理视角下运用舒适护理理论可以降低恶性肿瘤留置输液港患者的焦虑、抑郁程度，改善生活质量。刘万芳等将舒适护理理论运用到健康体检工作中，使患者在体检时得到舒适、周到、细致的护理和服务，快速

看到体检结果，取得了满意的效果，受检者满意率达 95％以上，无发生护理纠纷。

随着现代护理学观念的更新，找出不舒适的原因，在不影响疾病治疗的情况下采取有效的措施消除或减轻患者的不舒适，是护理工作的重要内容之一。目前舒适护理的研究还处于初级阶段，应加大对舒适护理的重视和研究力度。

附录Ⅰ-9　正念注意-接纳理论

随着医学心理学理论实践知识的不断丰富，第三代认知行为疗法逐渐兴起，其干预方案更为结构化，干预策略更具有针对性，因此能够更好地在临床工作中推广应用。

正念（mindfulness）作为第三代认知行为疗法的代表之一，是指通过对当下感受进行有意识的注意，并以不做评判、反应的方式产生的一种觉察力，强调对此时此刻的开放的觉知而不是将注意力集中在特定的刺激物上。正念虽然起源于东方佛教，但并非宗教；正念并非只是一种好的想法，更多的是一种实践。

正念状态是可以通过练习培养的，有意识的、系统的心理训练可以提升个体的正念水平。正念训练（mindfulness training，MT）是指可以调节身心的训练方式，是一系列以"正念"为基础的心理训练技术的统称，常见的如"正念减压疗法"（mindfulness-based stress reduction，MBSR）"正念认知疗法"（mindfulness-based cognitive therapy，MBCT）等，这些疗法引导个体用一种不评判、不反应的接纳态度来觉察当下个体身心内外部的体验（躯体感觉、思维活动、情绪情感等）。

近年来，正念相关研究呈爆发式增长。何厚建等利用可视化分析软件 CiteSpaceⅢ对 2009～2018 年 ISIWeb of Science 数据库中 7395 篇有关正念的文献进行作者、机构和关键词分析，结果显示，正念的研究以 2009 年为分界点，在此之前关于正念的研究多以宗教修行和文学思想为主，2009 年之后，正念作为一种心理治疗方法的研究逐渐兴起。十年中，正念研究领域内各作者多以小团体为单位进行合作，机构间的合作具有整体性，研究现状主要体现在正念的临床应用。杨孟叶等基于正念注意-接纳理论构建训练方案，并根据孕妇特殊生理、心理状态融入相关理论指导，由心理咨询师、精神科医师及护士参与线上干预，有效降低了孕妇的焦虑、抑郁水平，提高情绪管理自我效能。

好的想法可能转瞬即逝，很难带来持久的驱动力，而正念可以作为危机时刻的降落伞，一旦危机出现，随时都可以提供帮助。

附录Ⅰ-10　自我效能理论

自我效能理论（self-efficacy theory）由美国斯坦福大学心理学家阿尔伯特·班杜拉（Albert Bandura）在 20 世纪 70 年代首次提出。班杜拉认为，自我效能是指个人对自己在特定背景中是否有能力去操作行为的期望，即个体在执行某一行为操作之前对自己能否完成该行为的主观判断。90 年代班杜拉在《自我效能：控制的实施》一书中再次将这一概念发展完善，认为自我效能是发动完成任务要求所需行为的过程、动机和认知资源能力的信念。目前，虽然不同的研究者对自我效能的概念有着不同的界定，但其核心思想是一致的。自我效能理论框架见附图Ⅰ-10-1。

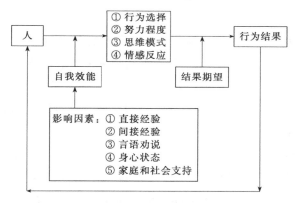

附图Ⅰ-10-1　自我效能理论框架

自我效能感（sence of self-efficacy，SSE）是自我效能理论的核心要素，是指个体对自身能力是否能够实现特定领域中某种行为目标所持有的信心程度，能够影响个体在行为过程中的选择、付出的努力程度、个体的思维过程和情感反应，进而影响最终的行为表现和结果。

国外已经开展了大量基于自我效能理论的健康教育对慢性病患者的作用研究，多项研究证实了基于自我效能理论的健康教育可以促进患者健康行为的形成。一篇系统评价指出，通过提高自我效能水平可以改善心力衰竭患者的身体活动行为，尤其是短期效果更为明显。国内学者赵淑冉等采用便利抽样法，选择青岛市妇女儿童医院产科门诊确诊的 140 例妊娠期糖尿病患者作为研究对象，探讨以自我效能理论为指导的护理对妊娠期糖尿病患者产后母乳喂养的干预效果，结果显示能够提高妊娠期糖尿病患者的母乳喂养知识水平，降低产后泌乳Ⅱ期启动延迟发生率，增强母乳喂养自我效能感，促进纯母乳喂养。周敏等的研究显示基于自我效能理论的健康教育在院外 COPD 患者管理中的应用可提高患者的康复依从性及自我效能，减少再入院次数。郑淑云等的研究表明以自我效能理论为基础的集束化护理，可有效提高慢性心力衰竭患者的自我管理能力及生活质量。

自我效能作为一种解释人类行为的理论，从全新的角度揭示了人类行为的形成与维系机制，同时也为分析和认识护理对象以及护理自身的行为开辟了新视野，为临床护理、护理教育、护理管理等研究启迪了新思路。日益强调有效利用医疗资源、提高医疗服务质量和效率的今天，在护理学领域开展自我效能研究具有很大的理论意义和实践价值。

附录 I -11 同伴教育理论

同伴教育作为一种同伴互助的方法，最早出现在 18 世纪末 19 世纪初，英国人安德鲁·贝尔（Andrew Bell）和传教士约瑟夫·兰卡斯特（Joseph Lancaster）采用的"导生制"教学——教师们在学生中选择一些学生，并将其培训成可以督导其他学生的"班长"，被学者们认为是最早的有系统有组织的同伴教育。此后，同伴教育迅速在全球的社会发展领域发展起来。

关于同伴教育的定义并不清晰。迈克（Michael Shiner）认为同伴教育应侧重同伴干预以体现其作用所在，包括三个特征：由同伴组成、干预的目标和方法是工作所预期的、干预中的同伴关联种类（同伴关联用来描述同伴教育者角色的定义）。特纳（Tuner G）等学者认为以下十点可以用于定义同伴教育：①同伴教育比其他方法成本效益更好；②同伴是可靠的信息源；③同伴教育会为参与者增能；④同伴教育利用已有的分享信息和建议的方法；⑤同伴比专家更能够传递信息，因为人们通常与他们的同伴一起辨认信息；⑥同伴教育者通常担任积极的模范角色；⑦同伴教育让提供同伴教育者受益；⑧同伴提供的教育是可接受的而其他的教育则不可以；⑨同伴教育能够被用于教育那些传统方法难以接触的人群；⑩同伴们通过持续的交往、接触加强学习。我国学者罗玲认为同伴教育是一种由拥有相似经历、遇到相同问题等具有共性特征的两人以上的相互影响参与者，在知识储备、认知行为、思想观念、心理情绪等方面进行正向影响的活动。

同伴教育的形式主要有两种，一种是同伴教育者自助式，另外一种是外力主导、同伴参与式。前者被广泛应用于实践项目和实证研究当中，活动组织者在服务对象中选择一定数量的人，经培训成为同伴教育者，形成自助教育队伍和平台，然后再由训练后的同伴教育者对目标人群进行教育。

应用于同伴教育的理论主要有社会学习理论、亚文化理论和革新沟通理论等三种。社会学习理论认为示范是学习过程及学习效果的重要影响因素。主体通过亲身观察模范的行为后，就会效仿；主体一旦有机会去实践这种行为，且得到正强化，就能成功地效仿。亚文化理论认为亚文化是与主流文化背道而驰的，特定的群体必定会拥有自己特殊的亚文化。一些促进健康的项目便可以在某些亚文化圈内开展，应用于亚文化内独特的人际网络和信息传播途径。革新沟通理论认为团体革新的关键力量是团体观点的主导者。团体的革新需要通过他们与团体中一般成员的交流与沟通才能更好地实现。

同伴教育适用于儿童、年轻人、老人、流动人口等人群，同时可以应用于预防毒品、预防跌倒、预防艾滋病等领域，并且能取得良好的效果。美国"凤凰村"的创建是同伴教育应用于戒毒康复领域的一个重要里程碑。在日内瓦召开的第12届世界艾滋病大会上，澳大利亚、美国、瑞士、荷兰、印度等国向全世界介绍了同伴教育在预防艾滋病领域的研究经验。

张春丽等以"同伴支持""同伴教育"为主题词，检索中国期刊全文数据库（CNKI）、维普数据库和万方数据库自建库至2017年7月30日发表的同伴教育相关文献，进行文献计量学分析，结果显示文章主题主要集中在同伴支持教育的理论论述、干预措施和结局指标等方面；研究内容基本涉及老年慢性病、康复护理和社会支持等方面，体现了我国正在完善的"以人的健康"为中心的整体护理模式。结果还显示，针对同伴支持教育有医院走进社区、养老机构及家庭的趋势。

附录 I-12 全病程管理理论

全病程管理理论是一项在有限资源条件下，高度个体化整合患者资源的管理模式，由特定的全病程管理员对患者建立独立的病例档案，保持密切联系，全方位为患者提供医疗、心理、社会服务。经过多年的研究探索，全病程管理理论在临床上的运用日渐广泛，在各种常见疾病的治疗方面有了一定的进步的同时，也慢慢联合了其他教学手段应用于医学临床教学工作。

中南大学湘雅医院全病程管理（附图Ⅰ-12-1）是将个案管理与全程照护相融合，以跨区域、跨团队（医师、护士、个案管理师、社工、营养师、康复师、药师、管理人员）全程协作管理方式，运用"互联网＋"信息技术构建全病程管理系统，通过"线上＋线下""院内＋院外"的服务模式，建立贯穿患者院前、院中、院后及提供连续性整合照护的全程闭环管理模式，包括预约诊疗、健康咨询、延伸服务、个案管理、双向转诊五大功能模块。

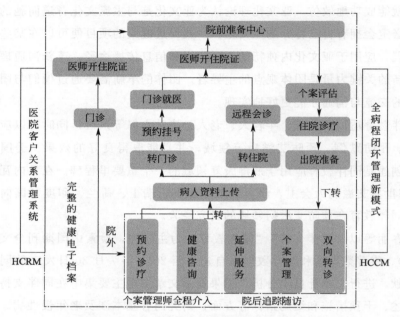

附图Ⅰ-12-1　中南大学湘雅医院全病程管理

李萍等的研究显示护士主导的全病程规范化管理模式有利于缩短经皮肾镜碎石取石术（percutaneous nephrostolitho tomy，PCNL）患者手术等待时间和总住院时间，减少住院费用，降低并发症及非计划复诊率。邱玉霞等对脑卒中患者实施全病程个案管理，显著提升了患者的服药依从性，同时改善了患者焦虑、抑郁等不良情绪，减少了疾病复发率。王晓磊等对 70 例抑郁障碍患者进行研究，表明全病程管理理论可以减轻抑郁障碍患者的抑郁症状，改善其应对方式。胡昆鹏等采用全病程管理理论对在外科的实习医师进行教学，通过与临床老师一起管理患者，经管患者诊治全程均由实习医师与老师沟通讨论协商，以激励实习医师多思考，找出解决方法，经过上级医师的评判后，最后由实习医师负责落实，结果表明在全病程管理理论实行团队导向学习法（team-based learning，TBL）、案例教学法（case-based learning，CBL）、问题教学法（problem-based learning，

PBL）三种教学系统法整合可以调动实习医师参与患者全诊疗过程的积极性和主动性，并将理论与实践紧密结合，有助于综合能力的提高。

附录Ⅰ-13　行为改变轮理论

近年来，随着健康心理学领域对疾病的关注点从治疗和干预转向对疾病的预防，随着全球性和区域性健康促进战略的全面制订和实施，健康行为以及健康行为改变理论越来越受到心理学、公共卫生学、社会学等多学科研究者的重视。

行为改变轮（behavior change wheel，BCW）理论模型采用分类法描述和发展与健康有关的干预行为。此模型分为三个层面，由内到外分别是：①内层绿色部分为行为来源——能力、机会、动机。能力分为身体能力和心理能力；机会分为自制机会和社会机会；动机分为反省性动机和自发性动机。②中间红色部分代表九大干预功能——教育、说服、激励、强制、培训、限制、环境重建、建模、实现，具体见附表Ⅰ-13-1。③最外层灰色部分代表政策分类，有7大政策分类。BCW理论模型指出，行为改变策略作用于三个基本条件——能力、机会和动机。干预功能的选择与所要改变的组件存在特定联系，具体见附表Ⅰ-13-2。通过教育、培训及实现的干预功能，使个体主动、正确地掌握改变特定行为需具备的能力；通过培训、限制、建模、环境重建及实现的干预功能，为个体创造特定行为改变的机会；通过教育、说服、激励、建模、环境重建等的干预功能，使个体改变以往对特定行为的错误认知，形成正确动机。

附表Ⅰ-13-1　九大干预功能的含义

干预功能	含义
教育	增加知识与提高理解力
说服	通过沟通来刺激积极或消极的感觉或行为
激励	给予预期的奖励
强制	加重要接受的惩罚或付出的代价
培训	传授技能
限制	通过使用法则来减少参与目标行为的机会
环境重建	改变自然或社会环境
建模	树立一个人们渴望模仿的榜样
实现	通过改进方法或减少障碍来提高能力或增加机会

附表 I-13-2   COM-B 要素与 BCW 干预功能间的关系矩阵

功能	教育	说服	激励	强制	培训	限制	环境重建	建模	实现
能力（C）									
身体能力					√				√
心理能力	√				√				√
机会（O）									
身体机会					√	√	√		√
社会机会						√	√	√	
动机（M）									
自制性动机	√	√	√	√				√	√
反省性动机	√	√	√						√

BCW 理论作为指导设计干预方案的较为完善的理论之一，已被国内外学者广泛应用于社区健康促进、卫生管理、护理等领域。基于该理论指导设计的干预方案多从其内涵入手，并遵从其实施步骤，干预方案的实施效果则由所要改变的特定行为的相关测量和评价指标决定。

尹琳等选取心内科 2019 年 3 月接受 PCI 术的 85 例患者为对照组，2019 年 4 月接受 PCI 术的 69 例患者为试验组，对照组患者采用心内科常规健康指导，试验组患者采用基于 BCW 理论制订的干预模式。PCI 术后 3 个月，试验组患者疾病医学管理、日常生活管理、交流互动能力、改善健康意愿、经济支持意愿得分均高于对照组（$P < 0.05$）。谢倩倩等的研究结果显示基于 BCW 理论的早期康复锻炼可提高老年全髋关节置换术后患者的锻炼依从性，降低其并发症发生率，并促进髋关节功能的恢复。

附录 I-14   罗伊适应模式

罗伊适应模式是美国护理学家卡利斯塔·罗伊（Sister Callista Roy）于 1970 年正式提出的，并在此后的许多年对该模式进行了不断的完善和发展。

罗伊适应模式将人作为一个适应系统。人的适应水平和各种来自内外环境的刺激作为系统的输入，人会对这些输入做出应对，包括生理调节和认知调节，具体表现在生理功能、自我概念、角色功能、相互依赖 4 个方面，最终输出为适应性反应或无效性反应（附图 I-14-1）。护理的目标就是提高个体对健康和疾病的适应性。

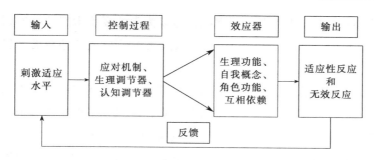

附图 I-14-1 罗伊适应模式概述

由于罗伊适应模式以简单、明确和逻辑性较强的方式描述了大量复杂的概念和这些概念间的关系，比较容易理解、掌握和应用，因而被广泛应用于护理教育、研究及临床。罗伊适应模式被北美和欧洲国家以及部分亚洲国家和地区的护理院系先后用作护理各层次课程设置的理论构架。国外学者也尝试将罗伊适应模式应用于社区护理，如非正式照顾者的适应性研究和孕早期妇女的护理等，其中不乏质性研究，对评估工具的研究也比较关注。

我国在引入罗伊适应模式后也进行了大量的研究和实践。王喜益等在罗伊模式的基础上，通过检索文献、分类资料、归纳概念、形成图示、提出命题和建立实证证据，构建了慢性病适应护理中域理论。慢性病适应护理中域理论包括阐释慢性病适应现象，提炼刺激、认知适应过程、生理功能、自我概念、角色功能、互相依赖、适应/适应不良为核心概念并确立观察变量，建立了理论图示、理论命题和实证证据。徐徐将 90 例心肌梗死患者随机分为观察组与对照组，观察组在常规治疗的基础上给予罗伊适应模式护理，对照组在常规治疗的基础上给予一般护理，治疗 4 周后进行抑郁自评量表（SDS）、焦虑自评量表（SAS）测试，并用 90 项症状自评表（SCL-90）测定患者心理状况，记录治疗过程中发生急性冠脉综合征（ACS）的发生率。结果显示在常规治疗的基础上给予罗伊适应模式护理能很好地改善患者恢复期的焦虑、抑郁情绪，促进康复。

附录 I-15 加速康复外科理念

加速康复外科（enhanced recovery after surgery，ERAS），也被称为快通道外科（fast track surgery，FTS）或快速康复外科，2001 年由丹麦外科医师 Kehlet 等系统提出并实施，2001 年，苏格兰医师 Ken Featon 和荷兰医师 Olle Ljungqvist 发展了 Kehlet 的概念，从早期出院进展到康复的概念，并推动成立了

ERAS 研究组织。ERAS 对长期以来我们习以为常的围手术期处理原则提出了革命性的改变，也可以说是与传统的围手术期医疗护理常规相违背的，但这一理念已经得到循证医学的支持。

ERAS 对手术操作没有太多的要求，但其理念的更新却涉及围手术期的每一个环节，需要多个学科参与。尤其是麻醉医师的职责，不单单是术中麻醉，还必须转变观点，对患者的术后康复肩负更大的责任。ERAS 的顺利实施还需要护理的密切配合。ERAS 概念的内涵更加重视微创化（包括心理微创、功能微创和结构微创），更加重视团队合作（包括外科、麻醉、护理、患者等），更加重视循证医疗（包括被循证医学证实有效的系列措施等），更加重视围手术期概念（包括术前、术中和术后），更加重视效价比最优化（包括用少的费用获得良好的医疗效果），更加重视加速康复（采取系列措施、优化流程，加速心理、生理、功能和结构恢复，减少并发症，进而实现快速康复），更加重视社会效益（更加切合医改政策、缓解医患矛盾、提高患者满意度）。不仅仅缩短了住院时间、减少了住院费用，更重要的是极大地减轻了手术应激所造成的病理生理反应，减少了患者痛苦。

在欧洲和美国，ERAS 已经被作为结直肠疾病围手术期处理的标准方案广泛执行，并且逐渐扩展到骨科、妇科、胸外科等。2005 年，欧洲临床营养和代谢委员会首先提出围手术期 ERAS 整体管理方案；2012—2013 年，《世界外科和临床营养杂志》公布了 4 个新的结直肠、胰腺外科和膀胱癌根治术的 ERAS 指南；2015 年发布了胃肠外科加速术后康复麻醉实践共识声明；2017 年 5 月，第 5 届世界 ERAS 年会在法国里昂市召开。目前，ERAS 理念被国际绝大多数外科专业广泛接受，临床意义和促进术后康复效果被系列权威文献肯定。

2006 年，黎介寿院士率先将加速康复外科（快通道外科）理念引进中国，也被称为中国 ERAS 之父。近年来，国内陆续成立了相关学科的国家和省级 ERAS 组织，一些医疗机构也开始尝试将 ERAS 理念应用到临床，有些医院甚至直接将某些外科病房命名为加速康复外科病房。ERAS 也已成为近期专业学术会议上最为热门的主题之一。

附录Ⅰ-16 患者参与患者安全理论

安全是人的基本需要，保障患者安全是临床治疗护理的核心目标，也是衡量医疗护理质量的重要标志之一。但是，患者安全问题在全球范围内都面临着严峻的挑战。

患者参与患者安全（ patient for patient safety，PFPS）可追溯至 20 世纪 60～80 年代患者权利运动的兴起，参与权作为患者的基本权利受到了社会的普遍关注和重视。1978 年，WHO 发出"患者有权利也有责任参与自身健康照护"的倡议，强调选择权、参与权和尊严是个体的合法权利。此后，各个国家和地区也纷纷出台了系列政策以保障患者参与的权利，但此阶段患者参与主要关注患者参与医疗决策、医疗护理方案选择等内容。世界卫生组织世界患者安全联盟于 2004 年启动了 PFPS 项目，2006 年 3 月，世界卫生组织公开颁布"患者参与患者安全伦敦宣言"，强调患者有权利也有责任积极参与医患对话和医疗活动，正式掀开了"患者参与患者安全运动"的新篇章。

PFPS 最初主要鼓励患者自身参与安全防护，此后逐渐扩展为以保障患者安全为核心目标，多维度、多内涵的融患者及家庭、医疗机构及社会为一体的持续参与过程。PFPS 内容丰富，包括参与安全防护、参与不良事件报告、参与用药安全、参与诊治决策、参与健康管理。

患者主动参与患者安全可为促进临床实践安全起到积极的作用，包括协助获得正确的诊断，参与制订合适的治疗或管理策略，选择合适的、有经验的、有安全保障的医疗机构和医务人员，监督临床治疗和检查、监测的合理实施，快速发现副作用和不良事件并尽早采取应对措施等。英格兰的一项调查发现，26％的急诊患者反映医师不认真听取其主诉，32％的门诊患者反映其未得到医师关于治疗风险的解释，32％的住院患者愿更多地参与到医疗服务提供的决策中。我国学者罗珍等的研究显示，基于患者参与患者安全理论的干预方案有利于降低恶性淋巴瘤大剂量化疗患者用药不良事件发生率，提高患者积极度及自我管理效能。

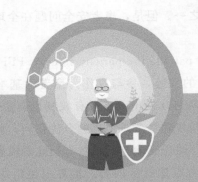

附录 Ⅱ　常见护理评估量表及使用说明

附录 Ⅱ-1　Barthel 指数评定量表

1. 评估时间

入院、转入、术后当天、术后第 3 天、出院前、病情变化时评估，如入院、手术在同一天，评估必须注明具体时间。

2. 评估方法

直接或观察访谈。

3. 填分

根据患者的实际情况，在相应项目填写得分。

4. 具体评分细则

项目	完全独立/分	需部分帮助/分	需极大帮助/分	完全依赖/分	评估日期	
进食	10	5	0	—		
洗澡	5	0	—	—		
修饰	5	0	—	—		
穿衣	10	5	0	—		
控制大便	10	5	0	—		
控制小便	10	5	0	—		

续表

项目	完全独立/分	需部分帮助/分	需极大帮助/分	完全依赖/分	评估日期	
如厕	10	5	0	—		
床椅转移	15	10	5	0		
平地行走	15	10	5	0		
上下楼梯	10	5	0	—		
总分/分						
护士签名						

自理能力分级

自理能力等级	等级划分标准	需要照护程度
重度依赖	总分≤40分	全部需他人照护
中度依赖	总分41~60分	大部分需他人照护
轻度依赖	总分61~99分	少部分需他人照护
无需依赖	总分100分	无需他人照护

附录Ⅱ-2　Morse 跌倒危险因素评估量表

使用说明

1. 评估时间

入院时常规评估，在入院评估上注明低度、中度、高度危险，如为高危患者需采取相应预防措施，并在相应项目栏打"√"。

2. 评估频次

高危跌倒风险每周续评一次，病情变化时，随时评估。

3. 具体评分细则及预防措施

	项目	评分标准	分值/分	评估日期	
1	近三个月跌倒史	否	0		
		是	15		
2	超过一个医疗诊断	否	0		
		是	15		

续表

项目		评分标准	分值/分	评估日期	
3	行走是否使用辅助用具	不需要/卧床休息/护士协助	0		
		拐杖/手杖/助行器	15		
		依扶家具行走	30		
4	是否接受药物治疗	否	0		
		镇静安眠药/抗高血压药/降糖药/抗精神疾病药/轻泻药/利尿药	20		
5	步态/移动	正常/卧床/不能移动	0		
		双下肢虚弱乏力	10		
		残疾或功能障碍	20		
6	认知状态	有自主行为能力	0		
		高估自己能力/忘记自己受限制	15		
得分/分					
签名					

跌倒危险分级：评分 0~24 分为轻度危险；25~44 分为中度危险；≥45 分为高度危险

高度危险预防措施及效果评价

预防措施	在高危患者床头放置"防跌倒/防坠床"的标志，每班交接	
	保持地面无水渍、障碍物，病室及活动区域灯光充足	
	适当使用约束衣、约束带	
	运送患者的轮椅需加安全带或护栏	
	保证病床高度适中，且已经固定，正确使用床护栏	
	患者日常用物放于可及处	
	告知患者及家属可能导致跌倒的原因，必要时有专人陪住	
	指导患者穿长短合适的衣裤及防滑鞋	
	指导正确使用呼叫铃，并放在触手可及的位置	
	指导患者使用病房走廊及洗手间的扶手	
	告知患者及家属现用药物如利尿、降压、镇静等不良反应及注意事项	
	协助患者的日常生活，如：帮助如厕、喂饭、饮水	
效果评价	未发生跌倒/坠床	
	发生跌倒/坠床	
护士签名：		

附录 Ⅱ-3 Braden 评估量表

Braden 评估量表以经典压力性损伤发生机制为构建依据，由 6 个被认为是压力性损伤发生的最主要的危险因素组成，即从患者的感觉、移动、活动能力和影响皮肤耐受力的 3 个因素（皮肤潮湿、营养状况、摩擦力和剪切力）的 6 个方面来进行评估。除"摩擦力和剪切力"一项外，各条目得分均为 1～4 分，总分 6～23 分，得分越低，发生压力性损伤的危险性越高。

评估项目	评估计分标准				评估日期
	1 分	2 分	3 分	4 分	
感知能力:对压力所致不适的反应能力	完全受限	非常受限	轻微受限	无损害	
潮湿程度:皮肤暴露于潮湿中的程度	持续潮湿	非常潮湿	偶尔潮湿	罕见潮湿	
活动能力:身体活动的程度	卧床	局限于椅上	偶然步行	经常步行	
移动能力:改变和控制体位的能力	完全不能移动	非常受限	轻微受限	不受限	
营养摄取能力:通常的摄食方式	很差	可能不足	充足	良好	
摩擦力和剪切力	存在问题	有潜在问题	不存在问题		
总分/分					
护士签名					

注：压疮风险评级：轻度危险，15～16 分；中度危险，13～14 分；高度危险，≤12 分。

附录 Ⅱ-4 Caprini 风险评估量表

使用说明

1. 评估时机

（1）入科 8h 内。

（2）术后即时（ICU 或者回病室）。

（3）病情变化时（检验异常时）。

（4）出院前。

（5）出院后：出院前评估为高危者，在出院1周、4周、12周回访时评估。不同专科可根据本专科疾病特点拟定回访时间。

2.14 岁及以下患者、已确诊为深静脉血栓形成（DVT）患者不使用此表。

分值	危险因素	评估日期	
1分项	年龄 41～60 岁		
	异常妊娠		
	妊娠期或产后(1个月)		
	大手术(1个月)		
	充血性心力衰竭(1个月)		
	计划小手术		
	急性心肌梗死		
	卧床		
	肥胖 BMI≥25kg/m²		
	炎症性肠病		
	下肢水肿		
	肺功能异常		
	败血症(1个月)		
	严重的肺部疾病		
	口服避孕药或激素替代治疗		
	静脉曲张		
	其他高危因素		
2分项	年龄 61～74 岁		
	大手术(>45min)		
	石膏固定(1个月内)		
	中心静脉置管		
	恶性肿瘤		
	关节镜手术		
	卧床>3 天		
	腹腔镜手术(>45min)		

续表

分值	危险因素	评估日期
3分项	年龄>75岁	
	既往 VTE 史	
	血栓家族史	
	血清同型半胱氨酸酶升高	
	其他先天性或获得性血栓形成倾向	
	肝素诱发的血小板减少症	
	抗心磷脂抗体阳性	
	狼疮抗凝物阳性	
	凝血因子 V leiden 阳性	
	凝血酶原 G20210A 阳性	
5分项	脑卒中(1个月内)	
	择期关节置换术	
	急性脊髓损伤(1个月内)	
	髋关节、骨盆或下肢骨折多发创伤	
	总分	
	护士签名	

备注:低危,1~2分;中危,3~4分;高危,≥5分

DVT 风险评分分值(Capirini 风险评估表)
程序化对策方案

低度危险(评分 1~2 分)	(一) 1. 早期活动(根据专科情况而定) 2. 多饮水(疾病本身有限制除外) 3. 抬高肢体(静脉血栓防治腿垫) 4. 避免下肢静脉穿刺
中度危险(评分 3~4 分)	(一)+(二)+(三)+(四) (一) 1. 早期活动(根据专科情况而定) 2. 多饮水(疾病本身有限制除外) 3. 抬高肢体(静脉血栓防治腿垫) 4. 避免下肢静脉穿刺 (二)床头标识,并向医师汇报 (三)每天晨交接班时进行规范的肢体检查 (四) 1. 压力抗栓袜(估计绝对卧床>72h) 2. 间歇充气压力装置

续表

高度危险(评分≥5分)	(一)+(二)+(五)+[(四)和/或(六)] (一) 1. 早期活动(根据专科情况而定) 2. 多饮水(疾病本身有限制除外) 3. 抬高肢体(静脉血栓防治腿垫) 4. 避免下肢静脉穿刺 (二)床头标识,并向医生汇报 (三)每天晨交接班时进行规范的肢体检查 (四) 1. 压力抗栓袜(估计绝对卧床>72h) 2. 间歇充气压力装置 (五)班班交接并进行规范的肢体检查与记录 (六)药物预防:预防用药、管床医师进行出血风险评估、必要时请 VTE 防治小组成员(血管外科)会诊
专科单项指标	

附录Ⅱ-5 导管滑脱风险评估量表

1. 评估时机及频次

入院,转入,术后 0、1、3 天带管及初次置管的患者,均需使用导管风险评估表对其实施评估,以后根据评估结果低风险患者每周评估一次,中度风险患者每周评估两次(每隔 3 日),高风险患者每天评估,病情变化随时评估,直至导管拔除。

2. 风险判断

本评估量表从年龄、意识、活动、沟通、疼痛、管道种类 6 个维度进行评估。低度风险:合计评分≤10 分,有发生导管滑脱的可能;中度风险:合计评分 11~14 分,容易发生导管滑脱;高度风险:合计评分≥15 分,随时会发生导管滑脱。

3. 风险防范

根据评估结果采取相应的预防措施。

项目		分值/分	评估日期
年龄	≥70 岁或≤7 岁	3	
	60~69 岁或 8~14 岁	2	
	15~59 岁	1	

续表

项目		分值/分	评估日期
意识	谵妄或躁动	3	
	嗜睡或模糊	1	
	清醒或昏迷	1	
活动	术后 3 天内或行动不稳	3	
	可自主活动	2	
	不能自主活动	1	
沟通	不配合	3	
	配合	1	
疼痛	难以耐受	3	
	可耐受	1	
管道种类	气管插管或气管导管	3	
	动脉插管	3	
	脑室引流管胸腔引流管	3	
	跨越吻合口管道	3	
	胃肠营养管	2	
	中心静脉导管	2	
	PICC 管	2	
	胃肠减压管	1	
	尿管	1	
	专科管道		
总分			
护士签名			

预防导管滑脱的护理措施

低度风险	中度风险	高度风险
悬挂警示标识	悬挂警示标识	悬挂警示标识
进行预防导管滑脱的宣教	进行预防导管滑脱的宣教	进行预防导管滑脱的宣教
主动告知导管滑脱的注意事项及紧急措施	主动告知导管滑脱的注意事项及紧急措施	主动告知导管滑脱的注意事项及紧急措施
标识清晰、妥善固定,保持通畅	标识清晰、妥善固定,保持通畅	标识清晰、妥善固定,保持通畅
定时巡视,班班床头交接班	定时巡视,班班床头交接班	定时巡视,班班床头交接班
必要时使用保护具、约束带	必要时使用保护具、约束带	必要时使用保护具、约束带
每周评估一次,病情变化随时评估	每周评估两次,病情变化随时评估	每天评估一次,制订脱管预案

附录 Ⅱ-6　疼痛评估

床号：	姓名：	日期：	时间：

疼痛评分：　　　分　　　　　　　　　疼痛分级：□轻度　□中度　□重度

评估方法：□面部表情分级评分法　　　□数字评分法

疼痛评估——面部表情分级评分法

　　面部表情分级评分法（face rating scale，FRS）疼痛评估时，使用从快乐到悲伤及哭泣的 6 个不同表现的面容，让患者选择一张最能表达其疼痛的脸谱。

0	2	4	6	8	10
无痛	有点痛	轻微疼痛	疼痛明显	疼痛严重	剧烈痛

疼痛评估——疼痛数字评分法

　　用数字 0～10 代替文字来表示疼痛的程度。将一条直线等分为 10 段，按 0～10 分次序评估疼痛程度。书写方式为：在描述过去 24h 内最严重的疼痛的数字上画圈。

0	1	2	3	4	5	6	7	8	9	10

　　说明：0 分为无痛；1～3 分为轻度疼痛（疼痛不影响睡眠）；4～6 分为中度疼痛（影响睡眠，尚能忍受）；7～9 分为重度疼痛（不能入睡或者睡眠中痛醒）；10 分为剧痛

疼痛部位：□左　□右　□前　□后　□上　□下　□头　□面　□颈　□胸　□背部
□乳房　□腹部　□腰　□臀部　□阴部　□肩　□上臂　□前臂　□手　□大腿　□膝
□足踝　□右眼　□左眼　□其他_____

伴随症状：□无　□恶心　□呕吐　□头晕　□血压高　□大汗　□瘙痒　□视物模糊
□抽搐　□呼吸困难　□焦虑　□抑郁　□辗转反侧　□强迫体位　□其他

疼痛性质：□酸痛　□刺痛　□跳痛　□钝痛　□绞痛　□胀痛　□压榨样痛
□撕裂样痛　□牵连样痛　□放电样痛　□烧灼样痛　□麻木样痛　□刀割样痛
□束带样痛　□接触痛　□其他_____

疼痛规律：□小于 3 次/d　□大于 3 次/d　□活动时疼痛

FAS 评估：□A □B □C	通知医师时间：	医嘱药物处理时间：

物理治疗：□冷敷　□热敷　□按摩　□理疗　□其他_____

引导治疗：□分散注意力　□引导想象　□休息　□锻炼　□肢体摆放　□放松技巧

拒绝治疗：□是　□否

不良反应：□恶心　□呕吐　□便秘　□意识障碍　□呼吸抑制　□尿潴留　□头晕
□嗜睡　□瘙痒　□其他_____　□无

复评疼痛：　　　分	护士签名：

附录 II-7　NRS 2002 营养风险筛查表

姓名：	性别：	年龄：	身高：　　　m	现体重：　　　kg	BMI：

疾病诊断：				科室：	

住院日期：		ID 号：		测评日期：	

NRS 2002 营养风险筛查_____分
（三项评分总和:疾病评分＋营养状态评分＋年龄评分）

疾病评分	评分 1 分：□髋部骨折 □慢性疾病急性发作或有并发症者 □COPD □血液透析 □肝硬化 □一般恶性肿瘤患者 □糖尿病
	评分 2 分：□腹部大手术 □脑卒中 □重度肺炎 □血液恶性肿瘤
	评分 3 分：□颅脑损伤 □骨髓移植 □大于 APACHE❶10 分的 ICU 患者

对于表中没有明确列出诊断的疾病参考以下标准，依照调查者的理解进行评分：

1 分：慢性疾病患者因出现并发症而住院治疗。患者虚弱但不需卧床。蛋白质需要量略有增加,但可通过口服补充来弥补。

2 分：患者需要卧床,如腹部大手术后。蛋白质需要量相应增加,但大多数人仍可以通过肠外或肠内营养支持得到恢复。

3 分：患者在 ICU 病房中靠机械通气支持。蛋白质需要量增加而且不能被肠外或肠内营养支持所弥补。但是通过肠外或肠内营养支持可使蛋白质分解和氮丢失明显减少

小结：疾病评分_____（选最高分）

营养状态评分	1. BMI/(kg/m^2) □小于 18.5(3 分) 　　注:因严重胸腹水、水肿得不到准确 BMI 值时,无严重肝肾功能异常者,用白蛋白替代 （按 ESPEN❷2006)＿＿＿(g/L)(<30g/L,3 分)
	2. 体重下降>5%是在 □3 个月内(1 分) □2 个月内(2 分) □1 个月内(3 分)
	3. 一周内进食量:较从前减少 □25%～50%(1 分)　□51%～75%(2 分)　□76%～100%(3 分)

小结:营养状态评分____分(选最高分)

年龄评分	□年龄>70 岁(1 分)　　　　　□年龄<70 岁(0 分)

小结:年龄评分_____分

总分值≥3 分:患者处于营养风险,需要营养支持,结合临床,制订营养治疗计划
总分值<3 分:每周复查营养风险筛查

---

❶　APACHE——急性生理和慢性健康评分系统(acute physiology and chronic health evaluation)。

❷　ESPEN——欧洲肠外肠内营养学会(European Society for parenteral and enteral nutrition)。

附录Ⅱ-8　世界卫生组织（WHO）口腔黏膜炎评估表

等级	临床症状	评估日期	
0级	无征象及症状		
Ⅰ级	口腔黏膜充血、水肿,轻度疼痛		
Ⅱ级	口腔黏膜充血、水肿,点状溃疡		
Ⅲ级	口腔黏膜充血、水肿,片状溃疡,上覆白膜,疼痛加剧并影响进食		
Ⅳ级	口腔黏膜大面积溃疡、剧痛,张口困难并不能进食,需肠外营养或经肠营养支持		

附录Ⅱ-9　放射治疗肿瘤协作组 RTOG 急性放射损伤分级标准

等级	临床症状	评估日期	
0级	皮肤没有发生变化		
Ⅰ级	局部皮肤出现滤泡样暗红色红斑,干性脱皮或脱发,出汗较少		
Ⅱ级	出现触痛或鲜红色红斑,皮肤皱褶处有片状湿性脱皮,或者中度水肿		
Ⅲ级	皮肤皱褶以外部位融合的湿性脱皮,凹陷性水肿		
Ⅳ级	溃疡,溃疡深达肌腱、骨骼,疼痛感剧烈,皮肤出现出血、坏死		

参考文献

[1] 中华医学会呼吸病学分会慢性阻塞性肺疾病学组，中国医师协会呼吸医师分会慢性阻塞性肺疾病工作委员会．慢性阻塞性肺疾病诊治指南（2021年修订版）[J]．中华结核和呼吸杂志，2021，44（03）：170-205．

[2] 申永春，陈磊，文富强．慢性阻塞性肺疾病诊治中存在的问题与思考：基于慢性阻塞性肺疾病全球创议科学委员会报告的临床解读[J]．中国实用内科杂志，2019，39（05）：425-430．

[3] 慢性阻塞性肺疾病糖皮质激素规范管理撰写组．慢性阻塞性肺疾病糖皮质激素规范管理专家共识（2021版）[J]．中华结核和呼吸杂志，2021，44（12）：1054-1063．

[4] 吴蕾，许银姬，林琳．慢性阻塞性肺疾病中医肺康复临床应用指南[J]．中医杂志，2021，62（22）：2018-2024．

[5] 魏莉莉，刘海．慢性阻塞性肺疾病临床康复循证实践指南[J]．中国康复理论与实践，2021，27（01）：15-26．

[6] 刘迎春，吉冬丽，仲小君．综合护理干预对肺癌化疗后严重骨髓抑制患者的影响分析[J]．实用临床护理学电子杂志，2019，4（29）：86，90．

[7] 王茂泽，陈山，陈亚红，等．老年肺癌化疗患者骨髓抑制发生及影响因素[J]．中国老年学杂志，2021，41（10）：2209-2212．

[8] 侯剑媚，张京慧，马梦丹，等．下肢不同血管通道在上腔静脉阻塞化疗患者中的应用[J]．介入放射学杂志，2018，27（9）：836-841．

[9] 王婧怡，彭文颖，江美林，等．抗血管生成药物联合免疫检查点抑制剂治疗晚期非小细胞肺癌的研究进展[J]．中国肺癌杂志，2021，24（3）：196-203．

[10] 胡大一，刘梅林，郭艺芳．老年高血压的诊断与治疗中国专家共识（2017版）[J]．中华内科杂志，2017（11）：885-892．

[11] Mills K T，Bundy J D，Kelly T N，et al. Global disparties of hypertension prevalence and control：a systematic analysis of popolation-based studies from 90 countries [J]．Criculation，2016，134（6）：441-450．

[12] 中国老年医学学会高血压分会，国家老年疾病临床医学研究中心中国老年心血管病防治联盟．中国老年高血压管理指南2019 [J]．中华老年病研究电子杂志，2019，6（2）：1-27．

[13] 朱平．老年高血压的特点及诊疗进展[J]．中华老年心脑血管病杂志，2021，23（08）：785-787．

[14] 陈源源，牟建军，郭艺芳，等．高血压患者血压血脂综合管理中国专家共识[J]．中华高血压杂志，2019，027（007）：605-614．

[15] 葛均波，徐永健．内科学[M]．8版．北京：人民卫生出版社，2014．

[16] 尤黎明，吴瑛．内科护理学[M]．6版．北京：人民卫生出版社，2017．

[17] 化前珍，胡秀英．老年护理学[M]．4版．北京：人民卫生出版社，2017．

[18] 燕铁斌，尹安春．康复护理学[M]．4版．北京：人民卫生出版社，2017．

[19] 李春江，李屏，张伊丽．老年冠心病介入术后的药物治疗研究进展[J]．老年医学与保健，2021，27（1）：207-210．

[20] 葛均波，徐永健，王辰．内科学[M]．9版．北京：人民卫生出版社，2018．

[21] 中国医师协会肾脏内科医师分会，中国中西医结合学会肾脏疾病专业委员会营养治疗专家协作组．中国慢性肾脏病营养治疗临床实践指南（2021 版）[J]．中华医学杂志，2021，101（08）：539-559.

[22] 中华医学会肾脏病学会专家组．中国慢性肾脏病患者血钾管理实践专家共识[J]．中华肾脏病杂志，2020，36（10）：781-792.

[23] 刘莉，吕继成．非透析慢性肾脏病患者的贫血管理[J]．中国实用内科杂志，2020，40（11）：895-898.

[24] 国家卫生健康委脑卒中防治工程委员会．中国脑卒中防治报告 2019[M]．北京：人民卫生出版社，2020：175-176.

[25] 王亚楠，吴思缈，刘鸣，等．中国脑卒中 15 年变化趋势和特点[J]．华西医学，2021，36（6）：803-807.

[26] 马漫．基于健康信念模式烟雾病患者服药依从性与生活质量干预研究[D]．郑州：郑州大学，2020.

[27] 顾亚明．自愿婚前医学检查的影响因素研究：健康信念理论与合理行为理论整合模型的验证[D]．杭州：浙江大学，2012.

[28] 贾建平，陈生弟．神经病学[M]．北京，人民卫生出版社，2019.

[29] 中华医学会糖尿病学分会．中国 2 型糖尿病防治指南（2020 年版）[J]．中华糖尿病杂志，2021，13（04）：315-409.

[30] 中国老年 2 型糖尿病防治临床指南编写组，中国老年医学学会老年内分泌代谢分会，中国老年保健医学研究会老年内分泌与代谢分会，等．中国老年 2 型糖尿病防治临床指南（2022 年版）[J]．中华内科杂志，2022，61（1）：12-50.

[31] 国家老年医学中心，中华医学会老年医学分会，中国老年保健协会糖尿病专业委员会．中国老年糖尿病诊疗指南（2021 年版）[J]．中华老年医学杂志，2021，40（01）：1-33.

[32] 中国老年医学学会老年内分泌代谢分会，国家老年疾病临床医学研究中心（解放军总医院），中国老年糖尿病诊疗措施专家共识编写组．中国老年 2 型糖尿病诊疗措施专家共识（2018 年版）[J]．中华内科杂志，2018，57（9）：626-641.

[33] 国家老年医学中心，中国老年保健医学研究会老龄健康服务与标准化分会，《中国老年保健医学》杂志编辑委员会．老年人糖尿病前期干预指南[J]．中国老年保健医学，2018，16（3）：23-24.

[34] 徐延卉，戴冽，陈家应．类风湿关节炎患者健康管理服务研究进展[J]．中华疾病控制杂志，2022，26（06）：723-727

[35] Bray F，Ferlay J，Soerjomataram I，et al. Global cancer statistics 2018：GLOBOCAN estimates of incidence and mortality worldwide for 36 cancers in 185 countries[J]．CA：a cancer journal for clinicians，2018，68（6）：394-424.

[36] 刘琦．原发韦氏环非霍奇金淋巴瘤的疗效及预后因素分析[D]．宁夏回族自治区：宁夏医科大学，2021.

[37] Aussedat G，Alexandra Traverse - Glehen，Stamatoullas A，et al. Composite and sequential lymphoma between classical Hodgkin lymphoma and primary mediastinal lymphoma/diffuse large B - cell lymphoma，a clinico - pathological series of 25 cases[J]．British Journal of Haematology，2020，189（2）：244-256.

[38] Hou J M，Zhang J H，Ma M D，et al. Thrombotic risk factors in patients with superior vena cava syndrome undergoing chemotherapy via femoral inserted central catheter[J]．Thrombosis Research，

2019，184（2019）：38-43.

[39]　苏争艳，孙超，蒋胪慧，等.三种评分系统在肝硬化食管胃底静脉曲张破裂出血患者风险评估中的应用［J］.中华消化内镜杂志，2020，37（2）：105-110.

[40]　朱秀琴，郑娜，刘清华，等.急诊内镜治疗食管胃底静脉曲张破裂出血的护理风险管理［J］.护理学杂志，2018，33（5）：25-27.

[41]　杨素玲，优化护理流程在提高肝硬化合并上消化道出血急救效率中的应用［J］急危重症护理，2016，25（19）：2661-2663，2664.

[42]　戴娣，时广平，耿月婷，等.肝硬化患者医院感染危险因素分析及护理［J］齐齐哈尔医学院学报，2020，41（18）：2360-2362.

[43]　杨美.以奥马哈系统为基础行个案管理对肝硬化合并消化道出血患者临床结局、生活质量及心理状态的影响［J］.国际护理学杂志，2021，40（3）：467-470.

[44]　中华医学会外科学分会.肝硬化门静脉高压症食管、胃底静脉曲张破裂出血诊治专家共识（2019版）［J］.中华外科杂志，2019，57（12）：885-892.

[45]　中华医学会风湿病学分会.2018中国类风湿关节炎诊疗指南［J］.中华内科杂志，2018，57（4）：242-251.

[46]　田新平，李梦涛，曾小峰.我国类风湿关节炎诊治现状与挑战：来自中国类风湿关节炎2019年年度报告［J］.中华内科杂志，2021，60（7）：593-598.

[47]　Dicker D, Alfadda A A, Coutinho W, et al. Patient motivation to lose weight：Importance of health-care professional support, goals and self-efficacy［J］European Journal of Internal Medicine Volume 91, 2021. 10-16.

[48]　风湿免疫疾病慢病管理全国护理协作组.类风湿关节炎患者的慢病管理专家共识（2014版）［J］.中华风湿病学杂志，2016（2）：127-13

[49]　姜泉，韩曼，唐晓颇，等.痛风和高尿酸血症病证结合诊疗指南［J］.中医杂志，2021，62（14）：1276-1288.

[50]　李秀，张姬慧，聂英坤.2020年美国风湿病学会《痛风管理指南》解读［J］.中国循证医学杂志，2021，21（04）：376-382.

[51]　尹相林，姚嵩坡，李兴洲，等.痛风和高尿酸血症发病的危险因素［J］.中国老年学杂志，2020，40（10）：2041-2044.

[52]　Song P, Wang H, Theodoratou E, et al. The national and subnational prevalence of cataract and cataract blindness in China：a systematic review and meta-analysis. J Glob Health. 2018, 8（1）：010804.

[53]　Hashemi H, Pakzad R, Yekta A, et al. Global and regional prevalence of age-related cataract：a comprehensive systematic review and meta-analysis. Eye（Lond）. 2020，34（8）：1357-1370.

[54]　GBD 2019 Blindness and Vision Impairment Collaborators；Vision Loss Expert Group of the Global Burden of Disease Study. Causes of blindness and vision impairment in 2020 and trends over 30 years, and prevalence of avoidable blindness in relation to VISION 2020：the Right to Sight：an analysis for the Global Burden of Disease Study［published correction appears in Lancet Glob Health. 2021，9（4）：408］［J］.Lancet Glob Health，2021，9（2）：144-160.

[55]　吴美，夏露，程云，等.日间手术病房老年患者围手术期管理的证据总结［J］.护士进修杂志，

2021, 36 (18)：1723-1727.

[56] 李朝辉，李景兰，叶子. 解读《2017 年 APACRS 白内障手术临床实践指南》[J]. 中华实验眼科杂志，2019 (04)：301-303.

[57] 郑天玉，卢奕. 从新版美国眼科临床指南（PPP）看成人白内障手术的意义与指征 [J]. 中国眼耳鼻喉科杂志，2018, 18 (05)：301-304.

[58] 中国医药教育协会眼科委员会，解放军医学科学技术委员会眼科学分会，中国老年医学学会眼科分会. 中国眼科日间手术管理专家共识（2021 年）[J]. 中华眼科杂志，2021, 57 (6)：406-414.

[59] 谢宇平，惠培林，王旭斌，等.《成人阻塞性睡眠呼吸暂停多学科诊疗指南》外科部分解读 [J]. 临床睡眠医学，2018, 5 (11)：1323-1327.

[60] Kapur V K, Auckley D H, Chowdhuri S, et al. Clinical Practice Guideline for Diagnostic Testing for Adult Obstructive Sleep Apnea：An American Academy of Sleep Medicine Clinical Practice Guideline [J]. J Clin Sleep Med, 2017, 13 (3)：479-504.

[61] Stavros G M, Crispiana C, Mahesh N, et al. Society of Anesthesia and Sleep Medicine Guideline on Intraoperative Management of Adult Patients With Obstructive Sleep Apnea [J]. Respiration and Sleep Medicine, 2018, 127 (4)：967-987.

[62] Patil S P, Ayappa I A, Caples S M, et al. Treatment of adult obstructive sleep apnea with positive airway pressure：an American Academy of Sleep Medicine clinical practice guideline. J Clin Sleep Med. 2019, 15 (2)：335-343.

[63] 中国医师协会呼吸医师分会睡眠呼吸障碍工作委员会，"华佗工程"睡眠健康项目专家委员会. 成人阻塞性睡眠呼吸暂停低通气综合征远程医疗临床实践专家共识 [J]. 中华医学杂志，2021, 101 (22)：1657-1664.

[64] 中华医学会，中华医学会杂志社，中华医学会全科医学分会，等. 成人阻塞性睡眠呼吸暂停基层诊疗指南（实践版·2018）[J]. 中华全科医师杂志，2019, 18 (1)：30-35.

[65] 毛瑞，徐仕皓，孙光文，等. 阿尔茨海默病的相关机制研究 [J]. 卒中与神经疾病，2021, 28 (4)：4.

[66] 杨青，贾杰. 阿尔茨海默病相关指南及专家共识解读：全周期康复新视角 [J]. 中国医刊，2021, 56 (01)：22-27.

[67] Writing Group of Chinese Guidelines for the Diagnosis and Treatment of Dementia and Cognitive Impairment. 2018 Chinese guidelines for the diagnosis and treatment of dementia and cognitive impairment (10)：the differential diagnosis treatment of behavioral and psychological symptoms of dementia [J]. Natl Med J China, 2020, 100 (17)：1290-1293.

[68] 吕昀鸿，林爱华. 鼻咽癌的危险因素研究进展 [J]. 中国医院统计，2021, 28 (2)：188-192.

[69] 中国医师协会放射肿瘤治疗医师分会，中华医学会放射肿瘤治疗学分会. 中国鼻咽癌放射治疗指南（2020 版）[J]. 中华肿瘤防治杂志，2021, 28 (3)：167-177.

[70] 程平，吕俭霞，江庆华，等. 鼻咽癌放疗患者个案管理方案实践效果评价 [J]. 中国护理管理，2020, 20 (04)：135-140.

[71] 曾巧苗，陈文凤，张京慧，等. 头颈部肿瘤放疗患者的多学科营养管理实践 [J]. 护理学杂志，2019, 34 (11)：97-101.

[72] 岳丽青，匡雪春. 肿瘤科护理查房手册 [M]. 北京：化学工业出版社，2014.

[73] 中华医学会，中华医学会杂志社，中华医学会全科医学分会，等. 甲状腺功能亢进症基层诊疗指南

（2019 年）［J］. 中华全科医师杂志，2019，18（12）：1118-1128.

[74] 中华医学会，中华医学会杂志社，中华医学会全科医学分会，等. 甲状腺功能亢进症基层诊疗指南（实践版·2019）［J］. 中华全科医师杂志，2019，18（12）：1129-1135.

[75] 蒋宁一. 2016 版美国甲状腺协会《甲状腺功能亢进症和其他原因所致甲状腺毒症诊治指南》解读：核医学部分［J］. 中华核医学与分子影像杂志，2018，38（005）：305-310.

[76] 雷尚通，葛军娜. 2016 版美国甲状腺协会《甲状腺功能亢进症和其他原因所致甲状腺毒症诊治指南》解读：外科部分［J］. 中华核医学与分子影像杂志，2018（5）：316-319.

[77] 关海霞. 2016 版美国甲状腺协会《甲状腺功能亢进症和其他原因所致甲状腺毒症诊治指南》解读：诊断和内科治疗［J］. 中华核医学与分子影像杂志，2018（5）：311-315.

[78] 中华医学会核医学分会. ^{131}I 治疗格雷夫斯甲亢指南（2021 版）［J］. 中华核医学与分子影像杂志，2021，41（4）：12.

[79] Chihara Y, Yamada T, Uchino J, et al. Rationale and design of a phase II trial of osimertinib as first-line treatment for elderly patients with epidermal growth factor receptor mutation-positive advanced non-small cell lung cancer（SPIRAL-0 study）［J］. Transl Lung Cancer Res，2019，8（6）：1086-1090.

[80] 龙也，王通，刘佳鑫，等. 重组人促红细胞生成素联合铁剂纠正老年股骨转子间骨折患者围术期贫血的临床研究［J］. 中国修复重建外科杂志，2019，33（6）：662-665.

[81] 中国心血管健康与疾病报告编写组. 中国心血管健康与疾病报告 2020 概要［J］. 中国循环杂志，2021，36（6）：521-545.

[82] 王海霞，王江挺，盛益，等. 早期运动康复在慢性心力衰竭患者中的应用［J］. 心脑血管病防治，2021，21（3）：296-298，301.

[83] 纪爱萍. 系统化护理干预在预防胃溃疡术后下肢静脉血栓中的应用效果［J］. 血栓与止血学，2022，28（3）：2.

[84] 张灵云，蓝宇，王卮，等. 益生菌联合铋剂四联方案根除幽门螺杆菌的临床效果［J］. 中国临床医生杂志，2020，48（6）：671-678.

[85] 付丽萍，范俊瑶，赵慧敏，等. Orem 自理模式在老年髋部骨折患者中应用效果的 Meta 分析［J］. 中国实用护理杂志，2021，37（29）：2313-2321.

[86] 中国健康促进基金会基层医疗机构骨质疏松症诊断与治疗专家共识委员会. 基层医疗机构骨质疏松症诊断和治疗专家共识（2021）［J］. 中国骨质疏松杂志，2021，27（7）：937-944.

[87] 李丽红，陈慧瑛，陈文芳，等. 良性前列腺增生加速康复护理中国专家共识［J］. 中华男科学杂志，2021，27（07）：659-663.

[88] 杨慧美，赵雅茹，王宇，等. 集束化干预策略对老年经尿道前列腺电切患者术后出血的影响及对膀胱痉挛的预防作用［J］. 中华全科医学，2018，16（05）：856-859.

[89] Jin B C, Min S K. Complicated urinary tract infection in patients with benign prostatic hyperplasia.［J］. Journal of infection and chemotherapy：official journal of the Japan Society of Chemotherapy，2021，27（9）：1284-1287.

[90] Juan Roldán - Merino, Dolores, et al. Psychometric Properties of Self-Care Requisites Scale（SCRS-h）in Hospitalized Patients Diagnosed With Schizophrenia［J］. Perspectives in Psychiatric Care，2017，53（1）：16-28.

[91]   Briggs J P．Patient-centeredness and the Pareto principle：getting at the matter of what matters to our patients [J]．Nephrology Dialysis Transplantation，2020（10）：10.

[92]   韩会宾．基于帕累托法则的高层住宅施工阶段成本控制研究 [J]．辽宁工业大学学报（社会科学版），2021，23（06）：48-50.

[93]   戴丹凤，华钫静．80/20 法则在抢救车药品与物品管理中的应用 [J]．中医药管理杂志，2019，27（23）：76-77.

[94]   王子健，吴秋俊，代雪．优势视角理论国内研究综述 [J]．社会科学前沿，2021，10（4）：5.

[95]   袁霞．优势视角下大学生职业决策自我效能的干预研究 [D]．上海：华东师范大学，2020.

[96]   刘婷婷，张艳．莱温守恒模式护理干预对急性脑梗死患者自我管理能力、肢体运动及神经功能的影响 [J]．新疆医科大学学报，2019，42（8）：5.

[97]   Ahn S，Oh J．Effects of a health-belief-model-based osteoporosis- and fall-prevention program on women at early old age [J]．Applied Nursing Research，2021，59（4）：151430.

[98]   邵燕，顾承萍，李红叶，等．健康信念模式对支气管肺炎儿童父母健康教育的效果 [J]．中国妇幼健康研究，2021，32（4）：5.

[99]   Platt L S，Fronczek A．Using a Fuzzy Framework for applying King's Theory of Goal Attainment to Improve Hospital Acquired Infection Resilience [J]．Proceedings of the International Symposium on Human Factors and Ergonomics in Health Care，2020，9（1）：275-284.

[100]   明霞，郑丽维，刘欣．基于 King 达标理论的带教方法在神经内科护理的应用研究 [J]．广西中医药大学学报，2017（2）：107-110.

[101]   Eardley D L，Krumwiede K A，Secginli S，et al．The Omaha System as a Structured Instrument for Bridging Nursing Informatics With Public Health Nursing Education：A Feasibility Study [J]．Comput Inform Nurs，2018，36（6）：1.

[102]   张菁，张翠平．奥马哈问题分类系统在居家脑卒中压力性损伤高危患者评估中的应用 [J]．中国现代医生，2021，59（10）：170-173.

[103]   马珍珍．奥马哈系统在肿瘤患者 PICC 延续护理应用效果的研究 [D]．山东：山东大学，2018.

[104]   刘雅飞，张倩．舒适护理干预对胃肠道手术患者胃肠蠕动功能恢复和护理满意度的作用分析 [J]．医学理论与实践，2020，033（009）：1527-1528.

[105]   杨孟叶，周小莉，孙世文，等．基于正念注意-接纳理论的情绪管理方案在孕妇心理干预中的应用效果研究 [J]．中国护理管理，2021，21（03）：446-451.

[106]   钱小芳，曾巍，陈亚岚，等．正念减压疗法应用于医护领域的研究进展 [J]．护理学杂志，2016，31（04）：104-107.

[107]   Bauer C，Caballero C，Scherer E，et al．Mindfulness training reduces stress and amygdala reactivity to fearful faces in middle-school children．[J]．Behavioral Neuroscience，2019，133（6）：569-585.

[108]   刘瑞霞．基于自我效能理论的护理干预对食管癌术后患者生活活动功能的影响 [D]．山东：青岛大学，2021.

[109]   王璐．基于自我效能理论的功能锻炼指导在类风湿关节炎患者中的应用研究 [D]．天津：天津医科大学，2019.

[110]   Ghaffarifar S，Ghofranipour F，Ahmadi F，et al．The Causal Relationship between Interns' Knowledge and Self-Efficacy and Their Value in Predicting the Interns' Communication Behavior with Pa-

tients [J]. Int J Community Based Nurs Midwifery, 2015, 3 (4)：263-271.

[111] 李萍，赵琼玲，王赛辉. 护士主导的全病程规范化管理模式在经皮肾镜取石碎石术患者管理中的应用 [J]. 中华现代护理杂志，2021，27（32）：4462-4466.

[112] 邱玉霞，陈美珍，谭琼英，等. 卒中个案管理师介入脑卒中二级预防的全病程管理的探究 [J]. 中国医药科学，2021，11（13）：169-172.

[113] 王晓磊，邢文龙，田建华，等. 全病程管理模式对抑郁障碍治疗效果的影响研究 [J]. 东南大学学报（医学版），2020，39（05）：614-619.

[114] 李福霞. 基于BCW理论的健康教育模式在癌痛患者中的应用效果研究 [D]. 山东：山东大学，2017.

[115] 蔡利，单岩，杜理平，等. 国外行为改变轮理论的概述与实践 [J]. 解放军护理杂志，2019，36（07）：59-62.

[116] 尹琳，胥清华，杜丹. 基于行为改变理论的干预模式对PCI术后患者自我管理行为和健康素养的影响 [J]. 中华现代护理杂志，2020，（02）：256-260.

[117] Agustiyowati T H R，Sitorus R，Waluyo A，et al. The Effectiveness of Roy's Adaptation Model for Patients with Chronic Kidney Disease Undergoing Pre-Dialysis in Indonesia [J]. Jurnal NERS, 2019, 13 (2)：150.

[118] 王喜益，叶志弘. 基于罗伊模式的慢性病适应护理中域理论的构建 [J]. 中华护理杂志，2021，56（08）：1193-1200.

[119] 万学红，卢雪峰. 诊断学 [M]. 9版. 北京：人民卫生出版社，2018.

[120] 中华中医药学会. 骨性关节炎 [J]. 风湿病与关节炎，2013，2（2）：71-72.

[121] 李涛，邢剑，周谋望. 骨科常见疾病术后康复模式和临床路径的推广应用研究 [J]. 中国康复医学杂志，2020，35（7）：808-812.

[122] 中华医学会骨科分会. 骨关节炎诊治指南（2007年版）[J]. 中华骨科杂志，2007，27（10）：793-796.

[123] 杨波，黄向辉，凌鸣，等. 全膝关节置换术治疗膝骨性关节炎的临床效果 [J]. 临床骨科杂志，2018，21（4）：459-462.

[124] 陈映红，叶云清，黄益珍. 冰敷应用在膝关节置换术后的效果分析 [J]. 当代护士，2017（5）：44-45.

[125] 刘玉，张楠心，戴丽群，等. 全膝关节置换后冷疗有效性的Meta分析 [J]. 中国组织工程研究，2020，24（9）：1443-1448.

[126] 陈峰，石晓兵. 膝骨性关节炎临床分期的现状和研究进展 [J]. 广西医科大学学报，2018，35（3）：412-415.

[127] 陆小香，徐迪，林强，等. 早期阶段性康复干预对老年膝关节骨性关节炎患者全关节置换术后下肢疼痛及功能的影响 [J]. 中国康复医学杂志，2019，34（3）：273-279.

[128] 中华医学会骨科学分会. 中国骨科大手术静脉血栓栓塞症预防指南 [J]. 中华骨科杂志，2016，36（2）：65-71.

[129] 姚尧，陈东阳，徐志宏，等. 人工全膝关节置换术后下肢深静脉血栓的特点与预防 [J]. 中华关节外科杂志（电子版），2015，9（6）：789-792.